国家卫生健康委员会"十三五"规划教材

全国中医药高职高专教育教材

供护理专业用

急救护理

第 3 版

主　编　李延玲

副主编　王燕萍　张豪英　周夕坪　雷金美

编　委　（按姓氏笔画排序）

王　鑫（黑龙江护理高等专科学校）

王继彦（大庆医学高等专科学校）

王燕萍（江西中医药高等专科学校）

戈云芳（保山中医药高等专科学校）

李延玲（南阳医学高等专科学校）

张豪英（山东中医药高等专科学校）

周夕坪（四川中医药高等专科学校）

屈晓敏（南阳医学高等专科学校）

俞海虹（湖北中医药高等专科学校）

高　凌（山西中医药大学）

郭金凤（安徽中医药高等专科学校）

彭玉勃（黑龙江中医药大学佳木斯学院）

雷金美（湖南中医药高等专科学校）

人民卫生出版社

图书在版编目（CIP）数据

急救护理 / 李延玲主编. —3 版. —北京：人民卫生出版社，2018

ISBN 978-7-117-26510-2

Ⅰ．①急…　Ⅱ．①李…　Ⅲ．①急救－护理－医学院校－教材　Ⅳ．①R472.2

中国版本图书馆 CIP 数据核字（2018）第 166029 号

| 人卫智网 | www.ipmph.com | 医学教育、学术、考试、健康，购书智慧智能综合服务平台 |
| 人卫官网 | www.pmph.com | 人卫官方资讯发布平台 |

急 救 护 理

第 3 版

主　　编：李延玲

出版发行：人民卫生出版社（中继线 010-59780011）

地　　址：北京市朝阳区潘家园南里 19 号

邮　　编：100021

E - mail：pmph @ pmph.com

购书热线：010-59787592　010-59787584　010-65264830

印　　刷：天津安泰印刷有限公司

经　　销：新华书店

开　　本：787 × 1092　1/16　印张：17

字　　数：392 千字

版　　次：2010 年 6 月第 1 版　　2018 年 8 月第 3 版
　　　　　2023 年 1 月第 3 版第 5 次印刷（总第17次印刷）

标准书号：ISBN 978-7-117-26510-2

定　　价：42.00 元

打击盗版举报电话：010-59787491　E-mail：WQ @ pmph.com

（凡属印装质量问题请与本社市场营销中心联系退换）

《急救护理》数字增值服务编委会

主　编　李延玲

副主编　王燕萍　张豪英　周夕坪　雷金美

编　委　（按姓氏笔画排序）

王　鑫（黑龙江护理高等专科学校）

王继彦（大庆医学高等专科学校）

王燕萍（江西中医药高等专科学校）

戈云芳（保山中医药高等专科学校）

李延玲（南阳医学高等专科学校）

张豪英（山东中医药高等专科学校）

周夕坪（四川中医药高等专科学校）

屈晓敏（南阳医学高等专科学校）

俞海虹（湖北中医药高等专科学校）

高　凌（山西中医药大学）

郭金凤（安徽中医药高等专科学校）

彭玉勃（黑龙江中医药大学佳木斯学院）

雷金美（湖南中医药高等专科学校）

修订说明

为了更好地推进中医药职业教育教材建设,适应当前我国中医药职业教育教学改革发展的形势与中医药健康服务技术技能人才的要求,贯彻落实《国家中长期教育改革和发展规划纲要(2010—2020年)》《医药卫生中长期人才发展规划(2011—2020年)》《中医药发展战略规划纲要(2016—2030年)》精神,做好新一轮中医药职业教育教材建设工作,人民卫生出版社在教育部、国家卫生健康委员会、国家中医药管理局的领导下,组织和规划了第四轮全国中医药高职高专教育、国家卫生健康委员会"十三五"规划教材的编写和修订工作。

本轮教材修订之时,正值《中华人民共和国中医药法》正式实施之际,中医药职业教育迎来发展大好的际遇。为做好新一轮教材出版工作,我们成立了第四届中医药高职高专教育教材建设指导委员会和各专业教材评审委员会,以指导和组织教材的编写和评审工作;按照公开、公平、公正的原则,在全国1400余位专家和学者申报的基础上,经中医药高职高专教育教材建设指导委员会审定批准,聘任了教材主编、副主编和编委;启动了全国中医药高职高专教育第四轮规划第一批教材,中医学、中药学、针灸推拿、护理4个专业63门教材,确立了本轮教材的指导思想和编写要求。

第四轮全国中医药高职高专教育教材具有以下特色:

1. **定位准确,目标明确** 教材的深度和广度符合各专业培养目标的要求和特定学制、特定对象、特定层次的培养目标,力求体现"专科特色、技能特点、时代特征",既体现职业性,又体现其高等教育性,注意与本科教材、中专教材的区别,适应中医药职业人才培养要求和市场需求。

2. **谨守大纲,注重三基** 人卫版中医药高职高专教材始终坚持"以教学计划为基本依据"的原则,强调各教材编写大纲一定要符合高职高专相关专业的培养目标与要求,以培养目标为导向、职业岗位能力需求为前提、综合职业能力培养为根本,同时注重基本理论、基本知识和基本技能的培养和全面素质的提高。

3. **重点考点,突出体现** 教材紧扣中医药职业教育教学活动和知识结构,以解决目前各高职高专院校教材使用中的突出问题为出发点和落脚点,体现职业教育对人才的要求,突出教学重点和执业考点。

4. **规划科学,详略得当** 全套教材严格界定职业教育教材与本科教材、毕业后教育教材的知识范畴,严格把握教材内容的深度、广度和侧重点,突出应用型、技能型教育内容。基础课教材内容服务于专业课教材,以"必须、够用"为度,强调基本技能的培养;专业课教材紧密围绕专业培养目标的需要进行选材。

5. **体例设计,服务学生** 本套教材的结构设置、编写风格等坚持创新,体现以学生为中心的编写理念,以实现和满足学生的发展为需求。根据上一版教材体例设计在教学中的反馈意见,将"学习要点""知识链接""复习思考题"作为必设模块,"知识拓展""病案分析(案例分析)""课堂讨论""操作要点"作为选设模块,以明确学生学习的目的性和主动性,增强教材的可读性,提高学生分析问题、解决问题的能力。

6. **强调实用,避免脱节** 贯彻现代职业教育理念。体现"以就业为导向,以能力为本位,以发展技能为核心"的职业教育理念。突出技能培养,提倡"做中学、学中做"的"理实一体化"思想,突出应用型、技能型教育内容。避免理论与实际脱节、教育与实践脱节、人才培养与社会需求脱节的倾向。

7. **针对岗位,学考结合** 本套教材编写按照职业教育培养目标,将国家职业技能的相关标准和要求融入教材中。充分考虑学生考取相关职业资格证书、岗位证书的需要,与职业岗位证书相关的教材,其内容和实训项目的选取涵盖相关的考试内容,做到学考结合,体现了职业教育的特点。

8. **纸数融合,坚持创新** 新版教材最大的亮点就是建设纸质教材和数字增值服务融合的教材服务体系。书中设有自主学习二维码,通过扫码,学生可对本套教材的数字增值服务内容进行自主学习,实现与教学要求匹配、与岗位需求对接、与执业考试接轨,打造优质、生动、立体的学习内容。教材编写充分体现与时代融合、与现代科技融合、与现代医学融合的特色和理念,适度增加新进展、新技术、新方法,充分培养学生的探索精神、创新精神;同时,将移动互联、网络增值、慕课、翻转课堂等新的教学理念和教学技术、学习方式融入教材建设之中,开发多媒体教材、数字教材等新媒体形式教材。

人民卫生出版社医药卫生规划教材经过长时间的实践与积累,其中的优良传统在本轮修订中得到了很好的传承。在中医药高职高专教育教材建设指导委员会和各专业教材评审委员会指导下,经过调研会议、论证会议、主编人会议、各专业编写会议、审定稿会议,确保了教材的科学性、先进性和实用性。参编本套教材的800余位专家,来自全国40余所院校,从事高职高专教育工作多年,业务精纯,见解独到。谨此,向有关单位和个人表示衷心的感谢!希望各院校在教材使用中,在改革的进程中,及时提出宝贵意见或建议,以便不断修订和完善,为下一轮教材的修订工作奠定坚实的基础。

人民卫生出版社有限公司

2018 年 4 月

全国中医药高职高专院校第四轮第一批
规划教材书目

教材序号	教材名称	主编		适用专业
1	大学语文(第4版)	孙 洁		中医学、针灸推拿、中医骨伤、护理等专业
2	中医诊断学(第4版)	马维平		中医学、针灸推拿、中医骨伤、中医美容等专业
3	中医基础理论(第4版)*	陈 刚	徐宜兵	中医学、针灸推拿、中医骨伤、护理等专业
4	生理学(第4版)*	郭争鸣	唐晓伟	中医学、中医骨伤、针灸推拿、护理等专业
5	病理学(第4版)	苑光军	张宏泉	中医学、护理、针灸推拿、康复治疗技术等专业
6	人体解剖学(第4版)	陈晓杰	孟繁伟	中医学、针灸推拿、中医骨伤、护理等专业
7	免疫学与病原生物学(第4版)	刘文辉	田维珍	中医学、针灸推拿、中医骨伤、护理等专业
8	诊断学基础(第4版)	李广元	周艳丽	中医学、针灸推拿、中医骨伤、护理等专业
9	药理学(第4版)	侯 晞		中医学、针灸推拿、中医骨伤、护理等专业
10	中医内科学(第4版)*	陈建章		中医学、针灸推拿、中医骨伤、护理等专业
11	中医外科学(第4版)*	尹跃兵		中医学、针灸推拿、中医骨伤、护理等专业
12	中医妇科学(第4版)	盛 红		中医学、针灸推拿、中医骨伤、护理等专业
13	中医儿科学(第4版)*	聂绍通		中医学、针灸推拿、中医骨伤、护理等专业
14	中医伤科学(第4版)	方家选		中医学、针灸推拿、中医骨伤、护理、康复治疗技术专业
15	中药学(第4版)	杨德全		中医学、中药学、针灸推拿、中医骨伤、康复治疗技术等专业
16	方剂学(第4版)*	王义祁		中医学、针灸推拿、中医骨伤、康复治疗技术、护理等专业

续表

教材序号	教材名称	主编	适用专业
17	针灸学(第4版)	汪安宁　易志龙	中医学、针灸推拿、中医骨伤、康复治疗技术等专业
18	推拿学(第4版)	郭翔	中医学、针灸推拿、中医骨伤、护理等专业
19	医学心理学(第4版)	孙萍　朱玲	中医学、针灸推拿、中医骨伤、护理等专业
20	西医内科学(第4版)*	许幼晖	中医学、针灸推拿、中医骨伤、护理等专业
21	西医外科学(第4版)	朱云根　陈京来	中医学、针灸推拿、中医骨伤、护理等专业
22	西医妇产科学(第4版)	冯玲　黄会霞	中医学、针灸推拿、中医骨伤、护理等专业
23	西医儿科学(第4版)	王龙梅	中医学、针灸推拿、中医骨伤、护理等专业
24	传染病学(第3版)	陈艳成	中医学、针灸推拿、中医骨伤、护理等专业
25	预防医学(第2版)	吴娟　张立祥	中医学、针灸推拿、中医骨伤、护理等专业
1	中医学基础概要(第4版)	范俊德　徐迎涛	中药学、中药制药技术、医学美容技术、康复治疗技术、中医养生保健等专业
2	中药药理与应用(第4版)	冯彬彬	中药学、中药制药技术等专业
3	中药药剂学(第4版)	胡志方　易生富	中药学、中药制药技术等专业
4	中药炮制技术(第4版)	刘波	中药学、中药制药技术等专业
5	中药鉴定技术(第4版)	张钦德	中药学、中药制药技术、中药生产与加工、药学等专业
6	中药化学技术(第4版)	吕华瑛　王英	中药学、中药制药技术等专业
7	中药方剂学(第4版)	马波　黄敬文	中药学、中药制药技术等专业
8	有机化学(第4版)*	王志江　陈东林	中药学、中药制药技术、药学等专业
9	药用植物栽培技术(第3版)*	宋丽艳　汪荣斌	中药学、中药制药技术、中药生产与加工等专业
10	药用植物学(第4版)*	郑小吉　金虹	中药学、中药制药技术、中药生产与加工等专业
11	药事管理与法规(第3版)	周铁文	中药学、中药制药技术、药学等专业
12	无机化学(第4版)	冯务群	中药学、中药制药技术、药学等专业
13	人体解剖生理学(第4版)	刘斌	中药学、中药制药技术、药学等专业
14	分析化学(第4版)	陈哲洪　鲍羽	中药学、中药制药技术、药学等专业
15	中药储存与养护技术(第2版)	沈力	中药学、中药制药技术等专业

续表

教材序号	教材名称	主编	适用专业
1	中医护理(第3版)*	王 文	护理专业
2	内科护理(第3版)	刘 杰 吕云玲	护理专业
3	外科护理(第3版)	江跃华	护理、助产类专业
4	妇产科护理(第3版)	林 萍	护理、助产类专业
5	儿科护理(第3版)	艾学云	护理、助产类专业
6	社区护理(第3版)	张先庚	护理专业
7	急救护理(第3版)	李延玲	护理专业
8	老年护理(第3版)	唐凤平 郝 刚	护理专业
9	精神科护理(第3版)	井霖源	护理、助产专业
10	健康评估(第3版)	刘惠莲 滕艺萍	护理、助产专业
11	眼耳鼻咽喉口腔科护理(第3版)	范 真	护理专业
12	基础护理技术(第3版)	张少羽	护理、助产专业
13	护士人文修养(第3版)	胡爱明	护理专业
14	护理药理学(第3版)*	姜国贤	护理专业
15	护理学导论(第3版)	陈香娟 曾晓英	护理、助产专业
16	传染病护理(第3版)	王美芝	护理专业
17	康复护理(第2版)	黄学英	护理专业
1	针灸治疗(第4版)	刘宝林	针灸推拿专业
2	针法灸法(第4版)*	刘 茜	针灸推拿专业
3	小儿推拿(第4版)	刘世红	针灸推拿专业
4	推拿治疗(第4版)	梅利民	针灸推拿专业
5	推拿手法(第4版)	那继文	针灸推拿专业
6	经络与腧穴(第4版)*	王德敬	针灸推拿专业

＊为"十二五"职业教育国家规划教材

第四届全国中医药高职高专教育教材建设指导委员会

主任委员　方家选　胡志方

副主任委员　（按姓氏笔画排序）

王义祁　王之虹　刘　斌　李　丽　何文彬
张立祥　张先庚　陈　刚　陈林兴　周建军
秦晓明　郭争鸣

委　　员　（按姓氏笔画排序）

王秀兰　卞　瑶　孔令俭　刘　勇　李灿东
李治田　李景儒　李榆梅　吴　彬　张　科
张美林　张登山　张震云　陈文松　陈玉奇
陈景华　金玉忠　周忠民　顾　强　徐家正
唐家奇　曹世奎　龚晋文　董维春　董辉光
谭　工　潘年松

秘　　书　滕艺萍　范　真　马光宇

第四届全国中医药高职高专护理类专业教材评审委员会

主任委员　张先庚

副主任委员　刘　杰

委　　员　范　真　郝　刚　段艮芳
黄学英　程家娥　滕艺萍

前　言

急救护理是一门以现代医学、护理学专业理论为基础,研究急危重症患者救治、护理和管理的综合性应用学科。随着社会的发展、生活节奏的加快、生活压力的增大及人口的老龄化,急危重症患者迅速增多,急重症救护工作越来越受到广泛的重视,尤其是新的急救技术和急救手段的不断出现,使急救护理的范畴日趋扩大,对医护人员的救护技术也提出了更高的要求。实践证明,只有将院外的现场救护、转运及途中监护救治,到院内的急诊救护、重症监护形成一个完整的救护体系,才能达到及时、高效的救护。因此,医护人员不仅要掌握院内的急救与监护知识和技能,还要具备在医院之外对发生各种危及生命的急症、创伤、灾难、中毒等意外事故的患者进行及时救治的能力,为挽救患者的生命、减轻伤残赢得宝贵的时间。

本教材符合高职高专相关专业的培养目标与要求,以培养目标为导向、职业岗位能力需求为前提、综合职业能力培养为根本,在突出"三基"(基本理论、基本知识、基本技能)、"五性"(思想性、科学性、先进性、启发性、适用性)的编写要求基础上,突出急救护理的特点;在注重知识系统性的同时,兼顾知识的衔接,注重培养学生综合救护能力,并将其运用到急救护理的实践中,以提高急救护理的临床工作质量和教学质量。

本教材内容设置以急、危、重症护理为主线,包括基础理论及常见急症、损伤、中毒、环境危害的救护,并在原教材的基础上,新增了急危重症患者的营养支持、常见灾难救护等内容,着重强化急救设备、救护技术的应用及护理,旨在加强学生的实践能力和培养实际操作意识,塑造思维敏捷、操作熟练的实践型、技能型护理人才。

教材由多年从事临床急诊救护的临床专业工作者及富有经验的教学与科研人员共同完成编写。编写人员都具有丰富的教学和临床经验,有一丝不苟的治学态度,他们为本教材的编写付出了辛勤的劳动。

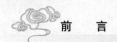

教材在编写过程中得到了相关院校各级领导的关怀、支持及各科医护教师的无私帮助，谨在此表示真挚的感谢。

由于编者水平有限，如有不妥之处，恳请各院校师生不吝指正。

《急救护理》编委会

2018 年 4 月

目　录

第一章

- - - - - - -

绪　论

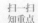

学习要点

1. 急救护理学的概念、起源与发展。
2. 急救护理的学科特点、原则与急救理念。
3. 急救护理学的范畴。
4. 急救医疗服务体系的组成及管理。

　　急救护理学是以挽救患者生命、提高抢救成功率、促进患者康复、减少伤残率、提高生命质量为目的，以现代医学科学、护理学专业理论为基础，研究急危重症患者救治、护理和管理的一门综合性应用学科，是护理学的重要组成部分。无论是在战争年代还是和平时期，急救护理的重要作用都是不可忽视的。随着人类自然寿命延长、生活节奏加快、活动空间扩大、交通工具增多、机械化程度增高以及自然灾害的频繁发生，各种意外事件和急症也随之明显增多，如何采取有效的现场急救、途中医疗监护及医院的强化救治已变得非常重要，使急救护理学的范畴也日益扩大，内容也更加丰富。

第一节　急救护理学的起源与发展

　　现代急救护理的起源可以追溯到 19 世纪南丁格尔时代。19 世纪中叶，英、俄、土耳其在克里米亚交战时，前线战伤的英国士兵的死亡率高达 42% 以上，出身名门的南丁格尔率领 38 名护士，冒着生命危险奔赴前线，在炮火连天的阵地上抢救伤病员，她们卓有成效的急救与护理，使士兵的死亡率由 42% 迅速下降到 2%，充分体现了急救护理工作在救治伤病员中的重要作用。

　　在 20 世纪 50 年代以前急救护理发展缓慢，20 世纪 50 年代初期，北欧发生了脊髓灰质炎大流行，许多患者出现了呼吸肌麻痹，不能自主呼吸，需要借助"铁肺"治疗，与之相适应而产生了相应的特殊护理技术，收到了良好的效果，这是世界上最早的用于监护治疗呼吸衰竭患者的"监护病房"。20 世纪 50 年代以后，美国将直升机装备用于院前急救。20 世纪 60 年代由于电子仪器的蓬勃发展，如电除颤仪、心电示波

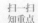

仪、人工呼吸机、血液透析机的应用，使急救护理技术进入了有抢救设备配合的新阶段，医学理论与实践逐渐深化，护理理论与护理技术更进一步提高。

1969年，美国成立重症加强护理学会，1971年正式命名为美国危重症护理学会，并出版了美国危重症护理杂志。20世纪70年代以后，一些国家组织了急救医疗体系，建立了急救医疗中心，使急救护理得到了快速的发展。随着新理念、新方法、新设备、新药物的不断出现，急救医学的范畴也日益扩大，内涵更加丰富，在社会医疗体系中的地位越来越重要，急救医学被正式确认为一门独立的学科，急救护理与重症监护也随之成为临床护理学的一个重要分支。1975年5月，在国际红十字会组织下，在前联邦德国召开了有关高级保健指导研究的急救医疗会议，提出了急救事业国际化、国际互助和标准化的方针，讨论了急救车必要的装备内容、急救电话号码的国际统一及急救情报方面的互相交流等基本建设问题。

我国历来重视急救事业和急救知识的普及教育，早在20世纪50年代初，我国各医院病房普遍将危重患者集中在危重病房，靠近护士站，便于护士密切观察病情及护理。20世纪70年代成立了心脏监护病房，随后相继成立了各专科或综合监护病房。1980年10月，卫生部正式颁布了《关于加强城市急救工作的意见》，各大中城市也相继成立了急救中心、急救网络。1986年12月，中华医学会急诊学学会（现为中华医学会急诊医学分会）正式成立，进一步促进了急诊医学的发展。2009年2月13日制定了《重症医学科建设与管理指南》，要求具备条件的医院按照该指南要求，加强对重症医学的建设和管理，不断提高专科医疗技术水平，推动了重症医学的发展。2009年5月25日，卫生部颁发了《急诊科建设与管理指南》，要求急诊护士应当具有3年以上临床护理工作经验，经规范化培训合格，除掌握急危重症患者的急救护理技能、常见急救操作技术的配合及急诊工作流程外，还应具备各系统疾病重症患者的护理、重症医学科的医院感染预防与控制、重症患者的疼痛护理、重症监护的心理护理，并定期接受急救新技能的再培训，从制度上保障了急救护理学的健康持续发展。

随着高科技的发展，在救护车上各种现代化治疗、监护设备的应用及重症监护病房（ICU）的建立，为伤病员的救护提供了有利的条件，许多发达国家已实现了陆海空立体的运输方式，保障了伤病员能够得到及时的救治；而现代通讯技术的飞速发展也为急诊救护的传递和指挥带来了极大的便利，有的急救中心通讯指挥系统还安装了最先进的全球卫星定位系统，使伤病员利用现代通讯技术得到最快、最及时的救治。随着急救护理体系的日益完善，一个装备现代的通讯设备协调中心，可以接受城市各个方面、各个角度的急诊呼救，然后以最快捷的方式，向离现场最近的急救站发出指令，该急救站可立即奔赴伤病员所在地，进行快速必要的急救护理，将伤病员在密切监测和继续治疗下，送往按指令所规定的医院急诊科分类诊治，极大地提高了伤病员抢救的成功率。

现代急救工作的一个重要特征就是急救组织的网络化，也就是一套行之有效的急救医疗服务体系，一个国家的急救组织网络，包括两个方面的含义：一是指每个地区应设有一个急救指挥中心和急救中心以及分布合理的救护分站；二是指大中城市应建立三级"接收医院"的急救网络。一级急救网络由社区医院和乡镇卫生院组成，收治一般伤病员；二级急救网络由区、县级医院组成，收治较重的伤病员；三级急救网络由市级以上综合性医院组成，收治病情危重、复杂的伤病员。目前我国大中城市现代化的急救医疗体系已初步形成，但农村和边远地区急救工作还非常薄弱，大多数基层医护人员缺乏相应的急救知识，基层卫生院缺乏必要的急救设备，使很多急危重患者得不到及时有效的院前急救，因此农村的急救医疗体系还有待进一步完善和提高。其次，急诊急救工作也是一项涉及全社会的工作，它的发展既有赖于全社会的支持，又影响到社会的方方面面，所以急诊急救事业不仅需要政府部门的关心支持和医疗卫生机构的重视，也需要全社会的共同参与。

第二节　急救护理的学科特点、原则与急救理念

一、急救护理的学科特点

1. 时间性　急危重症护理对象为急、危、重症患者，在抢救护理急危重症患者时要做到反应迅速，有条不紊，充分体现"时间就是生命"的急救理念。

2. 突发性　急危重症情况随机性大，因此要制定完善的各种应急预案，随时做好突发情况的救治准备。

3. 复杂性　急救对象涉及多科病种，病情变化快，因此需要急救护士掌握各科疾病护理知识，才能做好急救护理工作。

4. 社会性　急救技术水平和抢救服务质量的高低，有很强的社会性，公众对急救服务要求高，社会影响面大，因此要求急救护理具有高效、高质量的服务。

5. 危险性　急危重症患者及家属易出现焦虑、激动情绪，特别是急诊工作涉及法律及暴力事件多，因此应遵守医疗法规，要有自我控制能力及奉献精神，以防发生医患冲突。

二、急救护理原则

赢得宝贵时机（时效观念）和挽救生命（生命第一原则）是急救护理的两大根本原则。

急救护理学与其他专科护理不同之处在于，其认识规律与处理原则都紧紧围绕着时效观念和生命第一原则而开展。对健康危机状况的评估、护理、评价都是一种依赖时效的过程，通过护理干预为后续的专科治疗与护理、康复争取宝贵的时间和创造有利的条件。

三、急救护理理念

1. 分清轻、重、急、缓

（1）首先判断患者是否存在危及生命的情况，并立即解除。

（2）优先处理患者目前最紧急、最严重的问题。

（3）重在解除患者痛苦，充分满足患者期望，尽量使之得到最全面和最好的急诊处理。

（4）处理好整体与局部的矛盾。一个生命垂危的患者，为了其血压保持稳定，最好不要随便搬动，但这可能加重原有的压疮或促成压疮的形成，此时局部要服从整体；然而，当局部的伤病是主要的，并且如不处理就会危及整体，则应先处理局部问

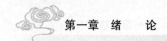

题。如对于肝、脾破裂的患者,尽管其全身情况很差,还是应迅速准备送患者进入手术室进行手术探查。

2. 实践上要服从必然、肯定的规律 为了提高抢救效率,以往行之有效的方法在同样条件下,应毫不犹豫地运用;似是而非、没有把握的操作最好不要进行,如气管插管没有把握,不应临时试插,耽误时机,而应及时呼叫专业人员进行气管插管或气管切开。

3. 把握好独立与合作的关系 急诊护士要胜任接诊出诊、分诊抢救、重症监护等工作,对护理人员的独立工作能力要求是很高的,但个人的能力毕竟有限,重症监护室护士遇到患者病情急转直下,需要紧急抢救时,抢救工作一定不仅仅是该床位当班责任护士一个人的事,她除了呼叫医生,同时也应该呼叫其他护士共同进行抢救工作。

4. 将心理护理融会于整个急救急诊护理当中 相对于病房来讲,急诊患者在急诊科停留的时间是短暂的,而急诊患者的心理反应却是客观存在而且是突出的。急诊护士要在短暂的时间里既完成对患者身体不适的救治工作,又要满足患者的心理要求,边实施操作边进行解释和安慰,才能收到良好效果,促进患者早日康复。

第三节 急救护理学的范畴

急救护理学的范畴很广,凡在急救工作范围内的各种伤病的救护及有关问题都应属于急救护理学的范畴,主要内容包括以下几个方面:

一、院前急救

院前急救是指急危重症患者进入医院前的紧急医疗救护,包括出事地点的现场救护和向医院转送过程中的途中救护。现代医学研究证实,人脑所能耐受的循环停止界限一般为 4～6 分钟,如果心脏停搏在 3～4 分钟内未得到及时有效的基础生命支持,将不可避免地发生永久性损害。大量实践证明,4 分钟开始复苏者可能有 50% 的人存活,4～6 分钟开始复苏者可能有 40% 的人存活,10 分钟以上者 100% 不能存活。因此,抢救死亡患者的最佳时间是 5 分钟,抢救严重多发性创伤患者的最佳时间为 30 分钟内,因此,院前急救的时限与生命的逆转密切相关。所以,院前急救需要得到全社会的重视、支持和参与,需要在全社会中大力推广普及现场急救知识,增强公民的自我保护意识,掌握自救及互救技术,否则即使医生的医术再高、医院的设备再精良,患者也难以起死回生。

二、急诊科救护

急诊科救护是指医院急诊科的医护人员接到急诊患者后,对患者采取的抢救治疗和护理,并根据其病情变化,对患者适时做出收住相应专科病房或进入重症监护病房(ICU)进行救护的决定。

三、危重病救护

危重病救护是指受过专门培训的医护人员,在配备有各种先进的监护设备和救治设备的 ICU 内,对来自院内外的各种危重病患者进行全面的监护与治疗,包括:①急危重症患者的监护与护理;②重症监护技术;③重症监护病房的建设与管理。

四、灾难救护

主要是指各种灾难事件所致人员伤害的救护。在平时应做好应急的各种救护准备,一旦灾难发生,应立即组织人员赶赴现场。紧急救护应做好下列准备工作:①寻找并救护伤病员;②检伤分类;③现场急救;④运输和疏散伤病员。

五、急救护理人才的培训和科学研究

急救护理人员的业务培训工作是急救护理学发展的重要环节。首先要组织现有护理人员学习急诊医学和急救护理学,有计划地开展急救护理学知识讲座、技能培训、开展急救护理学的科学研究与学术交流,使急救护理学的教学、科研、实践紧密结合,加快人才培养,提高专业知识水平,促进急救护理学的发展。

第四节 急救医疗服务体系

急诊医疗服务体系(EMSS)是将院前急救、急诊科救护、重症监护病房的救护连成一体,组成一个具有严密组织和统一指挥系统的完整急救网络体系。它包括完善的通信指挥系统、现代化的现场救护设施、高水平的医院急诊服务、设备齐全的重症监护病房。

一、建立健全急救组织网络

城市医疗救护网是在城市各级卫生行政部门和所在单位直接统一领导下,实施急救的专业组织。医疗救护网承担现场急救和途中护送,以及包括医院急诊抢救的全过程,主要内容包括:

1. 院前急救通信网络 通信是院前急救的主要内容之一。目前我国设置了全国统一号码为 120 的急救电话,城市的主要医疗机构还设立有急救专线电话,以确保在紧急情况下通信随时畅通,随叫随到;其次利用通讯卫星或无线电通讯系统进行通讯联络,定位准确,而且快速灵活,便于调度指挥。

2. 院前急救运输工具 多数急救运输工具以救护车为主,也可根据不同地区的地理、气候及物质条件发展急救直升机或快艇;在紧急情况下,有关部位应向具有快速运输工具的单位和部队提出呼救请求援助,而各部门都应积极回应予以支援。各级政府和急救医疗指挥部门在特急情况下,有权调用本地区各部门和个体运输工具,执行临时性急救运送任务。

3. 院前急救人员的组成 院前急救人员一般由城市急救医疗单位人员组成。急救人员要具有较丰富的临床经验和扎实的基本功,须经过专门的急救培训,具有独立操作能力。急救人员以急诊科及内、外科医生和护士为主。

4. 社会参与 急诊救护离不开社会的支持。要广泛利用社区医疗服务、电台、电视等宣传工具,积极普及急救知识。如开辟绿色救护通道,广泛开展群众性卫生救护训练,如心肺复苏术、简单的止血包扎、骨折固定、搬运等处理方法,在专业人员未到

达现场前能正确及时地进行自救和互救。

5. 现场急救与转运 详见第五章"创伤救护"。

6. 重症监护病房 是集中收治危重病患者的医疗单位,在重症监护病房中进行全面系统的检查治疗及护理,以最大限度地保证患者的生命安全,提高抢救成功率。

二、急救医疗体系的管理

急危重症伤病员能否得到及时有效的救护,不仅取决于技术问题,更主要的还取决于能否在较短的时间内获得救治的保证。因此,各级政府应切实加强对急救医疗服务体系的领导和管理,根据本地区的实际情况,将城乡急救医疗事业纳入当地社会发展规划,并组织卫生、公安、交通、通讯等部门,共同协作,各尽其责,把各项抢救工作落到实处,真正体现出"时间就是生命",使急救护理工作达到一个更新、更高的水平。

第五节 急救护理学习要求及方法

急救护理阐述的急救必备知识、临床常见急危重症技术、常用急救设备和救护技术等内容,具有护理工作范围跨度大、内容涉及学科多、实践性强等特点,学生通过学习应达到如下要求:

1. 树立良好的职业道德和行为规范 自觉运用护理伦理学来规范自己的言行和实践,牢固树立"时间就是生命"的观念,想患者之所想,急患者之所急,保证抢救工作质量和效率。

2. 熟练掌握急救技术 临床急危重症患者甚多,无法计划和预测,所以要求护理人员除有同情心、责任心外,急救操作技术必须规范、熟练,如能正确进行心肺脑复苏术、气管插管术、环甲膜穿刺术,并熟练掌握除颤器、心电监护仪、呼吸机等急救设备的使用方法。

3. 刻苦学习理论知识 包括熟悉化验、放射及各种常见检查项目,以便为患者提供咨询、配合医生治疗并为护理措施提供依据。

4. 急救护理的学习要求 丰富的理论知识、敏锐的职业直觉和娴熟急救技术是急救护理人员必须具备的良好职业素质,为此应做到:

(1) 培养急救素质:面对急危重症患者,应做到从容不迫、有条不紊,这就要求急救护理人员在平时工作中必须加强这方面素质的培养,努力学习急救知识、熟练抢救技能,为急救护理工作奠定基础。

(2) 重视理论联系实际:急救护理涉及多学科急救知识,学习时要善于融合各科知识,分析临床抢救中遇到的各种问题,认真总结成功的经验和失败的教训,提高分析问题和解决问题的能力。

(3) 苦练急救技术:急危重症患者的抢救是一系统工程,不仅参与人员多、科室多,而且抢救水平必须达到临床要求,抢救过程中强调规范有效。因此,在学习本门课程时,既要重视理论知识的学习,又要加强急救技术的实践训练,要善于将理论知识与实践相结合,在实训室反复练习急救技术操作,才能在抢救中应对自如,只有这样才能及时挽救患者的生命,提高临床抢救成功率。

(李延玲)

复习思考题

扫一扫
测一测

1. 叙述急救护理的研究内容。
2. 简述急救护理的学习方法。

课件
02章PPT

扫一扫
知重点

第二章

基础理论

学习要点

1．院前急救原则；急救现场伤病员伤情分类；院前急救常用护理措施；急诊科护理工作特点；急救绿色通道的功能；急诊科护理工作程序；ICU 的收治对象及感染控制；ICU 患者监测方法及临床意义。

2．心搏骤停的概念、类型、临床表现；心搏骤停的判断及操作技术要点。

急救医疗服务体系（EMSS）是包括院前急救（现场急救和途中监护）、院内救护（医院急诊科诊治和 ICU 救治）的急救网络。各个环节既有各自独立的工作职责和任务，又是相互紧密联系、高效严密和统一指挥的组织体系；既适用于日常急诊医疗工作，又适合于大型灾害或意外事故的急救。首先在发病之初或事故现场对伤病员进行初步急救，即第一目击者行动和人群自救互救；随后由携带抢救设备的急救人员到达现场实施专业救护，即专业人员的现场急救；再利用配备急救装置和监护设施的运输工具，将患者快速安全转送至医院急诊科进一步抢救；最后根据伤病特点分别给予专科救治或转送至重症监护单元进一步治疗。

第一节　院前急救

案例分析

患者，男，30 岁，快递送货员，骑电瓶车送货途中发生车祸，伤及头部、大腿，头皮有活动性出血，腿部疼痛不能活动。路人电话求助"120"。

分析：

1．呼救与出警　现场目击者拨打 120 急救电话；接到呼救后，120 指挥调度员记录下车祸地点或周围标志性建筑物、患者基本情况及伤情，叮嘱呼救者保持电话畅通，随即以最小急救服务半径就近派出救护人员和救护车。

2．电话指导现场救护伤者　可运用先进通讯设施实现指挥调度人员、急救人员和呼救者之间的三方通话；立即在车身后方 50～100 米处放置警示标志，避免二次事故发生；保证患者呼吸通畅，摆放舒适体位，一般取平卧位，翻身时先使伤病员双下肢伸直，伤肢与健肢固定，采用轴线翻身法使伤病员保持平直状态；因地制宜，使用清洁干净布料或其他相关物品进行加压包扎止血等。

3. 专业院前急救　急救人员到达现场后，根据伤情做必要检查，遵循相关原则搬运伤病员到安全地带或救护车，观察出血和疼痛情况，切勿加重伤情；转送途中加强监护、避免颠簸、持续吸氧、保持输液通路通畅等。

院前急救（pre-hospital emergency care）也称院外急救（out-hospital care），是指在医院之外的环境中对各种危及生命的急症、创伤、中毒、灾害事故等伤病员进行现场救护、转运及途中救护的统称，即在患者发病或受伤开始到医院就医之前这一阶段的救护，是 EMSS 的第一个重要环节。及时有效的院前急救，对于维持伤患者生命、减轻痛苦、防止再损伤、提高抢救成功率、减少致残率等都具有重要的意义。

一、院前急救的特点和内容

（一）院前急救特点

1. 事件突发、时间紧迫　院前急救对象事先不知道，重大事故或灾害突然发生且难以预料，所以医疗救护机构要始终保持待命状态，一旦接到呼救和命令，应立即赶赴现场，及时抢救伤者，不允许有任何的耽误和拖延。

2. 社会性强、随机性大　院前急救活动涉及社会各个方面，如通讯网络、运输设备、调度管理、急救装备等，不只是医学范畴，更表现出较高的社会性。随机性表现在急危重症、创伤、中毒、灾难事故等何时何地发生都是未知数。

3. 病情复杂、任务艰难　院前急救病种多、病情危重且差异大，有常见病急性发作、自杀、传染病、突发灾害事故等。因此，抢救难度高，需要在短时间内综合运用医学知识、急救技术迅速做出对症处理，挽救患者生命。

4. 对症为主、简捷有效　院前急救客观救治条件有限，要求急救措施简单快捷、灵活有效，如针对心跳呼吸骤停患者迅速施以胸外心脏按压和口对口人工呼吸进行抢救，对于四肢骨折患者可以借助躯干或健侧肢体进行临时固定。

5. 救援面宽、流动性大　突发特大灾害事故如地震、海啸、矿难等，院前急救可能会超越行政医疗区域分管范围。如 2017 年 8 月 8 日 21 时 19 分九寨沟县发生 7.0 级地震，绵阳市医疗救援队连夜驰援灾区参与地震伤病员救护。

6. 条件艰苦、协调性强　急救现场情况复杂、环境大多较差，如抢救场所狭窄、光线暗淡，人群拥挤嘈杂，险情未排除，交通路况恶劣等。医护人员不仅承担抢救伤病员工作，还要维持现场秩序以及协调各应急参与部门的关系等。

（二）院前急救内容

1. 平时对呼救患者的院前急救　这是院前急救的主要和经常性任务。医护人员接到紧急呼救后必须以最快的速度赶赴现场，对患者进行现场救护并安全转送到医院。

2. 突发公共事件时的紧急救护　当遇到自然灾害、灾难事故、公共卫生事件、社会安全事件有大批伤病员时，应在急救指挥中心的指挥下，结合实际情况执行有关救援预案，对伤病员迅速检伤分类、现场救护，合理分流、及时运送。

3. 特殊任务时的救护值班　特殊任务指当地举行的大型集会、游行、重要会议、国际比赛、外国元首来访等。执行特殊任务的救护值班人员要有高度责任心，坚守工作岗位，随时应对可能出现的各种意外事件。

4. 急救中心（站）的枢纽任务　在市民、医院、卫生计生行政部门、救灾防灾联动部门之间建立起通畅的急救网络通讯枢纽。急危重症、创伤一旦发生，市民与急救中心（站）联系（拨打 120 呼救），随即急救中心（站）与所属分中心、急救网络医院进行内部联络，启动、实施院前急救，必要时向上级领导、主管部门汇报。整个过程，急救中心（站）承担着信息沟通的枢纽任务。

5. 急救知识的教育与科研　针对红十字会成员、司机、警察、导游等特殊人群和大、中、小学生等重点人群进行基本急救技能培训，利用广播、电视、报刊、网络对公众普及急救知识。针对急救医护人员进行急救技能培训和间隔时间不超过 2 年的急救技能再培训；针对医疗救护员进行专项培训。有条件的急救中心可承担一定的科研任务，为政府制定相关政策提供依据。

二、院前急救设置和工作模式

（一）院前急救设置

1. 急救中心设置原则　院前急救是政府举办的公益性事业，卫生计生行政部门按照"统筹规划、整合资源、合理配置、提高效能"的原则，统一组织、管理、实施。

2. 区域人口与急救车辆比例　按照每 5 万人口配备一辆救护车，经济实力较强的地区或灾害多发地区可适当增加车辆比例。

3. 随急救车医护人员、驾驶员配置原则　每辆急救车配备驾驶员、医生、护士、担架员等，一般每辆急救车与医生、护士、驾驶员的配置比例均为 1:5。

4. 急救半径与呼叫反应时间要求　急救半径是指急救中心（站）所承担院前急救服务区域的半径，市区不应超过 5km，农村则不超过 15km。呼叫反应时间是指急救中心（站）接到呼救电话至救护车到达现场的时间，要求市区 15 分钟内、郊区 30 分钟内到达现场，条件好且距离近的区域应在 5～10 分钟内到达。急救半径和呼叫反应时间的长短是判断院前急救服务功能优劣的重要综合指标之一。

（二）院前急救工作模式

1. 院前急救的响应模式

（1）美 - 英模式：该模式的主要特征是将患者带回医院治疗，以现场对症处理为主，主要由经过相关培训的急诊医疗技术员（EMT）或辅助医务人员（paramedics）履行现场急救任务，然后将患者转运到医院急诊科，由急诊科医生提供进一步的医疗急救。澳大利亚、加拿大、韩国、英国、美国等是这种模式。优点是人力资源成本较低，费用大多免费或保险支付。

（2）法 - 德模式：该模式的主要特征是将医院带到患者身边，以执业的急救医生为主，在患者到达医院前抢时间进行高质量的医疗救助，强调救护措施尽量高质量和现场医疗急救的重要性，履行现场急救医疗服务的通常为资深急诊医生和护士。意大利、奥地利、比利时、芬兰、法国、德国、拉脱维亚、挪威、波兰、葡萄牙、俄罗斯、斯洛文尼亚、瑞典和瑞士等是这种模式。优点是急救技术更好，服务更专业，更符合生命科学原则。

我国院前急救模式总体上位于两种模式之间,院前急救人员一般是具有执业资格的医护人员,但现场救治深度又不及法 - 德模式,在人力资源成本(尤为医生的使用成本)方面比上述欧洲国家要低很多,因而更显优势和发展潜力。

2.院前急救的运转模式 由于经济水平、城市规模、急救需求、急救服务体系等存在差异,形成了各有特色的院前急救运转模式(表2-1)。尽管全国各地急救模式不尽相同,但就院前急救组织质量管理内容而言,共性的环节包括:通讯、运输、医疗(急救技术)、急救器材装备、急救网络、调度管理等,其中前三项被认为是院前急救的三大要素。

表 2-1 我国院前急救运转模式

类型	组织形式	特点	代表城市
独立型	结合院前院内,实行急救医疗一体化系统	院前院内统一管理,全面负责	沈阳、北京(2004年前)
院前型	专门从事院前急救	急救中心负责院前,各医院负责院内	上海、北京(2004年后)、杭州
指挥型	单纯指挥调度,不配备急救车辆和人员	共享现有医疗资源,分区域就近出诊	广州、深圳、珠海、汕头、成都
依托型	相对独立,又是综合医院的一个部门	既有院前指挥,又有院内急救工作任务	重庆、海南
附属型	消防、司警统一	院前急救反应迅速,资源共享	中国香港、苏州

三、院前急救原则和程序

(一)院前急救原则

院前急救工作"以人为本、以生命为中心",对急危重症患者采取的急救处置应及时有效,为下一步抢救奠定基础。

1.准确受理呼救 接到群众呼救后,指挥调度人员迅速明确需要紧急救护的地点、事件、人数,快速对患者的情况做出初步估计,按照"就近、就急、满足专业需要、兼顾患者意愿"原则,准确调派急救车辆和人员。

2.急救与呼救并重 遇有大批伤病员,又有多人在场的情况下,急救和呼救、自救与互救同时进行。如对室颤(VT)和无脉室速(VF)引起的心脏停搏,应首先电话求助,然后开始CPR,目的是尽早得到并应用除颤器(AED)。

3.先评估后施救 医护人员到达现场应先评估周围环境,协助患者脱离危险区域后,迅速评估病情实施抢救。

4.先救命后治病 遵循先救命后治伤,先重伤后轻伤,先复苏后固定,先止血后包扎的原则。

5.先救治后运送 对危重伤病员,先进行现场初步紧急处理,待病情稍稳定后再运送,运送途中加强患者伤情变化观察,并配合医生进行必要的抢救,确保安全。

6.搬运与医护的一致性 医护急救和搬运应协调一致,正确搬运,既节省抢救时间,又避免加重损伤。

7.听从指挥及时报告 保护好现场,听从政府有关部门的统一指挥及急救指挥中心的统一调度,及时报告救治情况,安全、迅速、有效地完成急救任务。

（二）院前急救工作程序

院前急救的目的是降低致残率和死亡率，提高生存率。科学有序的工作程序和快捷高效的抢救技能是迅速、准确、有效、安全地做好现场救护的重要保障。

1. 紧急呼救 "120"是我国特定的医疗急救电话号码，院前急救启动由呼救系统开始。呼救系统的畅通，在国际上被列为抢救危重伤病员"生命链"中的"第一环"。应用无线电、电话和急救 APP 向"120"急救中心呼救，现代急救指挥调度系统能自动显示呼救号码、救护车位置、自动记录呼救时间、自动同步录音并记录在案。呼救者用最精炼、准确、清楚的语言说明伤病员姓名、性别、年龄、病情、事发地址，目前最危急的情况及严重程度，需要何类急救等；成批伤时要说明伤病员的人数及存在的危险；呼救者说清以上内容且得到"120"指挥中心示意后方可挂机，保持呼救电话畅通。同时，呼救要与现场处理相结合，边呼救边处理。指挥中心接到呼救后，1 分钟内调派车辆；急救网络医院接到出车指令后，3 分钟内必须出车。如呼救范围在 5～10km 之内，10～15 分钟内必须到达。

2. 现场评估 急救人员在现场迅速对患者病史、症状及体征进行初步评估，把抢救患者生命放在第一位，边评估边救护、边救护边进一步评估。

知识链接

现场评估法

为了迅速现场评估患者的病情，利于抢救、记忆而应用该法。主要内容如下：

A（airway）气道：检查气道是否通畅、有无舌后坠堵塞喉头、口腔内有无异物、血液及分泌物等。

B（breathing）呼吸：观察患者的呼吸，注意呼吸频率和节律有无改变，有无呼吸困难。

C（circulation）循环：观察脉搏的频率是否规则、有力，血压是否正常，特别是有无心搏骤停。

D（decision）决定：根据呼吸、循环所做出的初步检查，迅速对患者的基本情况做出评估，并决定先进行哪项紧急抢救措施。

E（examination）检查：为了防止重要生命体征的漏诊，国内外提倡采用"CRASH PLAN"方法，即：C（circulation，心脏及循环系统），R（respiration，胸部及呼吸系统），A（abdomen，腹部脏器），S（spine，脊柱脊髓），H（head，颅脑），P（pelvis，骨盆），L（limbs，四肢），A（arteries，周围动脉），N（nerves，周围神经）。

3. 伤病员现场分类 院前急救现场医疗人力资源、物力和时间均有限，对患者的伤病情进行分类，快速识别需要紧急处理的伤病员和伤情，决定救治实施顺序及后送顺序，抢救有存活希望的患者，是提高存活率的有效途径。

（1）现场伤病员分类的要求：①边评估边分类；②由经过训练、经验丰富、组织能力强的人员承担；③分类遵循"先重后轻再一般"的原则进行；④分类应快速、准确、无误。

（2）现场伤病员分类的标准：一种是以现场处理的时间先后顺序作为标准；另一种是以伤病员病情轻重程度作为标准。判定伤病员病情必须迅速、简洁，平均每名伤病员分类时间≤1 分钟。

（3）伤情分类及标记：通常以颜色醒目的卡片或胶带表示伤病员的分类，评估患者后在其胸前、手腕等易见处挂上相应颜色的伤情识别卡，用以区分病情的严重程度（表2-2）。

表2-2　伤情分类

类别	程度	标示	伤情
Ⅰ	危重伤	红	伤情非常紧急，危及生命，生命体征不稳定，需立即给予基本生命支持，并在1小时内转运到确定性医疗单位救治。如窒息，严重头、胸、颈、颌面部伤，严重挤压伤，严重中毒，心室颤动，大出血、内脏出血，昏迷、各种休克，张力性气胸，呼吸道烧伤、全身大面积烧伤（30%以上）等
Ⅱ	中重伤	黄	生命体征稳定的严重损伤，有潜在危险，若短时间内得不到及时处理，伤情很快恶化。需急救后优先转送，在4～6小时内得到有效治疗。如胸部伤，开放性骨折、长骨闭合性骨折，小面积烧伤（30%以下）等
Ⅲ	轻伤	绿	伤情较轻，患者意识清楚，积极配合检查，反应灵敏，基本生命体征正常，损伤小，不紧急、能行走，可能不需要立即入院治疗，一般对症处理即可。如一般挫伤、擦伤等
Ⅳ	致命伤	黑	已死亡、没有生还可能性、治疗为时已晚的伤病员。依照相关规定按死亡处理

注：蓝色可与上述颜色同时加用，表示患者已被污染，包括放射污染和传染病污染。

（4）现场急救区分类：在现场有大批伤病员时，为了使抢救工作有条不紊，一般将急救现场划分为四个区（表2-3）。

表2-3　现场急救区分类

区域划分	伤病员病情
收容区	伤病员集中区，在此区进行分类判断、挂上标牌，并提供必要的抢救
急救区	接收红色和黄色标志的危重患者，并在此区进一步抢救护理
后送区	接收能自己行走或病情较轻的伤病员
太平区	停放已死亡者

4. 院前急救常用护理措施　急救现场护士与医生一起积极抢救伤病员，采取必要的急救措施，争分夺秒挽救生命。常用护理措施包括：

（1）采取合理体位：根据受伤部位和病情采取正确的体位，体位安置妥当后注意保暖。①常用体位为平卧位头偏向一侧，保持呼吸道通畅，避免误吸发生；②颈椎或脊柱有骨折者不要随意搬动和摇动，采取头、颈部与身体轴线一致的仰卧位，为患者翻身应采取轴线翻身法；③单纯头部外伤取头略微抬高仰卧位，如面色发红取头高足低位，如面色青紫取头低足高位；④呼吸心搏骤停者取仰卧位，置于平地上或硬板上，松解衣领及裤带，便于进行现场心肺脑复苏术；⑤意识障碍者取头偏向一侧平卧位或屈膝侧卧位，使患者最大限度地放松，保持呼吸道通畅，防止误吸；⑥急性哮喘、急性左心衰竭患者取半坐位或端坐位，有利于改善呼吸困难；⑦咯血的患者取患侧卧位，减轻咯血并防止血液流入健侧支气管和肺内；⑧胸部损伤患者取半卧位或伤侧向下的低斜坡卧位，以减轻呼吸困难；⑨腹痛或腹部损伤患者取屈膝仰卧位，膝下垫高使腹部肌张力减轻；⑩休克患者取中凹卧位，头和躯干抬高10°～20°，下肢抬高20°～

30°，以利于呼吸及增加回心血量；⑪四肢骨折患者应制动，与肢体长轴保持一致，避免疼痛和再次损伤；⑫脚扭伤等下肢外伤患者适当抬高下肢 15°～20° 以减轻肿胀及出血，毒蛇咬伤时患肢放低以减慢毒素的扩散。

（2）维持呼吸系统功能：包括吸氧、清除分泌物及痰液、采取合适的体位、保持呼吸道通畅；应用呼吸兴奋药和扩张支气管药物；喉部损伤所导致的呼吸道不畅者，应早期行环甲膜切开或气管切开术；呼吸停止者迅速建立人工气道，包括人工呼吸、面罩气囊辅助呼吸、气管插管通气；对张力性气胸患者进行穿刺排气，对开放性气胸患者封闭伤口；对血气胸患者行胸腔闭式引流；对多根多处肋骨骨折伴有反常呼吸者固定浮动胸壁等措施。

（3）维持循环系统功能：包括活动性大出血的处理；急性心肌梗死、心力衰竭、急性肺水肿、高血压危象和休克的处理；严重心律失常的药物治疗；心电监护、电除颤和心脏起搏器的使用以及心肺脑复苏等。如心搏骤停者，立即进行胸外心脏按压，尽早进行心脏电除颤，同时做好心电监护。

（4）建立有效静脉通道：迅速建立两条静脉通道，使用直径较大的静脉留置针，穿刺部位一般选择前臂静脉或肘正中静脉，保证快速、通畅地输入药物和液体，对抢救创伤出血、休克、急危重症患者，在短时间内扩充血容量有利。

（5）积极对症处理：根据不同伤情，有针对性地采取止血、包扎、固定、止痛、降温、止喘、解毒、解痉等救护措施。如处理活动性出血，给予加压包扎，必要时采用止血带止血；处理开放性骨折的外露断端，只用无菌敷料包扎、棉垫保护创面，减轻疼痛等。

（6）维持中枢神经系统功能：包括对急性脑血管疾病、急性脑水肿及癫痫发作的急救护理。现场急救实施基础生命支持时，注意保护脑，如采取冷敷、冰帽、冰袋降温措施，提高脑细胞对缺氧的耐受性，并遵医嘱用脱水剂降低颅内压。

（7）执行查对制度：现场急救医生只下达口头医嘱，护士必须执行"三清一核对"原则，即听清、问清、看清，与医生核对药物名称、剂量、浓度、用法、注意事项、配伍禁忌，用过的安瓿应保留，以便再次核对。

5. 安全转运及途中监护　经过现场初步急救处理后，应快速安全地将伤病员转运到医院或救护站进行专科救治，转运包括搬运和运输两部分。

（1）转运要求：①对伤病员先做初步处理，再搬动伤病员；②转运过程中要随时观察伤病员的受伤部位及病情变化，进行及时的处理；③做好交接工作，及时、准确地将伤情告诉接收伤病员的医务人员，保证患者治疗及护理的连续性；④认真填写急诊出诊护理记录单。

（2）搬运方法：转运途中常见的搬运方法有徒手搬运法、担架搬运法。

（3）运输方法：根据情况可通过急救汽车、快艇轮船、卫生列车和救援飞机等方法把伤病员送达指定医疗抢救机构。

（4）途中监护：①严密观察伤病员的意识状态、生命体征，注意保护伤病员，切勿因搬运而加重或增添额外损伤；②确保各种管道通畅和保护，如输液管、气管导管、导尿管、胸腔及腹腔引流管等，避免扭曲、堵塞、压迫或脱出；③转运过程中配合医生实施各种急救技术，如心肺脑复苏、电除颤、气管插管、静脉穿刺、胸腔穿刺等；④转送至医院后，做好交接班工作，对已采取的急救措施、伤病员所用药物、各种留置管道以及目前状况等做好详细交班，以便院内医护人员争取时间进行处理。

知识链接

生命链

1992年10月，美国心脏病学会（AHA）在《美国医学杂志》（JAMA）上提出生命链（chain of survival）的概念，主要用来描述在急危重症、意外伤害等突发现场的急救工作，即从第一目击者开始至专业急救人员到达现场进行抢救的整个过程。它是由四个相互联系的环节构成，犹如一条排列有序的链条，即早期识别和启动急救医疗服务系统（EMSS）、早期心肺复苏、早期心脏除颤、早期高级生命支持，现已发展为识别和启动应急反应系统、即时高质量心肺复苏、快速除颤、基础及高级急救医疗服务、高级生命维持和心搏骤停后护理五个相互联系的环节。意义是第一目击者、急救调度、急救服务人员、急救医生和护士作为团队，共同为抢救生命进行的有序工作。这五个环节环环相扣，任何一环都必须及时、正确、整体地实施，才能保证生命的延续。

第二节　急诊科救护

案例分析

患者，男，22岁，建筑工地工人，作业时不小心从高处坠落，昏迷，全身多处骨折。上午10点，急诊科护士收到接诊通知后，"120"救护车10分钟内将患者送到医院抢救。

分析：

1.急诊科护士接到通知后，立即通知医生接诊，备齐抢救用物，将平车推至急诊门口等候，必要时启动急救绿色通道。

2.患者到达后，测量收缩压70mmHg，脉搏≤50次／分，呼吸≤10次／分。按照分诊标准，该患者应属于危急患者。立即推至抢救室，配合医生实施抢救。护士边评估病情、核对口头医嘱，边配合抢救，确保抢救准确迅速、衔接紧密。各辅助科室人员、会诊医生接到电话在10分钟内到位进行床旁检查。

3.如需手术，应迅速通知手术室做好准备或在急诊手术室进行。

4.患者生命体征平稳后，根据病情转入病房或重症监护室继续治疗。

急诊科救护是EMSS的第二个重要环节，是医院医疗和护理工作的前哨，担负着医院内抢救急危重症患者的重任。急诊科诊疗水平的高低直接与患者的生命安全相关，也直接反映医院的科学管理水平。

一、急诊科主要任务和工作特点

（一）急诊科主要任务

1.急救　对生命受到威胁的急危重症伤病员进行及时、有效的抢救，有些城市的急诊科本身就是急救中心，或是院前急救网络医院参与院前急救任务。

2.急诊　急诊科24小时随时应诊，承接急救中心转送来的和自行来院的急危重症患者的诊治、抢救和留院观察工作，并制定相应的抢救流程。

3.培训　建立健全各级各类急诊人员岗位职责、规章制度、技术操作流程，承担实习带教、专科培训和全院医务人员急救培训，推动公众急救知识普及工作。

4．科研 急诊科能获得急危重症患者病情变化的第一手资料，开展有关急症病因、病程、机制、诊治、护理的研究，提高急诊质量，促进学科发展。

5．应急 根据医院和科室具体情况制定切实可行的救援预案，当突发事件或灾害事故发生时，急诊医护人员能运用应急预案参与有组织的救援活动。

（二）急诊科工作特点

1．病情紧急 急诊患者发病急骤、病情凶险、分秒必争，这就要求急诊科人员应有巨大的潜能来投入高速度、高效率的工作，与死神赛跑。

2．工作繁忙 急诊患者病情变化快、就诊人数多、病种复杂、病情危重，特别是遇到大批伤病员的抢救，急救工作更要有条不紊、紧张有序进行。

3．多学科性 急诊患者病种复杂，涉及多学科融合和多科室协同，急诊科人员要有扎实的专业学识、过硬的急救技能以及通科职业素质才能胜任。

4．易感染性 急诊患者因病、因伤入院，其中常常可能有传染病患者，抢救中易造成交叉感染，急诊科人员应严格执行无菌操作技术和消毒隔离制度。

5．高风险性 急诊患者和家属心理压力大，对医护人员期望高，易产生急躁情绪和冲动行为，急诊科人员应与患者及家属良好沟通，避免发生暴力事件。

二、急诊护理人员素质要求和上岗标准

（一）急诊护理人员素质要求

护士是急救医疗服务体系中的主力军，是抢救治疗方案的实施者和执行者。除一般护士素质要求外，还应具有高尚的医德操守、精湛的急救技能、良好的沟通交流、健康的体魄心态以及高度的团队协作等素质。

（二）急诊护理人员上岗标准

急诊科应当有固定的急诊护士，固定的护士不少于在岗护士的75%，护士结构梯队合理。急诊科护士和护士长上岗标准如下：

1．急诊科护士 应当取得护士执业资格证，具有3年以上临床护理工作经验；经规范化培训合格，掌握急诊、危重症患者的急救护理技能和常见急救操作技术的配合及急诊护理工作内涵与流程；定期接受急救技能的再培训，再培训时间原则上不超过2年。

2．急诊科护士长 三级综合医院急诊科护士长应当由具备主管护师以上任职资格和2年以上急诊临床护理工作经验的护士担任；二级综合医院急诊科护士长应当由具备护师以上任职资格和1年以上急诊临床护理工作经验的护士担任。

三、急诊科设置

（一）急诊科设置原则

1．总体布局简单安全 以应急为出发点，方便患者就诊与抢救。

2．预防控制院内感染 设置应有利于避免交叉感染。

3．资源配置合理 面积与全院总床位数及急诊就诊总人次成合理比例。

（二）急诊科（室）设置

1．预检分诊处（台） 设在急诊科入口，由经验丰富的护士负责，对就诊患者进

行快速分类、电脑信息登记,引导急救途径、联系诊室和医生。

2. 急诊抢救室　邻近预检分诊处,室内应有足够的空间(使用面积不少于 12m² 的抢救床 1～3 张)、照明设备(旋转式无影灯)和抢救仪器、设备、物品、药品(做到定品种数量、定位置、定专人、定期检查、定期消毒、及时维修补充)。

3. 急诊诊疗室　急诊患者由急诊医生首诊,先给予必要的诊治处理,然后分流。部分疑难、危重患者由专科会诊解决。

4. 急诊治疗室　设在各诊疗室中央,位置靠近护士站,应备无菌物品柜、配液台、治疗桌、注射盘和消毒用品,便于患者治疗。

5. 急诊观察室　观察室床位数一般按照医院总床数的 5% 设置,留观时间原则上不超过 48～72 小时,急诊观察病房留观时间可延长至 10～15 天。

6. 急诊监护室(EICU)　位置最好介于抢救室和观察室之间,收治严重创伤、随时有生命危险、病情危重不宜搬动、需要连续 24 小时监护和强化治疗的急危重症患者,床位数一般为 4～6 张,每张床的占地面积不少于 15～20m²。

7. 急诊手术室　又称清创室,设在急诊抢救室和外科诊疗室之间,用以抢救急需外科手术但不宜搬运的患者。内部设置应与医院手术室的要求相同,但每个医院应根据自身特点设置其规模。

8. 急诊辅助区　包括急诊医技部门(X 线、B 超、CT、心电图、常规化验检查室和药房)、辅助及支持部门(挂号、收费、安保、后勤)等集中在急诊区,做到基本的辅助检查与处置不出急诊区便可完成,充分方便患者就医。

四、急诊科管理

(一)急救绿色通道

急救绿色通道(green passage of emergency service)即急救绿色生命安全通道,是指对急危重症患者实行优先抢救、优先检查、优先住院,后补办医疗相关手续,在接诊、检查、治疗、手术及住院等环节上实施一套快捷高效的服务系统。

1. 急救绿色通道的收治范围　包括但不仅限于以下急诊患者:①休克、昏迷、心搏骤停、严重心律失常、急性严重脏器功能衰竭的生命垂危者;②无家属陪同且需急诊处理的患者;③批量伤病员,如外伤、中毒等。

2. 急救绿色通道的硬件要求　①畅通便捷的通讯设备;②清晰明确的救治流程;③醒目突出的急救标志;④完好备用的医疗设备。

3. 急救绿色通道的运行程序(图 2-1)　①预检分诊护士接到急救绿色通道专线电话、院前急救车或急危重症患者到院的信息后,立即通知相关医生接诊,并将平车推至急诊门口等候;②生命体征不稳定的患者推至抢救室抢救及进行相应的床旁辅助检查,各科室工作人员接到床旁检查或院内急会诊必须 10 分钟内到位;③若病情允许搬动者,首诊医护人员全程陪同进行检查;④在电子病历或相关单据上注明"急救绿色通道"标志,保证患者抢救、检查、转运的畅通快捷。

(二)急诊科组织管理

根据各医院急诊任务轻重及医院人员总编制情况确定急诊科的编制。医院业务主管院长或护理副院长分管护理部,急诊科护士长接受护理部和急诊科主任的双重领导,护士接受科主任和护士长的双重领导,以护士长为主。

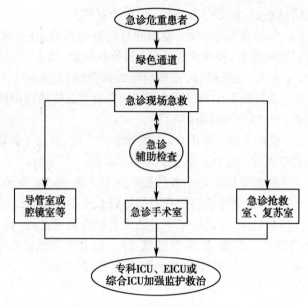

图 2-1 急救绿色通道流程图

（三）急诊科规章制度

根据急诊工作特点、要求，从服务性、责任性、技术性原则出发，制定、完善急诊科的规章制度，有效防范、控制医疗护理风险，及时发现安全隐患。主要包括预检分诊制度、急诊首诊负责制度、患者身份识别制度、危重患者抢救制度、口头医嘱执行制度、急诊留观制度、急诊抢救制度、急诊监护室工作制度、急诊出诊抢救制度、差错事故管理制度、药品管理制度、救护车使用制度、发热门诊工作制度等。

（四）急诊护理质量管理

1. 分级分区就诊　红区是抢救监护区，适用于危急、紧急患者的处置；黄区是密切观察诊疗区，适用于次紧急患者；绿区是一般诊疗区，适用于非紧急患者。

2. 质量管理标准　建立各项完整的护理规章制度和各级护理人员的岗位职责，制定科学化、制度化的质量标准。包括：①危重患者的抢救成功率高；②分诊迅速、准确；③工作有组织性；④制度完善；⑤记录完整；⑥抢救仪器、设备和药品完好够用。

3. 业务学习和技术操作质量管理　高度重视急诊科护理人员的专业知识学习和技术操作规程质量。要求护士熟练掌握急诊抢救知识和规范的技术操作，达到与医疗水平相适应的专科护理技术水平。

4. 护理文件书写质量管理　护理文件具有法律效力，要求书写及时、准确、清楚、规范，不得随意编造、刮擦、涂改。包括各种急诊登记本、护理病历、长期和临时医嘱、抢救和监护记录、交班报告等。抢救记录应在抢救结束后 6 小时内据实补记。目前很多医院实行计算机信息管理，更利于查询和统计。

（五）急诊仪器设备管理

1. 建立仪器档案，定人管理、定位放置、定期检查维修保养，使之保持在随时备用状态。

2. 所有贵重仪器均要制订出使用流程和程序，写出书面文字卡，挂在机器旁，科室提供原始操作方法的依据（如说明书）。

3．对相关工作人员进行培训，保证严格遵守操作规程、正确熟练操作。

4．用后立即补充、清洁整理，进行必要的消毒处理，及时安装，以备急用。

5．每周进行仪器设备功能检查、清洁保养，做好记录。平时保养要做到"五防一定"，即防潮、防震、防热、防尘、防腐蚀、定期上油。

6．加强管理，原则上急救仪器不得轻易外借。

五、急诊护理工作程序

急诊护理工作程序包括接诊、分诊、处理三个方面，这些环节紧密衔接，构成了急诊护理工作的基本程序（图 2-2）。

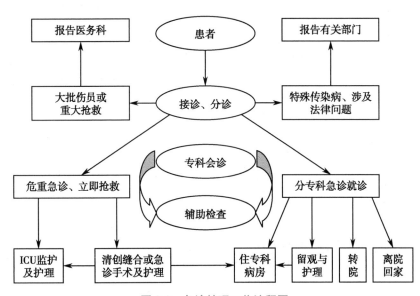

图 2-2 急诊护理工作流程图

（一）接诊

接诊是指医护人员热情接待并合理处置前来就诊的患者（一般急诊患者安排在候诊区就坐等候，由转运工具运来的患者协助将其搬运到合适的位置）。接诊时要主动、热情、耐心，准备充分。

（二）分诊

分诊是指对前来就诊患者进行快速、重点地评估、分析、判断、分类、分科，同时按轻重缓急安排就诊顺序，并登记入册（档）。病情严重程度分类系统（triage severity rating systems）可分为三大类：①三级分类：危急（红）、紧急（黄）和非紧急（绿）；②四级分类：危急（红）、紧急（黄）、次紧急（绿）和非紧急（蓝）；③五级分类：危殆（红）、危急（橙）、紧急（黄）、次紧急（绿）和非紧急（蓝）。由经验丰富、理论扎实、观察敏锐、情绪稳定的护士担任，一般应在 2～5 分钟内完成。分诊护士可通过问诊、测量生命体征，体格检查及运用眼、耳、鼻、手等感官配合快速收集患者的主客观资料。常用的分诊技巧可概括为便于记忆的分诊公式（表 2-4）。

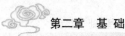

表2-4 急诊分诊公式

公式	用途	含义	
SAMPLE	用于询问病史	S（sign and symptom）	症状与体征
		A（allergy）	过敏史
		M（medication）	用药情况
		P（pertinent medical history）	相关病史
		L（last meal or last menstrual period）	最后进食时间，育龄妇女最近一次经期时间
		E（event surrounding this incident）	围绕患病前后情况
OLDCART	用于评估不适	O（onset）	症状发生的时间
		L（location）	不适的部位
		D（duration）	症状持续时间
		C（characteristic）	患者描述的症状特点
		A（aggravating）	症状加重因素
		R（relieving）	症状缓解因素
		T（treatment prior）	就诊前接受过的治疗
PQRST	用于评估疼痛	P（provokes）	诱因、加重或缓解的因素
		Q（quality）	疼痛性质
		R（radiates）	有无放射痛
		S（severity）	疼痛程度
		T（time）	疼痛开始、持续、停止时间
SOAPIE	用于快速分诊急诊患者	S（subjective）	主观资料
		O（objective）	客观资料
		A（assess）	分析病情
		P（plan）	计划安排抢救和分诊
		I（implementation）	实施诊疗和抢救
		E（evaluation）	评价病情

（三）处理

1. 一般急诊患者，遵医嘱给予相应的治疗护理后，仍要密切观察病情变化，以防发生意外。

2. 急危重患者立即送入抢救室或急诊重症监护病房（EICU）进行加强监护治疗。

3. 需要手术治疗、专科治疗或转院的患者，要做好术前准备、病员交接，协调好转科、转院工作，保证治疗和护理的连续性。

4. 疑似传染病患者应立即隔离，医护人员做好防护，确诊后转传染病房或者传染病医院治疗，做好传染病报告，实施终末消毒措施。

第三节 重症监护病房

案例分析

患者，男，55岁，晨练时突发心搏骤停，经现场急救和急诊科20分钟心肺复苏后，恢复自主循环。现患者昏迷，气管插管，呼吸机辅助呼吸，留置尿管。体温37.2℃，脉搏68次/分，血压 75/45mmHg，血氧饱和度 95%，入 ICU。

分析：

1．心搏骤停引起脑损伤的基本病理是脑缺氧和脑水肿，这一阶段应尽早实施脑复苏措施。

2．予以维持呼吸、降温、高压氧治疗、应用脑复苏药物、防治复苏后并发症等治疗。

重症监护病房（intensive care unit，ICU）是应用现代医学理论和高科技现代化医疗设备，对危重患者进行集中监测、治疗、护理的特殊医疗场所。ICU 是 EMSS 的重要组成部分，其水平直接反映医院的整体实力，也是衡量一个医院现代化程度的重要标志。

一、ICU 模式与设置

（一）ICU 模式

1．专科 ICU　一般是临床二级科室所建立的 ICU，是专门为收治某个专科危重患者而设立的，多属某个专业科室管理，对抢救本专业的急危重症患者有较丰富的经验。如心内科监护病房（CCU）、呼吸内科监护病房（RICU）等。

2．综合 ICU　是一个独立的临床业务科室，在专科 ICU 基础上逐渐发展起来的跨科室的全院性 ICU，以收治各科室多学科危重患者为主，其抢救水平代表医院水平，受院部直接管辖。这种体制有利于学科建设，便于充分发挥设备效益。

3．部分综合 ICU　介于专科 ICU 和综合 ICU 之间，即以医院内较大的一级临床科室为基础组成的 ICU，主要收治各专科或手术后危重患者。如外科 ICU、内科 ICU、麻醉科 ICU 等。

（二）ICU 的设置

1．区域设置　分为医疗区域和医疗辅助区域。医疗区域主要为病房，可为开放式、半封闭和全封闭式；尽量多设单间或分隔式病室，房间隔墙上设有 1500mm×1200mm 玻璃窗，既便于观察病情，又达到与邻近病房的屏蔽和隔音，至少配置 1～2 个单间病室，用于隔离患者；有条件者设正、负压病室至少各 1 个。医疗辅助区域主要有中心监护站、通道、治疗室、配药室、仪器室、医务人员办公室、值班室、示教室、营养准备室和库房等；中心监护站设置在医疗区域的中央地带，病室以其为中心呈圆形、扇形、T 型等排列，能够直接观察到所有患者为佳，内设中心监护仪、电子计算机及其他设备，可存放病历及各种记录表格，是各种监测记录的场所。

2．床位设置　根据医院规模、总床位数来确定 ICU 床位设置。综合性医院综合 ICU 的床位数量应占全院总床位的 1%～2%，一般以 8～12 张较为合理。发达国家 ICU 床位能占全院总床位的 5%～10%，国内三级综合医院 ICU 床位数占全院总床位的 2%～8%。ICU 床位使用率以 75% 为宜，当全年床位使用率平均超过 85% 时，应适度扩大规模。为保证各种抢救措施的实施，每张床位占地面积≥9.5m²，以 15～18m² 为宜，两床之间≥1.0m；单间病室使用面积≥18m²，以 18～25m² 为宜。

3．环境设置　具备良好的通风、采光条件，病室空气调节系统能独立控制，室温控制在（24±1.5）℃左右，湿度控制在 55%～65%。有条件的 ICU 最好装配气流方向从上到下的空气净化系统。地面覆盖物、墙壁和天花板应该尽量采用高吸音的建筑材料,在不影响正常工作的情况下尽可能将患者呼叫信号、监护仪器报警音、电话铃声、打印机等仪器发出的声音减少到最小的水平,白天噪音≤45分贝(A),傍晚≤40分贝(A),夜晚≤20分贝(A)。禁止在室内摆放干花、鲜花或盆栽植物。

4. 人员编制　鉴于各种危重患者集中在一起,工作量较大,治疗手段繁多,操作技术复杂,医疗介入面广,ICU人员编制要明显高于其他科室。医生与床位的比例要求达到0.8:1以上;护士与床位的比例为(2.5~3):1以上。可根据需要配备适当数量的医疗辅助人员,有条件的医院还可配备相关的设备技术与维修人员。

5. 基础设备　配备适合的病床,最好是电动床,每床配备预防压疮床垫。每床配备完善的功能设备带或功能架,提供电源(电源插座12个以上)、氧气、压缩空气和负压吸引(接口各2个以上)等功能支持。设有应急照明灯,医疗用电和生活照明用电线路分开,每床电源应该是独立的反馈电路供应,每个插座有独立的电路断路器,有备用的不间断电力系统(UPS)和漏电保护装置。为减少交叉感染,应配有洗手消毒设备、自动空气消毒机或空气层流净化装置。此外,ICU应使用带有升降功能的输液装置、升降温设备、辅助检查设备等。有条件者可视需要配置闭路电视探视系统、简易生化仪、乳酸分析仪、输液加温设备等。

6. 救治设备　包括监测设备和治疗设备两种。常用的监测设备有多功能生命体征监测仪、呼吸功能监测装置、血气分析仪、血流动力学监测设备、血氧饱和度监测仪及心电图机等;影像学检测设备包括床边X线机和超声设备;治疗设备有输液泵、注射泵(每床4台以上)、呼吸机、心脏除颤器、临时心脏起搏器、主动脉内球囊反搏装置、血液净化装置及麻醉机等。为便于安全转运患者,每个ICU单元至少配备1台便携式监护仪和1台便携式呼吸机。

二、ICU护理工作要求

(一)ICU护理人员要求

ICU护理人员经过相关专业岗位培训,精通专科知识,护理经验丰富,能参与管理工作,能为临床护理工作提供解决问题的方案;运用与医疗护理相关的专业学科知识,熟练掌握监护技术,熟悉监护程序、抢救药品和监护抢救仪器的使用;具有敏锐观察和快速反应能力,身体素质好,能胜任高强度的护理工作。

(二)ICU的工作制度

除各种法律法规、医疗核心制度外,还需严格执行患者出入重症监护病房标准,制订切实可行的救治程序、各项护理技术操作规程及工作质量标准和相关的救治预案,制订ICU工作制度、ICU抢救制度、ICU监护制度、ICU值班制度、ICU查房制度、ICU疑难与死亡病例讨论制度、ICU消毒隔离制度、ICU医疗设备仪器管理制度、ICU抢救药品管理制度、突发事件应急预案和人员紧急召集制度、重大突发事件呈报制度等,使工作规范、有章可循。

三、ICU收治对象与收治程序

(一)ICU收治对象

原则上是各种危重的急性或慢性的可逆性疾病。包括:①创伤、休克、感染等引起的多脏器功能衰竭(MODS)患者;②心肺脑复苏后患者;③急性心肌梗死、严重心律失常、急性心力衰竭患者、不稳定心绞痛患者；④大出血、昏迷、抽搐、呼吸衰竭等各系统器官功能不全患者；⑤严重水、电解质、渗透压和酸碱失衡患者；⑥多发伤、复合伤和大手术后患者；⑦严重代谢障碍性疾病，如甲状腺、肾上腺和垂体等内分泌危象患者；⑧物理、化学因素导致危急病症，如中暑、中毒、淹溺、触电患者等。

（二）ICU 收治程序

ICU 收治对象主要来自院内住院患者。拟转入 ICU 的患者，应由患者所在科室医生书面或电话向 ICU 提出会诊申请，经 ICU 医生会诊后，再由 ICU 医生做出决定。患者转入 ICU 后，应常规下病危通知书，医生要向患者家属交代病情，以取得其理解和配合。

四、ICU 感染控制

（一）ICU 感染原因

ICU 是院内感染的高发区域，也是细菌高度耐药区域。感染部位包括肺部感染、尿路感染、伤口感染等。主要原因是：①患者病情危重，机体抵抗力低下，易感性增加；②感染患者相对集中，病种复杂；③各种侵入性治疗、护理操作较多；④多重耐药菌在 ICU 常驻等。因此，应严格根据《医院感染管理办法》《消毒技术规范》等要求进行监测，执行标准预防，降低 ICU 院内感染发生率是提高抢救成功率的关键。

（二）ICU 感染控制方法

1. 严格执行无菌操作，限制人员出入，严格执行更衣换鞋制度。

2. 严格执行消毒隔离制度和预防措施，凡患者使用过的器械均需进行消毒、灭菌。

3. 严格执行手卫生规范，接触处理不同患者或接触同一患者不同部位前后，必须卫生洗手或使用手消毒剂。

4. 保持创面、穿刺和插管部位无菌，如留置尿管或引流管者，每天 2 次插管处消毒护理。

5. 规范使用一次性医疗护理用品，用后集中消毒处理。

6. 呼吸机湿化液、湿化器每日更换，呼吸机管道每周更换。

7. 室内可每日用含氯消毒剂拖擦地面，拖把分区放置、固定使用、定期更换。每日定时消毒、净化空气。

8. 限制预防性应用抗生素，感染性疾病根据细菌培养和药敏试验结果合理应用抗生素。

9. 引流液和分泌物常规、反复做培养，所有导管拔出时均应做细菌培养与药敏试验，以便早发现、早治疗。

五、ICU 患者监测

ICU 大量的工作是对危重患者的观察和监测，及时发现问题，采取有效的治疗措施，达到治疗疾病、挽救生命的目的。

（一）血流动力学监测

血流动力学监测是反映心脏、血管、血液、组织的氧供氧耗等方面的功能指标，是临床治疗参考的重要依据，一般分为无创伤和有创伤两大类。无创血流动力学监测是应用对组织器官没有机械损伤的方法，经皮肤或黏膜等途径间接取得有关心血

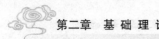

管功能的各项参数,如自动的无创血压监测、心电图检查等,已成为常用的监测手段;有创血流动力学监测是指经体表插入各种导管或监测探头到心脏和血管腔内,利用各种监测仪或监测装置直接测定各项生理参数,如中心静脉压等。

1．心率（HR）监测　现在的生命体征监测仪均有心率的视听装置,显示屏能随时显示出当即的心率,心率报警上、下限可随意设置,当心率超过设置的上、下限时或在心脏停搏4秒之内就会自动报警。

（1）正常值:正常成人安静时为60～100次/分,随着年龄的增长而变化。小儿心率较快,老年人心率较慢。

（2）临床意义:①判断心排血量:心率对心排血量影响很大,当心率太快（>160次/分）时心排血量明显减少,当心率减慢（<50次/分）时心排血量也减少,进行性心率减慢是心脏停搏的前奏;②判断休克:临床上常用休克指数来判断休克的程度,休克指数 = 心率/收缩压（mmHg）,指数为0.5表示无休克,>1.0～1.5表示休克,>2.0为严重休克;③估计心肌耗氧:心率（HR）与收缩压（SBP）的乘积（rate pressure product,Rpp）反映心肌耗氧情况,Rpp = HR × SBP,正常值为 <12 000,若 >12 000提示心肌耗氧增加。

2．动脉血压监测　血压能够反映心室后负荷、心肌耗氧及周围血管阻力。影响动脉血压的因素很多,包括心排血量、循环血容量、周围血管阻力、血管壁的弹性和血液黏滞度等5个方面。

（1）测量方法:常用的有无创血压监测和有创血压监测两种方法,前者包括袖套测压和自动化无创动脉测压,后者指动脉穿刺插管直接测压法。

（2）临床意义:①收缩压（SBP）:重要性在于克服各脏器临界关闭压,保证脏器的供血;②舒张压（DBP）:重要性在于维持冠状动脉灌注压;③平均动脉压（MAP）:是评估左心室泵血、脏器组织灌注情况的指标,MAP = （SBP + 2 × DBP）/3,也可表示为MAP = DBP + 1/3（SBP − DBP）,受收缩压和舒张压双重影响。

3．中心静脉压（CVP）监测　CVP是指右心房和胸腔内上、下腔静脉的压力。经皮穿刺监测中心静脉压,主要经颈内静脉或锁骨下静脉,将导管插至上腔静脉。

（1）正常值:0.49～1.18kPa（5～12cmH$_2$O）。

（2）适应证:①各种大中型手术,尤其是心血管、颅脑和胸部大而复杂的手术;②各种类型的休克;③脱水、失血和血容量不足;④右心功能不全;⑤大量静脉输血、输液或需要静脉高营养治疗者。

（3）临床意义:能反映循环血量和右心功能之间的关系,对指导治疗具有重要的参考价值。CVP < 0.49kPa（5cmH$_2$O）表示血容量不足;>1.47kPa（15cmH$_2$O）表示右心功能不全;>1.96kPa（20cmH$_2$O）表示存在充血性心力衰竭。

（4）测量方法:通过颈内静脉、颈外静脉、锁骨下静脉或股静脉穿刺后将导管插至腔静脉或右心房内,连接测压装置等进行监测,其中颈内静脉临床最常用。

（5）注意事项:①确定导管插入腔静脉或右心房内;②零点置于第4肋间右心房水平;③确保静脉内导管和测压管道系统内无凝血、空气,管道无扭曲等;④加强管理,每日消毒穿刺部位、更换测压管道及输液系统,并严格无菌技术操作;⑤对应用呼吸机治疗的患者,在进行CVP测定时应暂停使用呼吸机。

4. 肺动脉楔压（PAWP）监测　PAWP是指漂浮导管在肺小动脉楔入部位所测得的压力。

（1）正常值：0.80～1.60kPa（6～12mmHg）。

（2）适应证：①急性呼吸窘迫综合征并发左心衰；②循环功能不稳定患者；③区分心源性肺水肿和非心源性肺水肿。

（3）临床意义：用以评估左心前负荷和右心后负荷，有助于判定左心室功能，反映血容量是否充足。PAWP＞2.40kPa（18mmHg），提示左心功能不全、急性肺水肿；＜0.80kPa（6mmHg），表示体循环血量不足；1.60～2.40kPa（18mmHg），是诊断急性肺损伤和ARDS的重要指标。

5. 心排血量（CO）监测　CO是指每分钟由心脏泵出的血液量。

（1）正常值：4～8L/min。

（2）临床意义：是反映心泵功能的重要指标。通过CO测定，可判断心脏功能，诊断心力衰竭和低心排血量综合征，估计预后，指导治疗。

（二）心电图监测

心电图主要反映心脏激动过程中的电活动，对各种类型的心律失常具有独特的诊断价值。到目前为止，还没有其他方法能够替代心电图在这方面的独特作用。特征性的心电图改变和演变是诊断心肌梗死最可靠、最实用的方法，冠状动脉供血不足、药物及电解质改变等均可导致心电图特征性改变。因此，心电图监测多少年来一直被列为常规的监测手段，特别是对心脏病患者施行心脏或非心脏手术时。

1. 心电监测仪的种类

（1）心电监护系统：心电监护系统由一台中央监测仪和4～6台床边监测仪组成，以生命体征监测为主。

（2）动态心电图监测仪（Holter心电监测仪）：可随身携带的小型心电图磁带记录仪，能24小时记录心电图波形，动态观察心脏不同负荷状态下的心电图变化。主要用于冠心病和心律失常诊断，也可用于监测起搏器的功能、寻找晕厥原因及观察抗心律失常药物效果。

（3）遥控心电监测仪：该监测仪不需用导线与心电监测仪相连，遥控半径一般为30m，中心台可同时监测4个患者，每个患者身旁均携带一个发射仪器。

2. 心电导联连接及其选择　监护使用的心电图连接方式有使用3只电极、4只电极及5只电极不等。①综合Ⅰ导联：正极放在左锁骨中点下缘，负极放在右锁骨中点下缘，无关电极置于剑突右侧，其心电图波形类似Ⅰ导联；②综合Ⅱ导联：正极置于左腋前线第4肋间，负极置于右锁骨中点下缘，无关电极置于剑突下偏右，其优点是心电图振幅较大，心电图波形近似V5导联；③标准肢体（CM）导联是临床监护中常选用的连接方法（表2-5）。

表2-5　CM导联连接方法

标准肢体导联	正极	负极	无关电极
Ⅰ	左上肢（LA）	右上肢（RA）	左下肢（LF）
Ⅱ	左下肢（LF）	右上肢（RA）	左上肢（LA）
Ⅲ	左下肢（LF）	左上肢（LA）	右上肢（RA）

3. 临床意义　①及时发现和识别心律失常；②及时发现心肌缺血或心肌梗死；③监测电解质浓度改变；④观察起搏器的功能。

（三）呼吸功能监测

1. 呼吸运动监测　呼吸运动主要是依靠胸腹部呼吸肌的活动，引起胸廓的扩大和缩小完成的。呼吸运动的变化反映了呼吸中枢功能、呼吸肌功能、胸廓的完整性、肺功能、循环功能的情况。常见的异常呼吸类型如下：

（1）哮喘性呼吸：发生在哮喘、肺气肿及喉部以下有阻塞者，呼气期较吸气期延长，并伴有哮鸣音。左心室功能不全可表现为端坐呼吸、心源性哮喘、夜间阵发性呼吸困难等。

（2）急促式呼吸：呼吸运动浅促而带有弹性，多见于胸膜炎、胸腔肿瘤、肋骨骨折、胸背部剧烈扭伤、颈胸椎疾病引起疼痛者。

（3）深浅不规则呼吸：常以深浅不规则的方式进行呼吸，多见于周围循环衰竭、脑膜炎或因各种因素引起的神志丧失者。

（4）叹息式呼吸：多见于神经质、过度疲劳等患者，有时在周围循环衰竭时，也可见此种呼吸方式。

（5）蝉鸣性呼吸：患者在吸气时发生高音调啼鸣音，出现"三凹征"。可因会厌部发生部分阻塞，空气吸入困难所致。

（6）鼾音呼吸：多见于昏迷或咳嗽反射无力者，主要因上呼吸道内有大量分泌物潴留所致。

（7）点头呼吸：多见于垂危患者。因胸锁乳突肌收缩，在吸气时，下颌向上移动，而在呼气时下颌重返原位，类似点头样，故此得名。

（8）潮式呼吸：这是一种交替出现的阵发性的急促深呼吸后而出现的一段时间呼吸暂停。严重的心脏病、心功能不全、肾病、哮喘、脑炎、颅内压增高及中毒者均可出现此种呼吸方式。

2. 肺容量监测　肺容量监测可作为床边监测，较为简便易行。

（1）潮气量（VT）：指安静呼吸时每次吸入或呼出的气量。正常成人平均为500ml或8~10ml/kg。潮气量增大多见于中枢神经性疾病或酸血症所致的过度通气；潮气量减少多见于间质性肺炎、肺纤维化、肺梗死、肺淤血等。

（2）肺活量（VC）：指深吸气后作深呼气所能呼出的最大气量，可用呼气流量表、呼吸监护仪或肺活量计在床边测定，正常值为60~70ml/kg。肺活量的测定可以分为一次和分次两种，正常人两者应相等。有阻塞性肺疾病的患者，分次肺活量大于一次肺活量。临床上任何引起肺实质损害的疾病，胸廓活动度减低、膈肌动度减低、膈肌活动受限或肺扩张受限的疾病均可使肺活量降低。

3. 肺通气功能测定　主要是肺通气量的测定，是测定单位时间内进出肺的气体量，能反映肺通气功能的动态变化，比肺容量的测定意义大（表2-6）。

4. 脉搏氧饱和度（SpO_2）监测　SpO_2 监测是利用脉搏氧饱和度仪（POM）测得的患者的血氧饱和程度，从而间接判断患者的氧供情况，现在被称为第五生命体征监测，且能够无创、持续经皮监测血氧饱和度。临床上 SpO_2 与 SaO_2 有显著的相关性，相关系数为0.90~0.98，故被广泛应用于多种复合伤及麻醉过程中监测。正常值为96%~100%，<90% 时常提示有低氧血症。

表 2-6 通气功能的监测

项目	概念	正常值	临床意义
每分钟通气量（VE）	在静息状态下，每分钟呼出或吸入的气量	男性为 6.6L/min 女性为 4.2L/min	>10L/min 提示通气过度；<3L/min 提示通气不足
每分钟肺泡通气量（VA）	在静息状态下每分钟吸入气量中能达到肺泡进行气体交换的有效通气量	4.2L/min	反映真正的气体交换通气量，受无效腔与潮气量的比率影响
最大通气量（MVV）	单位时间内患者尽力所能吸入或呼出的最大气量，做最大最快的深呼吸	男性为 104L/min 女性为 82.5L/min	衡量胸廓肺组织弹性、气道阻力、呼吸肌力量
时间肺活量（TVC）	深吸气后再用最快的速度所能呼出的全部气量	15 秒内用肺量计测定，1、2、3 秒的呼气绝对值。正常值分别为 1 秒量 2.83L，2 秒量 3.30L，3 秒量 3.41L	用来判断较大气道的阻塞性病变
生理无效腔（VD）	解剖无效腔＋肺泡无效腔	2.22ml/kg	指导呼吸机使用

5. 呼气末二氧化碳（$PETCO_2$）监测　临床上常用红外线 CO_2 分析仪连续无创监测呼吸周期中的 CO_2 浓度。$PETCO_2$ 正常值为 4.00～6.00kPa（30～45mmHg），$PETCO_2$ 的高低与 $PaCO_2$ 数值相近，可反映肺通气功能状态和计算二氧化碳的产生量，也可反映循环功能和肺血流情况，指导呼吸机参数的调整。

（四）体温监测

1. 正常体温　正常成人体温随测量部位不同而异，口腔舌下温度为 36.3～37.2℃，腋窝温度为 36～37℃，直肠温度为 36.5～37.7℃。昼夜间可有轻微波动，清晨稍低，起床后逐渐升高，下午和傍晚稍高，但波动范围一般不超过 1℃。

2. 测温部位

（1）直肠温度：为中心温度，亦称肛温。

（2）食管温度：为中心温度，将测温电极放在咽喉部或食管下段。

（3）鼻咽温度：将温度计插在鼻咽部测得，可间接反映脑部温度。

（4）耳膜温度：将专用的耳鼓膜测温电极置于外耳道内鼓膜上，该处的温度可反映流经脑部血流的温度，与脑温非常接近。

（5）口腔和腋下温度：测量口腔温度在临床应用上有诸多不便，故测量腋下温度临床常用。

3. 皮肤与中心温度差　皮肤温度能反映末梢循环状态，长期临床观察发现大腿内侧皮肤温度与平均皮肤温度非常接近，故现在常规将皮肤温度探头置于大腿内侧。平均皮肤温度易受环境温度的影响，故在稳定的环境温度下进行持续监测十分重要。中心温度探头置于后鼻孔或直肠内（距肛门 10cm），连续监测皮肤温度与中心温度，是了解外周循环灌注是否改善的有价值的指标。

4. 发热程度分类　根据腋窝温度，临床上将发热分为下列四种程度：

（1）低热：37.1～38℃。

（2）中等度发热：38.1～39℃。

（3）高热：39.1～41℃。

（4）超高热：>41℃。

（五）脑功能监测

1．昏迷指数测定　昏迷指数是通过刺激患者的睁眼反应（eye opening）、语言行为反应（verbal response）及运动反应（motor response）三项指标的 15 项检查计分结果，判断患者意识障碍和昏迷程度，便于判断病情、分析预后，对脑功能的判定有较高的可信度，但要参照其他参数全面分析。现今用的最广的是格拉斯哥昏迷指数（Glasgow Coma Scale，GCS）。

2．颅内压监测　持续颅内压监测，是观察颅脑危重患者的一项重要指标，它的改变可在颅内疾患出现症状之前。

（1）正常值：正常成人平卧时颅内压为 1.33～2.00kPa（10～15mmHg）。颅内压 2.00～2.67kPa（15～20mmHg）为轻度增高；2.67～5.33kPa（20～40mmHg）为中度增高；>5.33kPa（40mmHg）为重度增高。

（2）适应证：①进行性颅内压升高的患者，如脑水肿、脑脊液循环通路受阻、颅脑外伤、颅内感染等；②颅脑手术后颅骨骨瓣复位不当或包扎过紧所致的脑水肿，或因术后疼痛引起颅内压变化，需要颅内压监测；③使用机械通气呼气末正压（PEEP）的患者，包括重症颅脑损伤或其他原因，可根据颅内压改变进行调整。

（3）临床意义：①有利于及早发现颅内压增高，并配合其他辅助检查诊断中枢神经系统疾病；②结合颅内压监测，能及早发现颅内压升高，避免继发性脑损伤；③通过颅内压监测，有助于观察各种降颅内压治疗的效果和预后评估。

3．脑电图监测　脑电图是应用脑电图记录仪，将脑部产生的自发性生物电流放大后，记录获得的图形，通过脑电活动的频率、振幅、波形变化，了解大脑功能状态。脑电活动变化可以反映脑部本身疾病，还可以根据异常脑电图呈弥散性或局限性，以及节律变化等估计病变的范围和性质，对某些颅外疾病也有一定的诊断价值。

4．脑血流图监测　脑是机体耗氧最多的器官，一旦脑血氧供给障碍或血流中断，脑功能就难以维持，故脑血流监测非常重要。目前常用的脑血流监测装置主要有脑电阻、Doppler 血流测定仪等。

（1）脑电阻（REG）检查：为头部通过微弱高频交流电时，可产生与脉搏一致的导电改变而描记的一种阻抗脉波，为主动脉内脉压波向脑血管传递的容积脉搏波。一般认为头部阻抗脉波 2/3 来自颅内血流，1/3 来自颅外血流，故 REG 变化主要受颅内动脉血流的影响。它主要反映脑血管的血流充盈度、动脉壁弹性和血流动力学变化，对判断脑血管和脑功能状态有一定临床意义，并广泛应用于临床。

（2）Doppler 血流测定：为非创伤性的简单监测方法，只需要将探头置于所测部位，即可以用声音反映或用荧光屏显示出局部血流情况。目前发展的 Doppler 超声彩色显像定量血流仪，对受检动脉呈彩色显像，直接反映病变部位和狭窄程度。

5．其他监测　脑功能监测方法还有脑电地形图、脑诱发电位及 CT、MRI 等。

（六）肾功能监测

1．尿量　尿量变化是肾功能改变的最直接的指标，在临床上通常记录 1 小时及 24 小时尿量。当 1 小时尿量少于 30ml 时，多为肾血流灌注不足，间接提示全身血容量不足；当 24 小时尿量少于 400ml 称为少尿，表示有一定程度肾功能损害；24 小时尿量少于 100ml 为无尿，是肾衰竭的诊断依据。

2．肾浓缩 - 稀释功能　主要用于监测肾小管的重吸收功能。现在临床上采用简化的或改良的浓缩 - 稀释实验。方法为：在实验的 24 小时内患者保持日常的饮食和生活习惯，晨 8 时排弃尿液，自晨 8 时至晚 8 时每 2 小时留尿一次，晚 8 时至次晨 8 时留尿一次，分别测定各次尿量和比重。

（1）正常值：昼夜尿量之比为（3～4）：1，夜间 12 小时尿量应少于 750ml，最高的一次尿比重应在 1.020 以上，最高尿比重与最低比重之差应＞0.009。

（2）临床意义：夜间尿量超过 750ml 常为肾功能不全的早期表现。昼间各份尿量接近，最高尿比重低于 1.018，则表示肾脏浓缩功能不全。当肾功能损害严重时，尿比重可固定在 1.010 左右。

3．血尿素氮（BUN）　测定血中 BUN 的含量，可以判断肾小球的滤过功能。

（1）正常值：2.9～6.4mmol/L。

（2）临床意义：BUN 高于正常时，提示有效肾单位的 60%～70% 受到损害；氮质血症时 BUN＞15mmol/L。

4．血肌酐　肌酐由肾小球滤过而排出体外，故血清肌酐浓度升高反映肾小球滤过功能减退。

（1）正常值：全血 88.4～176.8μmol/L。

（2）临床意义：各种类型的肾功能不全时，血肌酐明显增高。

（七）动脉血气和酸碱度监测

血气分析有助于对呼吸状态及体内酸碱代谢状态进行全面而精确的分析，评价治疗效果，调整呼吸机参数。

1．血液酸碱度（pH）　可以反映体内酸碱平衡的综合情况。

（1）正常值：动脉血中的 pH 为 7.35～7.45，平均 7.40；静脉血比动脉血 pH 低 0.03。

（2）临床意义：pH＜7.35 为失代偿性酸中毒；pH＞7.45 为失代偿性碱中毒；若 pH 值正常并不代表无酸碱平衡失调。

2．动脉血二氧化碳分压（$PaCO_2$）　是指物理溶解在动脉血中二氧化碳所产生的张力。

（1）正常值：4.67～6.00kPa（35～45mmHg），平均 5.33kPa（40mmHg）。

（2）临床意义：$PaCO_2$ 增高提示呼吸性酸中毒或代谢性碱中毒时呼吸代偿；降低提示呼吸性碱中毒或代谢性酸中毒时呼吸代偿。

3．动脉血氧分压（PaO_2）　是指血浆中物理溶解 O_2 的张力。

（1）正常值：10.7～13.3kPa（80～100mmHg）。

（2）临床意义：PaO_2 是反映机体氧合状态的重要指标，可衡量有无缺氧及缺氧程度，诊断呼吸衰竭，同时又是诊断酸碱失衡的间接指标。

4．实际碳酸氢根（AB）　指实际测得的动脉血中碳酸氢根（HCO_3^-）含量。

（1）正常值：22～27mmol/L。

（2）临床意义：受代谢和呼吸因素的双重影响。AB 下降为代谢性酸中毒或呼吸性碱中毒代偿；AB 升高为代谢性碱中毒或呼吸性酸中毒代偿；AB 正常，应具体分析。

5．标准碳酸氢根（SB）　全血在标准状态下［体温为 37℃，HbO_2 100% 饱和，用

PaCO₂为5.33kPa（40mmHg）的气体平衡]所测得的血浆HCO₃⁻含量。

（1）正常值：22～27mmol/L，平均为24mmol/L。

（2）临床意义：正常情况下，SB与AB大致相等；若SB正常，SB＞AB为呼吸性碱中毒，SB＜AB为呼吸性酸中毒；若SB↓≈AB↓为代谢性酸中毒失代偿；若SB↑≈AB↑为代谢性碱中毒失代偿。

6．碱剩余（BE）　指在标准条件下，用酸或碱滴定1L全血标本至pH到7.40时所需的酸或碱的每升毫摩尔数。

（1）正常值：±3.0mmol/L。

（2）临床意义：代谢性酸中毒时，BE负值增加；代谢性碱中毒时，BE正值增加。

7．阴离子间隙（AG）　指血浆中未测定的阴离子（UA）与未测定的阳离子（UC）的差值。

（1）正常值：（12±2）mmol/L。

（2）临床意义：AG增高意义较大，多以AG＞16mmol/L作为判断是否有AG增高型代谢性酸中毒的标准。

第四节　心肺脑复苏

案例分析

　　患者，男，18岁，由120送入院，入院时呈深昏迷状态。查体：体温不升，脉搏未触及，叹息样呼吸，血压测不到。针对此类患者需采取的治疗原则及护理措施是什么？

　　分析：

　　1．患者呈深昏迷状态，脉搏未触及，叹息样呼吸，血压测不到。

　　2．根据上述症状、体征，临床诊断：心搏骤停。

　　3．启动急救医疗服务系统（EMSS），如"120"急救系统等，立即进行心肺复苏，为患者的存活赢得宝贵的救治时机。

　　4．复苏成功，进行心电监护、静脉输液，监测生命体征等。

一、心搏骤停

心搏骤停（CA）是指患者的心脏在正常或无重大病变的情况下，受到严重打击致使心脏有效收缩和泵血功能突然停止。心搏骤停导致循环中断，引起全身严重缺血、缺氧。当脑细胞完全缺血缺氧4～6分钟即可发生不可逆性的损伤。

（一）心搏骤停的原因

引起心搏骤停的原因很多，分为心源性和非心源性两大类。

1．心源性心搏骤停

（1）冠状动脉粥样硬化性心脏病：简称冠心病，是心源性心搏骤停最常见的原因，其中70%死于院外。冠心病猝死的10%死于发病后15分钟内，30%死于发病后15分钟至2小时。

（2）心肌病变：包括急性病毒性心肌炎及原发性心肌病等。

（3）主动脉疾病：主动脉瘤破裂、夹层动脉瘤、主动脉发育异常，如马凡氏综合征、主动脉瓣狭窄。

2．非心源性心搏骤停

（1）呼吸停止：颅内病变致颅内压增高，呼吸道异物、水肿导致气管阻塞引起呼吸停止。

（2）严重电解质与酸碱平衡失调：严重电解质与酸碱失调，可引起严重酸中毒、高血钾、低血钾等。

（3）药物中毒：氯喹、洋地黄类、奎尼丁、锑剂等药物的毒性反应等可致严重的心律失常

（4）意外事件：溺水，电击伤，车祸，自缢，各种原因引起的中毒、休克以及各种严重创伤。

（5）麻醉及手术意外：如麻醉药过量，心血管检查，气管插管、手术时大出血及过度牵拉内脏引起迷走神经反射导致房室传导阻滞等。

（二）心搏骤停的类型

根据心搏骤停后的心电图变化，可将心搏骤停分为心室颤动、心电 - 机械分离和心脏停搏三种类型。以心室颤动最为多见。

1．心室颤动　又称室颤。心室肌发生极不规则的快速而又不协调的颤动；心电图表现为 QRS 波群消失，代之以大小不等、形态各异的颤动波，频率为 200～300 次 / 分（图 2-3）。若颤动波波幅高并且频率快，较容易复律；若波幅低并且频率慢，则复律可能性小，多为心脏停顿的先兆。

2．心脏停搏　又称心室静止。心房、心室肌完全失去电活动能力，心电图上房室均无激动波可见，呈一直线，或偶见 P 波（图 2-4）。

3．心电 - 机械分离（EMD）　心电图可呈缓慢（20～30 次 / 分）、矮小、宽大畸形的心室自主节律（图 2-4），但无心搏出量，即使采用心脏起搏，也常不能获得效果，为死亡率极高的一种心电图表现，易被误认为心脏仍在跳动。仅有微弱、缓慢的心室自主节律，是一种无效的心肌收缩。

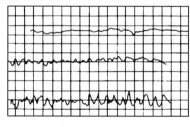

图 2-3　心室颤动

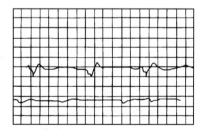

图 2-4　心脏停搏和心电 - 机械分离

（三）临床表现

心搏骤停后，有效血液循环中断，由于脑组织对缺氧最敏感，临床上以神经系统和循环系统症状明显，具体表现是：

1．意识突然丧失或伴有短阵抽搐。

2．大动脉（颈动脉或股动脉）搏动消失，血压测不到。

3．心音消失。

4. 呼吸断续，呈叹息样呼吸，后即停止，多发生在心搏骤停后30秒内。

5. 瞳孔散大（心脏停搏后30秒开始）。

6. 面色苍白或紫绀。

临床上只要具备两项主要标志即可判定为心搏骤停，如患者神志突然丧失和大动脉搏动消失时即可作出心搏骤停的诊断，应立即进行抢救。

知识链接

心搏骤停及猝死

心搏骤停是指突然意外的心搏停止。猝死（也称为突发性心脏猝死），是指外表健康或非预期死亡的人在外因或无外因的作用下，突然和意外地发生非暴力性死亡。由于对"突然"缺乏统一的规定，所以在分类上可分成：①瞬间死亡：患者在发病后数秒、数分钟内死亡；②非常突然死亡或暴死：出现症状后1小时内死亡；③突然死亡：出现症状后1~24小时内死亡；④非突然死亡：出现症状24小时后死亡。1976年，WHO规定为6小时以内，我国目前沿用此标准。发生在症状出现后几分钟内。

二、基础生命支持

心肺脑复苏（CPCR）是对心跳、呼吸骤停的患者迅速恢复其循环、呼吸及脑功能的抢救过程。心肺复苏（CPR）是指抢救心搏骤停患者的一组技术动作，实施心肺复苏可以为患者建立临时的人工血液循环，使其在自主血液循环恢复前心脏、脑等重要器官避免严重的缺血和缺氧，从而挽救患者的生命。完整的CPCR包括三个阶段：基础生命支持（BLS）、进一步生命支持（ALS）和延续生命支持（PLS）。心肺复苏应尽早展开，如脑组织超过4分钟没有氧气供应，则可能导致永久性的脑损伤。

基础生命支持（BLS）是呼吸、心搏停止时的现场应急措施，是维持患者生命指征的最基本方法和手段，包括对心跳呼吸停止的判断、胸外心脏按压及人工呼吸。

（一）心跳呼吸停止的判断

心跳呼吸停止的判断越迅速越好，时间不超过10秒钟。患者意识丧失，大动脉搏动消失即实施CPR，首先摆放复苏体位，按C—A—B顺序（即C：胸外按压；A：畅通气道；B：人工呼吸），并同时拨打急救电话"120"，启动急救医疗服务系统（EMSS）。

（二）循环支持

人工循环是通过心脏按压的方式来达到恢复人体血液循环的目的，心脏按压亦称心脏按摩，是间接或直接施压于心脏，使心脏维持充盈和搏出功能，并能诱发心脏自律搏动的措施。

1. 胸外心脏按压 高质量的胸外按压是复苏成功的关键。胸外按压是通过提高胸腔内压力和直接压迫心脏产生血流。只要操作正确，即能建立暂时的人工循环，使动脉压达到80~100mmHg，足以防止脑细胞的不可逆损害。

（1）按压技术：①体位：患者去枕仰卧位，置于硬板床或平地上，头、颈、躯干在同一轴线上，躯干平直无扭曲，双手放于躯干两侧；②按压部位：患者胸骨中下1/3交界处（或剑突上二横指宽距离）（图2-5）；③按压手法：术者站或跪于患者一侧，以左手掌根部紧贴患者按压部位，另一手掌根部叠放其上，左手五指翘起；双肘关节伸直，借助双臂和躯体重量向脊柱方向垂直下压（图2-6）；④按压频率为 100～120 次 / 分，使胸骨下陷至少 5～6cm；⑤按压与吹气之比为 30：2，每次按压后胸廓完全复原，但放松时手掌不离开胸壁。

（2）按压 / 通气比：对所有年龄段患者实施单人 CPR 以及对成人实施双人 CPR 均按照 30：2 给予按压和通气。

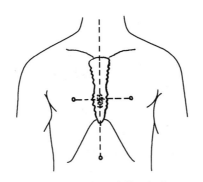

图 2-5　胸外心脏按压部位

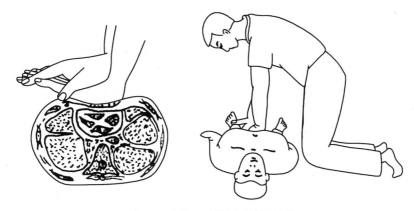

图 2-6　胸外心脏按压手法及姿势

（3）注意事项

1）胸外心脏按压只能在患（伤）者心脏停止跳动下才能施行。

2）按压部位要准确。如部位太高，可伤及大血管；部位太低，可能损伤腹部脏器或引起胃内容物反流。

3）按压力度要均匀。过大过猛，容易使胸骨骨折，引起血胸气胸；按压力度过轻，胸腔压力小，不足以推动血液循环。

4）按压姿势要正确。注意肘关节伸直，双肩位于双手的正上方，手指不应加压于患者胸部，在按压间隙的放松期，操作者不加任何压力，但手掌根仍置于按压部位，不离开胸壁，以免移位。

5）心脏按压必须同时配合口对口或口对鼻人工呼吸。一人单独操作时，按压与通气之比为 30：2，若双人复苏则为 15：2；如此反复进行。为避免按压时呕吐物反流至气管，患者头部应适当放低。

6）操作过程中，救护人员替换，可在完成一组按压、通气后的间隙中进行，不得使复苏抢救中断时间超过5～7秒钟。但胸外心脏按压最好一人坚持10～15分钟，不要换人过勤。

7）按压期间，密切观察病情并判断效果。

2. 电除颤　电击除颤是目前抢救心室纤颤最有效的方法，心搏骤停后5分钟内除颤效果最好。随着时间的推移，成功除颤的可能性迅速减少，最终可能转成心搏停止。

（三）开放气道

开放气道是复苏成功的关键，是进行人工呼吸的首要步骤。临床常用仰头抬颏法，还可采取托颈压额法、托颌法。

1. 仰头抬颏法　患者仰卧位，术者站在患者一侧，用一手的示、中两指抬起下颏，使下颌尖、耳垂的连线与地面呈垂直状态，将另一手掌置患者前额用力向下推，两者合力使头后仰（图2-7）。注意避免用拇指抬下颌，勿用力压迫下颌部软组织，否则有可能造成气道梗阻，患者口腔义齿应取下，以防脱落阻塞气道。

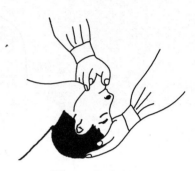

图2-7　仰头抬颏法

2. 托颈压额法　患者平卧位，术者站在患者一侧，用一手置于患者前额向下压，另一只手放在其颈后部向上用力使头后仰，气道开放（图2-8）。

3. 托颌法　患者平卧，救护者站在患者头端，把手放置在其头部两侧，肘部支撑在患者躺的平面上，捏紧下颌角，用力向上托下颌，即可开放气道。此法适用于头、颈部创伤者（图2-9）。

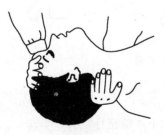

图2-8　托颈压额法

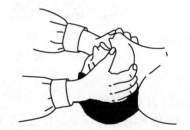

图2-9　托颌法

（四）呼吸支持

呼吸支持即人工呼吸。人工呼吸是用人工方法借外力来推动肺、膈肌或胸廓的活动，使气体被动进入或排出肺脏以保证机体氧的供给和二氧化碳排出。呼吸支持的方法有口对口（鼻）人工呼吸及器械人工呼吸两种，但在抢救现场，最常采用口对口人工呼吸。

1. 口对口人工呼吸　适合于现场急救，是一种快捷有效的通气方法，借助救护者用力吹气的力量，把气体吹入患者肺泡，使肺间歇性膨胀，以维持肺泡通气和氧合作用，减轻机体缺氧及二氧化碳潴留。方法如下：

（1）患者仰卧，头后仰，迅速松开衣领和裤带。

（2）救护者用仰头抬颏手法保持患者气道通畅，一手按住额部，同时用压前额的这只手的拇指、示指捏住患者鼻孔，防止吹气时气体从鼻孔逸出；另一手抬起下颏。

（3）救护者深吸一口气，双唇包紧患者口唇，用力吹气，使患者胸廓隆起。每次吹气量约 800～1000ml，不宜超过 1200ml。

（4）吹气毕，救护者头稍抬起并侧转换气，同时松开捏鼻孔的手，让患者的胸廓及肺依靠其弹性自动回缩，排出肺内的二氧化碳。连续吹气 2 次，每次吹气时间持续 1 秒钟以上（图 2-10）。

（5）按以上步骤反复进行，吹气频率：成人 14～16 次/分，儿童 18～20 次/分，婴幼儿 30～40 次/分。

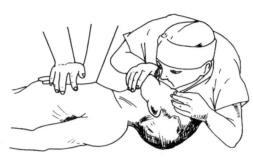

图 2-10　口对口人工呼吸及胸外心脏按压

2．口对鼻人工呼吸　适用于不能进行口对口呼吸的患者，如牙关紧闭不能张口、口周外伤、口对口呼吸难以实施等。口对鼻人工呼吸，在保持畅通气道的条件下，救护者深吸气后以口唇紧密封罩住患者鼻孔周围，用力向鼻孔内吹气，吹气时应用手将患者颏部上推，使上下唇合拢，呼气时救护者口离开鼻子，便于排出肺内的二氧化碳。

3．器械人工呼吸　条件允许情况下，可采用辅助呼吸的方法，包括氧气面罩给氧、球囊 - 面罩通气、人工气道给氧、气管插管行机械通气等，以气管插管行机械通气效果最好。

4．注意事项

（1）口对口吹气应有足够的气量，以使胸廓抬起，但一般不超过 1200ml。吹气时间不宜过长，过长会引起急性胃扩张、胃胀气和呕吐；吹气过程中要注意观察患（伤）者气道是否畅通，胸廓是否被吹起。

（2）若患者口腔及咽部有痰液、血块、泥土等分泌物或堵塞物，应在操作前清除，以免影响人工呼吸效果或将分泌物吹入呼吸道深处。

（3）有义齿者应取下义齿。遇舌后坠的患者，应用舌钳将舌拉出口腔外，或用通气管吹气。

（4）对婴幼儿，多则对口鼻同时吹气更易施行。

（5）若患者尚有微弱呼吸，人工呼吸应与患者的自主呼吸同步进行，即在患者吸气时，术者用力吹气以辅助进气，患者呼气时，松开鼻，便于排出体内气体。

（6）施行心肺复苏术时应将患（伤）者的衣扣及裤带解松，以免引起内脏损伤。

（7）亦可用口对口呼吸专用面罩，或用简易呼吸机代替口对口呼吸。

复苏有效指征包括:①面色、口唇、甲床和皮肤色泽转红润;②按压后能扪及颈动脉、股动脉搏动,上肢收缩压 >60mmHg;③自主呼吸恢复;④肌张力恢复;⑤瞳孔缩小、对光反射存在。

三、进一步生命支持

进一步生命支持(ALS)又称高级生命支持,主要任务是在 BLS 基础上,借助于药物、辅助设备和特殊技术恢复并保持自主呼吸和循环,以取得最佳的复苏效果。ALS是心搏骤停后的第二个处理阶段,多数在 5~10 分钟内,一般在医疗单位中进行,包括建立静脉通道,药物治疗,电除颤,气管插管,机械呼吸等一系列维持和监测心肺功能的措施。

（一）呼吸管理

开放呼吸道和保障充分通气仍然是重要的任务。有条件者,应尽早作气管插管。进行气管插管操作时须中断胸外按压,但应尽可能缩短按压中断时间。气管插管后便可连接呼吸机或呼吸气囊进行辅助或控制通气。通气频率保持在 10~12 次 / 分,不必考虑通气 / 按压比,也无需中断胸外按压。复苏时应给予纯氧吸入,复苏成功后下调吸氧浓度,维持氧饱和度在 95% 左右。

（二）药物治疗

药物复苏能激发心脏复跳并增强心肌收缩力,增加心肌血流灌注量和脑血流量;防治心律失常,调整急性酸碱失衡,补充体液和电解质。

1. 给药途径

（1）静脉给药:为首选给药途径。以上腔静脉系统静脉内给药为宜,最好的途径是经肘静脉插管到中心静脉穿刺给药。

（2）气管内滴入法:为给药途径的第二选择,若静脉不明显或已凹陷者,可快速由环甲膜处行气管内给药,已有气管内插管行机械通气者效果更好。

（3）心内注射:是药物对心脏起作用最快的给药方法,但由于缺点多,可损伤心肌、冠状血管或肺脏而致气胸等并发症,尤其是心内注射操作会影响到胸外按压的持续进行,故不宜应用。只有当静脉或气管内注药途径未建立时,才采用心内注射。

2. 常用药物

（1）肾上腺素:为心脏复苏的首选药物,具有 α 与 β 肾上腺素能受体兴奋作用,有助于自主心律的恢复。静脉注射用量为 0.5~1.0mg/ 次,必要时可每 3~5 分钟重复一次,气管内给药 2.0~2.5mg/ 次,总量不宜超过 0.2mg/kg。

（2）阿托品:可纠正心律失常、解除迷走神经的抑制作用、增加心率。心搏骤停时阿托品用量为 1.0mg 静脉注射,心动过缓时的首次用量为 0.5mg,可每 3~5 分钟重复注射（24 小时总量不宜超过 0.04mg/kg）,直到心率恢复达 60 次 / 分以上。

（3）碳酸氢钠:心跳呼吸停止必然导致代谢性酸中毒和呼吸性酸中毒,必须予以纠正,碳酸氢钠的用量应根据动脉血 pH 及碱剩余（BE）值酌情使用。一般主张匀速输注,速度不宜过快,成人注射 5% 碳酸氢钠以 15ml/min 左右的速度为宜。

（4）抗心律失常药:①利多卡因:是目前治疗室性心律失常的首选药物,先以 1mg/kg 剂量缓慢静脉注射,然后以 1~4mg/min 连续静滴维持;②溴苄胺:主要用于对利多卡因或电击复律无效的室速和室颤,成人首次剂量 5mg/kg,继之电除颤,若室性心律失常系由洋地黄中毒所致或有洋地黄过量嫌疑时，则禁忌使用溴苄胺。

（5）氯化钙：不作为 CPR 中的常规用药，主要用于高钾或低钙引起的心搏骤停，或心跳已恢复，心肌收缩无力、血压不升时，或钙通道阻滞剂过量。一般用 10% 氯化钙 5～10ml 缓慢静注。有洋地黄中毒者禁忌使用。

（6）血管加压素：为一种抗利尿激素，当大剂量应用或用量超过正常量时，可作用于血管平滑肌的 V1 受体，产生非肾上腺素样的血管收缩作用，使外周血管阻力增加。首次静脉注射量为 40U，如与肾上腺素结合应用效果会更好。

（三）心电监测

在 CPR 开始后，应尽快测定 ECG 波形，因为心脏停搏时的心律可能是心室停顿，也可能是心室纤颤，其临床表现虽然相同，但治疗方法不相同（详见第六章第一节"心电监护仪"）。

四、延续生命支持

延续生命支持（PLS）重点是脑保护、脑复苏及复苏后疾病的防治，即除了积极进行脑复苏，应严密监测心、肺、肝、肾、凝血及消化系统的功能，一旦发现异常立即采取有针对性的治疗。

（一）脑复苏

脑复苏为防治心脏停搏后缺氧性脑损伤所采取的措施。其主要治疗措施为 4 个方面：①降低脑细胞代谢；②加强氧和脑细胞能量的供给；③促进脑循环再灌注；④纠正可能引起继发性脑损害的全身及颅内疾病。

1. 维持血压　血循环停止后，脑血流的自主功能消失，且依赖于脑灌注压，故血压应维持在正常或稍高的水平，以恢复脑循环和改善全身组织灌注。防止血压过高而加重脑水肿，血压过低而加重脑及其他脏器组织缺血、缺氧。

2. 呼吸支持　大量缺氧是脑水肿的重要根源，又是阻碍恢复呼吸的重要因素。因此在心搏骤停开始应及早加压给氧，以防止低氧血症。应用呼吸器过度通气，使 $PaCO_2$ 维持在 25～35mmHg，PaO_2 和脑微循环血氧分压明显提高，从而促进脑组织对缺氧性损伤的恢复。

3. 低温疗法　是脑复苏综合治疗的重要组成部分。主要目的是通过降低体温减少脑细胞对氧的需求，保护脑组织。降温要点：①降温时机：应在心肺复苏成功的基础上及早进行降温，尤其在缺氧的最初 10 分钟内是降温的关键时间；②降温方法：物理降温和药物降温须同时进行；③降温深度：对于心搏骤停时间较长，昏迷程度较深的患者，在第 1 个 24 小时内，使直肠温度降到 32℃，以后酌情保持直肠温度 33～35℃；对于心搏骤停时间不太长的患者，使直肠温度不超过 37℃；④持续时间：应坚持降温到皮质功能恢复，一般需要 2～3 天，严重者需 1 周以上，其标志是听觉恢复。复温不可过早，切忌体温反跳。

4. 脱水疗法　为了防止脑水肿，在降温和维持血压平稳的基础上，宜及早应用脱水剂，通常选用呋塞米或 20% 甘露醇。20% 甘露醇 250ml 静脉注射或快速静滴，30 分钟滴完；呋塞米 20mg 静脉注射，视病情重复使用。还可选用 20% 甘露醇和 50% 葡萄糖交替使用。

5. 促进脑血流再通　复苏早期尽量维持血压正常或稍高于正常，可促进脑内血流再通。适当的血液稀释，使血细胞比容降至 0.30 左右，以降低血液黏度，防止红细胞及血小板聚集，如应用低分子右旋糖酐等。

6. 应用脑保护药物

（1）促进代谢药物：ATP 有助于消除脑肿胀，减轻脑水肿；精氨酸与 ATP 配合使用，作用更好。其他药物如辅酶 A、辅酶 Q10、细胞色素 C 等也可配合应用。

（2）钙通道阻滞药：钙通道阻滞药，如尼莫地平、维拉帕米、利多氟嗪等对缺血 - 再灌注的脑损伤有保护作用。

（3）氧自由基清除剂：甘露醇、维生素 E、维生素 C 有自由基清除作用，中药如川芎嗪、丹参注射液、参麦注射液等也可抑制自由基触发的脂质过氧化过程，增强脑细胞的抗氧化能力，减少血栓素的产生，减轻再灌注后脑细胞的超微结构损伤。

7. 肾上腺皮质激素　可减轻脑水肿、稳定细胞膜，但应注意不良反应。

8. 高压氧治疗　高压氧既能对脑水肿时脑细胞供氧，又能降低颅内压，改善脑循环，对于缺氧性脑损伤的局部供血十分有利，所以有条件者应尽早应用。

（二）加强治疗

任何一个脏器功能衰竭将影响其他脏器的功能，因此在采用特异性脑复苏措施的同时，要对机体其他脏器进行功能监测和支持。

1. 维持循环功能　循环功能的稳定是一切复苏措施之所以能奏效的先决条件，复苏后必须严密监测循环功能。包括监测 ECG、动脉压、中心静脉压（CVP）及尿量，根据情况对肺毛细血管嵌顿压（PCWP）、心排血量（CO）、外周血管阻力、胶体渗透压等进行监测，并根据监测结果选择适当的治疗方案。

2. 维持呼吸功能　心搏恢复后，自主呼吸可以恢复，也可能暂时没有恢复，自主呼吸恢复得越早，脑功能越易于恢复。无论自主呼吸是否出现，都应保持呼吸道通畅，并进行持续有效的人工通气，及时监测血气，以促进自主呼吸尽快恢复。维持良好的通气功能有利于降低颅内压，减缓脑水肿的发展，以免因低氧血症而影响心、脑功能的恢复。

3. 防治肾衰竭　心搏骤停时缺氧，复苏时的低灌注、循环血量不足、肾血管痉挛及代谢性酸中毒等，均将加重肾脏负荷及肾损害而发生肾功能不全。最有效的方法是复苏后维持循环稳定、保证肾脏的血液灌注，避免使用肾血管严重收缩剂及损害肾功能的药物、纠正酸中毒及使用肾血管扩张药等措施。应监测每小时尿量，并定时检查血常规、尿常规、血尿素氮和肌酐浓度。如患者尿少应积极查找原因，并做相应的处理。

4. 防治胃肠道出血　应激性溃疡出血是复苏后胃肠道出现的主要并发症，为防止应激性溃疡的发生，应常规应用抗酸药和胃黏膜保护剂。

5. 酸碱平衡监护　心跳呼吸骤停后，由于组织严重缺氧，导致代谢性酸中毒；同时，二氧化碳在体内大量潴留引起高碳酸血症，形成呼吸性酸中毒，这类混合性酸中毒，必须迅速得到纠正，否则会进一步加重颅内循环障碍，并加重对心肌的损害，从而严重影响复苏后心肺脑功能的稳定。因而必须密切观察病情变化，定时并根据病情随时监测血电解质及血气分析，及时纠正异常。

6. 控制抽搐　严重脑缺氧后，患者可出现抽搐，频繁的抽搐又能加重缺氧性脑损伤，所以必须及时予以控制，临床常用巴比妥类药物。

7. 预防感染　心搏骤停的患者,由于机体免疫功能下降,容易发生全身性感染,因此,复苏后应使用广谱抗生素以预防感染,同时加强护理。

附:婴儿和儿童心肺复苏

小儿心跳呼吸骤停是指患儿突然呼吸及循环功能停止。小儿心肺复苏(CPR)是对心跳、呼吸骤停的患儿迅速恢复其循环、呼吸功能的抢救过程。随着对保护脑功能和脑复苏的重要性认识的深化,将复苏全过程称为心肺脑复苏(CPCR)。

一、病因

引起小儿心跳呼吸骤停的原因甚多,常见的有:①呼吸功能衰竭或呼吸停止的疾患(如肺炎、窒息、溺水、气管异物等)是导致心搏骤停最常见的原因。此外还包括手术、治疗操作和麻醉意外、外伤及意外、心脏疾病、中毒、低血压、电解质紊乱等;②呼吸道梗阻、严重肺组织疾患、意外、中毒、中枢神经系统病变、胸廓损伤、代谢性疾病(低血糖、甲状腺功能低下)、婴儿猝死综合征。

二、发生机制

缺氧、心肌缺血和心律失常是心跳呼吸骤停最常见的三种机制。

三、临床表现

1. 突然昏迷　一般心脏停搏8~12秒后出现,可有一过性抽搐。
2. 大动脉搏动消失　心跳呼吸骤停后颈动脉、股动脉搏动消失。
3. 心音消失　心脏停搏时心音消失。
4. 呼吸停止　心脏停搏30~40秒后呼吸停止,面色灰暗或发绀。
5. 瞳孔扩大　心脏停搏30~40秒瞳孔开始扩大,对光反射消失。
6. 心电图　可见等电位线、电机械分离或心室颤动等。

四、操作要领

凡突然昏迷伴大动脉搏动或心音消失者即可确诊为心跳呼吸骤停,对于心跳呼吸骤停者,现场抢救最重要。强调黄金4分钟,即在4分钟内进行基础生命支持,并在8分钟内进行进一步生命支持。复苏过程如下:

(一)基础生命支持(BLS)

1. 评估判断　迅速评估现场对施救者和患儿是否安全,检查患儿反应、无呼吸或仅是喘息、在10秒内判断患儿大动脉搏动消失,应立即启动急救医疗服务系统。

2. 实施(CPR)　新生儿心搏骤停多为呼吸因素所致,其CPR程序为A—B—C。婴儿和儿童CPR程序为C-A-B:

(1)胸外心脏按压(C):①按压部位:将患儿放置于硬板上,对于儿童采用单手或双手按压胸骨下半部(图2-11、图2-12),而婴儿胸外心脏按压可采用双指法(两手指置于乳头连线下方按压胸骨)或双手环抱拇指法(两手掌及四手指托住两侧背部,双手大拇指按压胸骨下1/3处)(图2-13、图2-14)。②按压深度:至少为胸廓前后径的1/3

（婴儿约 4cm，儿童约 5cm，不超过 6cm）；③按压频率：为 100～120 次 / 分。每次按压后使胸廓充分回弹，保持按压连续性（中断时间限制在 10 秒以内）。

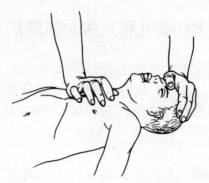

图 2-11　单手按压法（儿童）

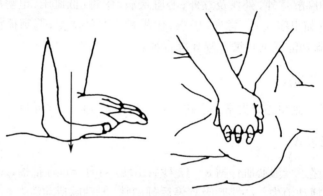

图 2-12　双手按压法（儿童或成人）

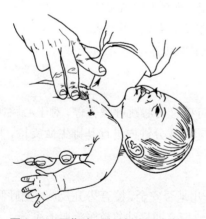

图 2-13　双指法（用于新生儿和婴儿）

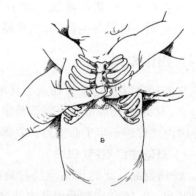

图 2-14　双手环抱拇指法（用于新生儿和婴儿）

（2）开放气道（A）：首先清除口、咽、鼻分泌物、异物或呕吐物。开放气道采取仰头抬颏法（图 2-15），用一只手的小鱼际（手掌外侧缘）置于患儿前额，另一手的示指和中指置于下颏将下颌骨上提，使下颌角与耳垂的连线和地面垂直。疑有颈椎损伤者使用托颌法（图 2-16），将双手放置于患儿头部两侧，握住下颌角向上托下颌，使头部后仰程度为下颌角与耳垂连线和地面的夹角成 60°（儿童）或 30°（婴儿）。

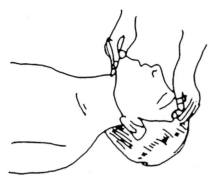

图 2-15　仰头抬颏法

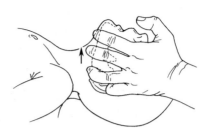

图 2-16　托颌法

（3）建立呼吸（B）：口对口人工呼吸适合于现场急救，婴儿采用口对口鼻，儿童采用口对口。条件允许时可采用辅助呼吸的方法，如球囊 - 面罩通气，常用气囊通气装置为自膨胀气囊（婴儿和低龄儿童容积至少为 450～500ml，年长儿容积为 1000ml），可输入空气或氧气，采用 E-C 手法进行通气（图 2-17）。

注意观察患儿的胸廓起伏情况，了解辅助通气的效果。单人复苏婴儿和儿童时胸外按压与人工呼吸比例为 30：2，若双人复苏则为 15：2，呼吸频率 8～10 次 / 分。

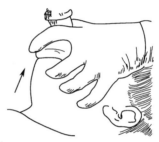

图 2-17　"E-C"手法面罩通气

（4）心肺复苏的有效指征：可扪及大动脉搏动，口唇及甲床颜色转红，出现自主呼吸，扩大的瞳孔缩小及对光反射恢复，肌张力恢复。

（二）进一步生命支持（ALS）

1. 高级气道通气　包括放置口咽或鼻咽气道、喉面罩通气道、气管插管、食管气管联导气管等。

2. 供氧　自主循环未恢复前，需使用 100% 纯氧。开始自主呼吸后动态监测动脉血氧饱和度，逐步调整供氧，保证动脉血氧饱和度≥94%。

3. 建立静脉通路　首选周围静脉通路，必要时同时建立周围静脉和中心静脉通路。如静脉通路不能迅速建立时应建立骨内通路。如果上述通路均无法及时建立，则可采用气管内途径给药。

4. 药物治疗　常用急救药物为肾上腺素，静脉用药剂量为 0.01mg/kg（1：10 000 溶液 0.1ml/kg），最大剂量为 1mg。气管内给药剂量为 0.1mg/kg，最大剂量为 2.0mg。必要时间隔 3～5 分钟重复 1 次。注意勿与碱性液体同一管道输注。

目前不主张常规给予碳酸氢钠、阿托品和钙剂。由于高血糖和低血糖均可导致脑损伤，危重患儿应床旁监测血糖浓度，及时给予葡萄糖。其他急救药物还包括纳洛酮、腺苷、碘胺酮等。

（三）延续生命支持（PLS）

延续生命支持即复苏后稳定处理，目的在于保护脑功能，防止继发性器官损害，积极寻找原发病进行病因治疗，力争患儿达到最佳存活状态。主要包括循环系统监护、呼吸系统监护、脑缺氧的监护、肾功能监护、防止继发感染等。

（周夕坪　王燕萍）

复习思考题

1. 试述院前急救原则和程序是什么。
2. 简述急救绿色通道的概念。
3. 急救绿色通道的范围有哪些？
4. 简述急诊科护理工作流程。
5. ICU病房设置时应注意什么？
6. ICU容易发生院内感染的原因是什么？预防措施有哪些？
7. 如何对ICU患者进行监测？
8. 试述心搏骤停的病因。
9. 心搏骤停的类型有哪些？
10. 心肺复苏有效指征有哪些？

第三章

常见急性中毒救护

 学习要点

1. 急性中毒的概述及各种中毒的病因、护理评估。
2. 能对各种中毒的患者采取正确有效的护理措施，并能配合医生进行救治。

第一节 概 述

急性中毒是威胁人们健康的一类特殊性疾病，随着全球工业技术的迅猛发展，人们的生存环境日益恶化，接触的有毒物质日益增多，发生中毒的概率与日俱增。据有关资料介绍，我国每年约有十余万人发生各种急性中毒，中毒事件屡见不鲜，因此急性中毒的救治已成为医务工作者必须面对的课题之一。我国中毒控制起步较晚，早在数年前，许多专家学者呼吁成立我国的中毒控制中心。1998 年 11 月全军中毒救治中心正式成立。中毒控制中心由中毒救治、毒检研究和信息咨询三大部分组成。中毒救治系统由院前急救、急诊室、重症监护病房、血液净化室、内科病房和戒毒病房组成，形成了较完整的院外救援、重症抢救和特殊治疗医疗体系。

某些物质接触人体或进入人体后，在一定的条件下，与体液、组织液相互作用，损害组织，破坏神经和体液的调节功能，使其正常的生理功能发生障碍，引起一系列症状和体征，称为中毒。引起中毒的外来物质称之为毒物。毒物的毒性较剧烈或短时间内大量、突然地进入人体内，迅速引起症状甚至危及生命者称为急性中毒。急性中毒发病急骤、症状凶险、变化迅速，如不及时救治，可危及生命。毒物量少、持续地进入人体，蓄积起来，并积累到一定量时所引起的中毒称为慢性中毒。

急性中毒是临床常见的急症，其病情急骤，变化迅速，必须尽快作出诊断与急救处理，以提高急性中毒的抢救成功率。

一、病因及中毒机制

（一）病因

1. **毒物分类** ①根据来源、用途分类：工业性毒物、药物、农药、有毒动物和植物、毒气；②根据作用部位和性质分类：腐蚀性毒物、神经毒物、血液毒物、内脏毒物；

③根据溶解特点分类：水溶性毒物、脂溶性毒物。

2. 中毒病因　①生活性中毒：误食、用药过量、自杀、谋杀或意外接触有毒物质等，导致过量毒物进入人体而发生中毒；②职业性中毒：人们在生产、运输、保管或使用等工作过程中，未注意劳动防护或未遵守安全防护制度，与有毒的生产原料、辅料、中间产物或成品密切接触而发生中毒。

（二）毒物进入体内途径

毒物主要经过消化道、呼吸道和皮肤黏膜三条途径进入人体。

1. 经消化道吸收　很多毒物经消化道途径进入人体，如有机磷杀虫药、毒蕈、安眠药、乙醇、河豚鱼等。消化和吸收的主要部位在小肠。脂溶性的毒物以扩散方式透过胃肠道黏膜而被吸收，少数的毒物以主动转运的方式在肠内被吸收。影响吸收的主要因素是胃肠道内的 pH 值、毒物的脂溶性及其电离的难易程度，另外，影响其吸收的因素还包括胃内容物的量、排空时间和肠蠕动等。

2. 经呼吸道吸收　气体、烟雾态和气溶胶态的物质大多经呼吸道进入人体，如一氧化碳、砷化氢、硫化氢等。这是毒物进入人体最方便、最迅速的途径，同时也是毒性作用发挥最快的一种途径。随着呼吸道进入人体的毒物很容易被迅速吸收直接进入血液循环，从而作用于组织器官，使毒物的作用发挥得早而且严重。

3. 经皮肤黏膜吸收　皮肤是人体的天然保护屏障，多数的毒物不能经过健康的皮肤吸收。但脂溶性毒物如有机磷、苯类就可以穿透皮肤的脂质层吸收；在局部皮肤有损伤，高温、高湿环境或皮肤多汗时，部分毒物可经皮肤吸收。

（三）毒物的代谢

1. 毒物的分布　毒物被吸收后进入血液，分布于体液和组织中，达到一定的浓度后呈现毒性作用。影响毒物体内分布的主要因素为毒物与血浆蛋白的结合力、毒物与组织的亲和力以及毒物通过某些屏障如血脑屏障的能力。

2. 毒物的转化　毒物在体内代谢转化的场所主要在肝脏，进行氧化、还原、水解和结合等几种方式来完成。大多数毒物经代谢后毒性降低，但也有少数毒物在代谢后毒性反而增加，如对硫磷（1605）氧化成对氧磷，其毒性可增加数百倍。

3. 毒物的排泄　毒物经代谢后大部分由肾脏和肠道排出，一部分以原形由呼吸道排出，还有少数毒物可经皮肤、汗腺、唾液腺、乳腺等排出。

（四）中毒机制

1. 局部刺激、腐蚀作用　强酸、强碱可以吸收组织中的水分，并且可以和蛋白质或脂肪结合，使细胞变性、坏死。

2. 缺氧　刺激性的气体可以引起肺炎或肺水肿，使肺泡的气体交换障碍而引起缺氧。窒息性的气体可以阻碍氧的吸收、转运或利用，如一氧化碳、硫化氢、氰化物等。

3. 麻醉作用　有机溶剂和吸入性麻醉剂具有强嗜脂性，脑组织和细胞膜脂类含量高，此类毒可以通过血脑屏障，进入脑内从而抑制脑功能。

4. 抑制酶的活力　很多的毒物或者其代谢产物通过抑制酶的活力而产生毒性反应，如氰化物可以抑制细胞色素氧化酶、有机磷杀虫药可以抑制胆碱酯酶等。

5. 干扰细胞膜或细胞器的生理功能　四氯化碳在体内经过代谢可以产生三氯甲烷自由基，其作用于肝细胞膜中的不饱和脂肪酸，产生脂质过氧化，从而导致线粒体和内质网变性，肝细胞死亡。

6. 竞争受体 如阿托品阻断毒蕈碱受体等。

二、护理评估

(一)健康史

详细询问病史,特别是毒物接触史是诊断急性中毒直接而重要的环节。可向患者本人、亲属或同事及现场目睹者询问。询问内容包括中毒症状出现的时间、患者的精神状态、患者身边可能盛放毒物的容器和剩余毒物等,必要时亲临现场,寻找毒物的来源。对不明原因的中毒患者要仔细询问,询问时应注意:

(1)怀疑食物中毒者,应详细询问进食的种类、来源和同餐的人员有无发病情况。同时搜集剩余食物、胃内容物和呕吐物送检。

(2)怀疑自杀者,应询问患者近期精神状况、有无家庭矛盾和社会矛盾及其发生前后的情绪及举止异常情况等。

(3)怀疑服药过量者,应询问患者的服药史、服药种类、服药量等。

(4)怀疑气体中毒者,应询问中毒现场空气是否流通,是否有毒气产生或泄漏等。怀疑一氧化碳中毒者要了解室内的火炉、烟囱、煤气及当时室内的其他人员情况。

(5)怀疑职业性中毒者,应询问患者的职业史,包括工种、工龄、接触毒物的种类、接触时间、防护条件等。

(二)临床表现

各种中毒的症状和体征取决于毒物的毒理作用、进入机体的途径、剂量和机体的反应性。

1. 皮肤黏膜症状 ①皮肤烧灼:如硫酸灼伤呈黑色、硝酸灼伤呈黄色、过氧乙酸灼伤呈无色等;②发绀:如亚硝酸盐、磺胺、非那西丁、麻醉药等中毒会导致氧合血红蛋白不足引起发绀;③樱桃红色:如一氧化碳和氰化物中毒;④大汗、潮湿:如有机磷中毒;⑤皮炎:见于沥青、灰菜等中毒。

2. 眼部症状

(1)瞳孔缩小:见于有机磷、吗啡、毒扁豆碱等中毒。

(2)瞳孔扩大:见于阿托品、曼陀罗、毒蕈等中毒。

(3)视力障碍:见于甲醇、有机磷、苯丙胺等中毒。

3. 呼吸系统症状

(1)刺激症状:如强酸雾、甲醛溶液等刺激性及腐蚀性气体可以直接引起呼吸道黏膜严重的刺激症状,表现为咳嗽、胸痛、呼吸困难,甚至呼吸衰竭。

(2)呼吸气味:如酒味、大蒜味、苦杏仁味。

(3)呼吸加快:水杨酸、甲醇等可兴奋呼吸中枢使呼吸加快。

(4)呼吸减慢:如安定药、催眠药、吗啡等中毒;中毒性脑水肿、呼吸中枢过度抑制可导致呼吸麻痹。

4. 循环系统症状

(1)心律失常:洋地黄、拟肾上腺类、三环抗抑郁药、氨茶碱等中毒可以引起心律失常。

(2)休克:奎尼丁可引起血管源性休克;某些化学毒物可引起低血容量性休克;青霉素引起过敏性休克。

（3）心搏骤停、中毒性心肌病变：见于洋地黄、奎尼丁等中毒。

5. 消化系统症状

（1）口腔炎：见于有机汞化合物、汞蒸气的中毒。

（2）呕吐、腹泻甚至胃肠穿孔和出血性坏死性小肠炎：见于细菌性食物中毒。

（3）呕吐物的颜色和气味：高锰酸钾中毒呈现红或紫色；有机磷中毒呈大蒜味。

（4）黄疸、转氨酶升高，腹水等肝功能异常的表现：见于四氯化碳及某些抗癌药物中毒。

6. 神经系统症状

（1）中毒性脑病：表现为意识障碍、抽搐、精神症状和颅内压增高症候群。

（2）中毒性周围神经病：脑神经麻痹及多发性神经炎等表现。

7. 泌尿系统症状

（1）肾小管坏死：见于四氯化碳及氨基糖苷类抗生素等中毒。

（2）肾小管堵塞：见于砷化氢及磺胺类药物等中毒。

8. 血液系统症状

（1）溶血性贫血：见于砷化氢及硝基苯等的中毒。

（2）白细胞减少或再生障碍性贫血：氯霉素及抗肿瘤药等可以引起。

（3）出血：见于阿司匹林、抗肿瘤药物、肝素及水杨酸钠中毒等。

9. 发热 见于抗胆碱药、二硝基酚等中毒。

（三）辅助检查

1. 毒物检测 毒物检测是诊断急性中毒最可靠的方法，它可确定毒物的性质并估计中毒的严重程度。对于急性中毒的患者，护士要立即收集标本，采集剩余毒物、食物、药物及含毒标本，如呕吐物、血、尿、大便及其他可疑物品等。采集的标本要注意妥善封存，尽量不放防腐剂，并及时送检，所有标本要标记清楚，如标本名称、中毒者姓名、取材日期、送检要求等。

2. 其他检查 如胆碱酯酶活性、碳氧血红蛋白、高铁血红蛋白测定；血气分析、血糖、肝功能、心电图、超声波等检查。主要目的是鉴别诊断和判断疾病严重程度。

（四）危重病例的判定

急性中毒患者出现下列临床表现之一者，均提示危重病例：①高热或体温过低；②癫痫样发作；③精神激动；④血压很高或很低；⑤呼吸功能衰竭；⑥肺水肿或吸入性肺炎；⑦少尿或肾衰竭；⑧心律失常；⑨深昏迷；⑩抗胆碱能综合征。

三、救治措施

立即终止接触毒物，清除尚未吸收的毒物，促进已吸收毒物的排出，尽早应用特效解毒剂，支持对症治疗。

（一）立即终止毒物接触

1. 气体中毒 应立即撤离中毒现场，松解患者衣扣，保持呼吸道通畅，给氧，同时注意保暖，防止受凉。

2. 接触性中毒

（1）皮肤染毒：立即脱去污染的衣物，用大量清水反复冲洗皮肤，冲洗时间一般为15～30分钟，毒物种类明确者可用特殊清洗液清洗（表3-1）。

（2）眼睛染毒：先用清水冲洗眼球，冲洗时间不少于 5 分钟，然后给予眼药水或眼膏，防治继发感染。

（3）伤口染毒：先在伤口上方结扎止血带，再彻底清洗创面。

表 3-1 常见毒物的特殊清洗液

常见毒物	特殊清洗液
苯酚、香蕉水、苯胺、硝基苯、溴苯等	10% 乙醇液
酸性毒物（如有机磷、汽油、甲醛、四氯化碳、溴等）	弱碱溶液（如苏打水、肥皂水等）
碱性毒物（如氨水、氢氧化钠、碳酸钠等）	弱酸溶液（如 2% 醋酸或食醋、3% 硼酸、酸性果汁等）

（二）清除尚未吸收的毒物

对于胃肠道内尚未吸收的毒物，待患者生命体征稳定后，给予催吐、洗胃、导泻、灌肠、活性炭吸附等方法清除。

1. 催吐 是排空胃内容物最简单、最有效的方法。适应于神志清且能合作的患者。让患者饮水 300～500ml，然后用手指、压舌板或筷子刺激咽后壁或舌根，兴奋迷走神经引起呕吐。如此反复进行，直至呕吐物澄清无味。也可用吐根糖浆催吐。昏迷、惊厥及口服汽油、煤油者不应催吐；婴幼儿及昏迷者不易合作，有误吸造成窒息的危险，不宜采用；强酸、强碱中毒者因多有食管黏膜腐蚀性损伤，呕吐可以造成穿孔、破裂，严重心脏病、消化道出血者也不宜采用。

2. 洗胃 应在催吐后尽早进行，是彻底清除胃内容物的有效方法，也是口服中毒患者抢救成功的关键措施。

（1）洗胃液的选择：可根据毒物类型选用不同的洗胃液：①胃黏膜保护剂：牛奶、蛋清、米汤等，适用于口服腐蚀性毒物，如强酸、强碱中毒；②溶剂：适用于饮入脂溶性毒物者，如汽油、煤油中毒后，可先用液体石蜡溶解，然后进行洗胃；③解毒剂：能改变毒物的理化性质，使其失去毒性，如 1：5000 高锰酸钾液，能使生物碱、蕈类氧化解毒，但切勿使高锰酸钾结晶直接接触口腔及胃黏膜；④中和剂：吞服强酸后可用弱碱如镁乳、氢氧化铝凝胶等中和，忌用碳酸氢钠，因其遇酸后可生成二氧化碳，使胃肠充气膨胀，有穿孔的危险；强碱可用弱酸，如稀醋、果汁等；碘中毒用淀粉溶液如面糊、米汤、1%～10% 淀粉中和；⑤沉淀剂：有些化合物与毒物作用后可使毒物变成溶解度低、毒性小的物质，可用作洗胃剂，如乳酸钙或葡萄糖酸钙遇氟化物或草酸盐生成氟化钙或草酸钙沉淀；2%～5% 硫酸钠遇可溶性钡盐生成不溶性硫酸钡；生理盐水遇硝酸银生成氯化银；30%～50% 鞣酸能沉淀阿朴吗啡、藜芦碱、辛可芬、士的宁、铅、铝和银盐等。

（2）胃肠道毒物吸附剂：活性炭是强有力的吸附剂，可在表面吸附多种水溶性或脂溶性毒物（氟化物除外），以阻止毒物在消化道内吸收。目前认为活性炭应用越早越好，特别是对有症状并且毒物能重新排入肠道（如巴比妥类、氨茶碱等）的患者效果明显。用法：取药用活性炭 20～30g，加入 200ml 温开水，调拌成混悬液，让中毒者吞服或由胃管灌入胃内，随后用催吐法或洗胃法，将吸附毒物的炭末排出，此法可反复使用，但有导致便秘的不良反应。

3. 导泻 洗胃后可口服或由胃管注入导泻剂，帮助肠道毒物迅速排出体外，并能消除活性炭的致便秘作用。常用盐类泻药如 50% 硫酸镁 40~50ml 或 25% 硫酸钠 30~60ml。注意：昏迷、肾衰竭者不宜用含镁化合物，因镁离子吸收过多，对中枢神经系统有抑制作用。

4. 全肠道灌洗　是一种快速有效的肠道毒物去除法。用高分子聚乙二醇等渗电解质溶液，以 2L/h 的速度灌洗。用于吸收缓慢、中毒严重、中毒时间超过 4 小时者。

（三）应用特殊解毒物

根据毒物的种类不同、中毒途径的不同、严重程度的不同以及个体的差异等决定了治疗方案的不同。部分毒物中毒具有特效的解毒剂，一旦明确诊断应及时使用，以降低死亡率，但毒物未明确或中毒超过限定时间不宜应用。某些解毒药毒性较大，应用时应注意观察病情变化。常见毒物中毒的解毒药见表 3-2。

表 3-2　常见毒物中毒的解毒药

毒物	解毒药
有机磷杀虫药	碘解磷定、阿托品
苯二氮䓬类	氟马西尼
酒精	纳洛酮
甲醇	乙醇、叶酸
三环类抗抑郁药	碳酸氢钠
抗胆碱药	毒扁豆碱
肝素	鱼精蛋白
地高辛	地高辛抗体 Fab 片段
钙拮抗剂	葡萄糖酸钙
铁剂	去铁胺
乙酰氨基酚	乙酰半胱氨酸或蛋氨酸
肉毒毒素	肉毒抗血清 A、B、C 型
钙通道阻滞药	钙
阿片类、麻醉性镇痛剂（哌替啶，吗啡，美沙酮，海洛因，芬太尼与二氢埃托啡等过量中毒）	纳洛酮
铅	钙剂
氰化物	亚硝酸钠、亚硝酸异戊酯、硫代硫酸钠
箭毒	新斯的明、阿托品
阿托品类药物	崔醒宁、崔醒铵、复苏平
吩噻嗪类（氯丙嗪，奋乃静等）	复苏平、崔醒宁
砷、汞、锑	供巯基剂
硫化氢	高铁血红蛋白剂、供硫剂
对乙酰氨基酚	乙酰半胱氨酸
三环类抗抑郁药（阿米替林，丙米嗪，多虑平中毒）	复苏平
重金属	螯合剂
毒鼠强	抗惊剂
敌鼠钠	维生素 K_1
氟乙酰胺	乙酰胺
高铁血红蛋白形成剂中毒（亚硝酸盐，氮氧化合物，硝基化合物等）	亚甲蓝

（四）促进已吸收毒物的排出

1．利尿 对于经由肾脏排泄的毒物，加强利尿可促进毒物排出。措施包括：①补液：大剂量快速输入5%葡萄糖生理盐水或5%葡萄糖溶液；②使用利尿剂：静脉注射或滴注呋塞米等强利尿剂或20%甘露醇等渗透性利尿剂；③碱化尿液：改变尿pH值可促进中毒酶的排除，还可促进酸性毒物的离子化，从而减少肾小管的重吸收。

2．高压氧疗 高压氧治疗是一氧化碳中毒的特效方法。一氧化碳中毒时，吸氧可促进碳氧血红蛋白解离，加速一氧化碳排出。

3．透析 适用于中毒量大、血中浓度高、常规治疗无效，且伴有肾功能不全及呼吸抑制者。

4．血液灌注 能吸附脂溶性或与蛋白质结合的化合物，清除毒物，是目前常用的中毒抢救措施。

5．换血疗法 适用于各种毒物所致的高铁血红蛋白血症及严重的巴比妥类、水杨酸类及一氧化碳中毒。选择两侧对称血管，一侧放血，一侧输入同型血（最好是新鲜血），放血量与输血量相等，一般每20～30分钟换血500ml，如此反复进行，以达到排出血中毒物的目的。

（五）对症处理和预防并发症

许多急性中毒至今无特效的治疗方法和药物，对症支持治疗乃是抢救成功的关键，同时要采取积极措施防治并发症。如心搏、呼吸骤停者，应立即采取复苏措施；脑水肿者，用20%甘露醇或地塞米松等脱水治疗；出现惊厥者，选用速效巴比妥类、地西泮等药物；昏迷患者，应保持呼吸道通畅，给予吸氧，定时翻身以免发生坠积性肺炎和褥疮等并发症。治疗过程中必须防止各种并发症，如肺水肿、呼吸衰竭、休克、心律失常、心搏骤停、急性心肌梗死、急性肾衰竭和急性脑血管意外等。

四、护理措施

（一）一般护理

1．中毒者急性期绝对卧床休息，保暖；昏迷患者应保持头偏向一侧，避免呕吐物误吸。

2．病情允许时，鼓励患者多食高蛋白、高碳水化合物、高维生素的无渣饮食，口服中毒者，不宜过早进食，待病情稳定后用低脂、流质或半流质饮食，以防止胆道系统收缩，毒物再次进入胃内被吸收，导致症状加剧。

（二）病情观察

1．密切监测生命体征、意识、瞳孔的变化，详细记录出入量，维持水、电解质平衡。

2．注意呕吐物、排泄物的性状、颜色、气味、量等的观察，必要时留标本送检。

（三）专科护理

1．一旦发现中毒患者，立即使其脱离中毒环境，迅速协助医生做出初步诊断，并备齐抢救器材、药品，维持呼吸道通畅并给氧，建立静脉通道。

2．分清轻重缓急，根据病情及不同毒物、中毒途径采取相应的救护措施，如催吐、洗胃、灌肠、应用解毒剂等。各种措施应交叉、有序进行。

3．留取标本做毒物鉴定，包括抽取胃内容物，采集呕吐物、大小便、血标本等，各种标本及时送检。

4.填写特别护理记录单,记录所有抢救措施、所用药品、患者生命体征及其他相关项目,保留空药瓶、空安瓿以备核查,执行口头医嘱时一定要核对清楚。

5.正确使用解毒剂,注意观察用药反应及病情变化。

（四）心理护理

对于服毒自杀者、清醒者不可独居一室,室内的锐利器械均需严格保管,以防患者再次自杀。同时了解患者社会文化背景,给予针对性指导,如指导患者阅读相关书籍,学习应对压力和矛盾的方法等,并为其提供情感支持。另外做好家属及相关人员的思想工作,取得他们的支持,以帮助患者重新树立信心,适应社会生活。

（五）健康教育

1.加强防毒宣传　结合实际情况向群众介绍有关中毒的预防和急救的相关知识。如冬天农村或部分城镇居民多用煤火炉取暖,应该宣传如何预防一氧化碳中毒;农村喷洒农药季节应宣传如何防止农药中毒。

2.预防日常生活中毒　不食有毒或变质的动植物,对于无法辨认是否有毒的蕈类或者怀疑被有机磷杀虫药毒死的家禽,不可食用;教育产地居民不要食用河豚鱼;不食用棉子油;不食用新鲜腌制的咸菜或变质韭菜、菠菜、萝卜等蔬菜。

3.加强环境保护及药品和毒物管理　防止大气和水资源的污染,严格遵守有关毒物的防护和管理制度,加强毒物保管。厂矿中有毒物质的生产设备应密闭化,防止化学物质跑、冒、滴、漏。生产车间和岗位应加强通风,防止毒物聚集等职业中毒和地方病的发生;医院和家庭用药要严格管理,尤其是麻醉药品、精神药品和其他毒性药物,以免误服或过量使用中毒;农药中杀虫剂和杀鼠剂毒性很大,要加强保管,标记清楚,防止误食。

第二节　有机磷杀虫药中毒

案例分析

患者,女,25岁,因突然昏迷半小时急诊入院,以昏迷待查收入病房。查体:神志不清,面色苍白,双侧瞳孔均如针尖状,多汗,有流泪、流汗、流涕、流涎、腹泻、尿频、大小便失禁、心跳减慢,肌颤,高度怀疑有机磷中毒。家属否认接触史,只提示近因婚姻问题情绪不好。急查CHE为15%,确诊有机磷杀虫药中毒,给予针对性治疗,病情逐渐好转。

分析:

1.急性有机磷中毒诊断主要依据有机磷接触史、临床表现及实验室检查,该病例尽管家属起初否认接触史,但临床的表现和实验室检查非常重要。

2.治疗上仍坚持急性中毒的基本处理原则,同时采用特效解毒药提高抢救效果。

3.护理上继续加强生命体征的观察,注意观察瞳孔变化、情绪反应等对于诊断、治疗等均有一定帮助。

有机磷杀虫药是我国目前使用广泛的一类高效杀虫剂,对人畜均有毒性,多呈油状或结晶状,色泽淡黄至棕色,稍有挥发性,且有大蒜臭味,一般难溶于水,在碱性或高温条件下易分解失效（敌百虫除外）。该类杀虫剂品种多,根据毒性大小分为四类:

剧毒类,如甲拌磷(3911)、对硫磷(1605)、内吸磷(1059);高毒类,如甲胺磷、氧化乐果、敌敌畏、甲基对硫磷;中度毒类,如乐果、敌百虫、乙硫磷;低毒类,如马拉硫磷等。生产或生活中过量接触均可引起中毒。

一、病因及中毒机制

（一）病因

有机磷杀虫药常通过皮肤、胃肠道和呼吸道黏膜吸收而引起中毒。

1. 职业性中毒　有机磷杀虫剂在生产、包装等过程中,由于设备密闭不严,化学物跑、冒、滴、漏,毒物污染衣服、口罩、皮肤,或吸入呼吸道所致;也可在运输、保管和使用过程中,不注意个人防护,违反操作规程,有机磷杀虫药经呼吸道、皮肤、黏膜吸收而中毒。

2. 生活性中毒　主要是自服或误服或误食被药物污染的蔬菜、水源或食物引起的中毒,也可见于接触灭虱、灭虫药液浸湿的衣服、被褥等。

（二）中毒机制

正常情况下,乙酰胆碱为胆碱能神经末梢的化学传导介质,能特异性地作用于各类胆碱受体,在组织内迅速被胆碱酯酶水解而失活。有机磷杀虫药的毒性作用主要是抑制体内胆碱酯酶的活性,与体内胆碱酯酶迅速结合,使其成为磷酰化胆碱酯酶,从而失去水解乙酰胆碱的能力,致使组织中的乙酰胆碱过量蓄积,引起胆碱能神经先兴奋后抑制的一系列毒蕈碱样（M 样）、烟碱样（N 样）和中枢神经系统症状,严重者可昏迷死亡。

二、护理评估

（一）护理评估

询问患者有无口服、喷洒有机磷杀虫药等接触史,了解毒物的种类、剂量、中毒途径和经过,患者呼出气、呕吐物中闻及有机磷杀虫药大蒜样臭味。

（二）临床表现

急性中毒发病时间与毒物种类、剂量和侵入途径密切相关。经皮肤吸收中毒,一般在接触 2～6 小时后发病,口服中毒在 10 分钟至 2 小时内出现症状。因乙酰胆碱在体内分布及作用广泛,所以有机磷中毒表现多种多样。由脏器平滑肌、腺体、汗腺等兴奋而引起的症状,与毒蕈碱中毒所引起的症状相似,称为毒蕈碱样症状;由交感神经节和横纹肌活动异常所引起的症状,与烟碱中毒所引起的症状相似,称烟碱样症状。

知识链接

有机磷杀虫药中毒的分度

　　轻度中毒以毒蕈碱样表现为主,血胆碱酯酶活力为 70%～50%;中度中毒出现毒蕈碱样和烟碱样表现,血胆碱酯酶活力为 50%～30%;重度中毒,毒蕈碱样和烟碱样表现加重并出现中枢神经系统表现,全血胆碱酯酶活力为 30% 以下。

1. 毒蕈碱样表现　该组症状出现最早，主要表现为副交感神经过度兴奋导致的平滑肌痉挛和腺体分泌增多。

（1）腺体分泌亢进：有多汗、流涎、流泪、口吐白沫、肺水肿等症状。

（2）平滑肌痉挛：有瞳孔缩小、恶心、呕吐、腹痛、大小便失禁，气管、支气管痉挛致呼吸困难等症状。

（3）血管功能受抑制：可表现为心动过缓、血压下降、心律失常等症状。

2. 烟碱样表现　因乙酰胆碱在横纹肌神经肌肉接头处蓄积，使面、舌、眼睑和全身横纹肌发生肌纤维颤动，甚至全身肌肉强直性痉挛。表现为全身有紧缩和压迫感，继而发生肌力减退和瘫痪，呼吸肌麻痹引起周围性呼吸衰竭。

3. 中枢神经系统表现　可出现头晕、头痛、疲乏、共济失调、烦躁不安、谵妄、抽搐和昏迷等症状。

4. 其他表现

（1）症状复发：中、低毒类有机磷杀虫剂口服中毒，经急救后临床症状好转，可在数日至1周后突然急剧恶化，重新出现有机磷急性中毒的症状，甚至发生肺水肿或突然死亡，临床上称为中毒后"反跳"现象。

（2）迟发性多发性神经病：个别重度中毒者，在急性中毒症状消失后2～3周可发生迟发性神经损害，出现感觉、运动型多发性神经病变，主要累及肢体末端，表现为肢端麻木、疼痛、腿软、无力甚至下肢瘫痪，四肢肌肉萎缩等。

（3）中间型综合征：少数病例一般在急性中毒后24～96小时突然发生肢体近端肌肉、颅神经支配的肌肉以及呼吸肌麻痹而死亡，称"中间型综合征"。

（4）局部损害：有机磷杀虫剂污染眼部，引起结膜充血，瞳孔缩小；敌敌畏、敌百虫、对硫磷、内吸磷污染皮肤，可引起过敏性皮炎、水疱和脱皮。

（三）辅助检查

1. 全血胆碱酯酶活力测定　全血胆碱酯酶活力是诊断有机磷杀虫药中毒的特异性指标，能反映中毒严重程度、判断疗效、估计预后。正常人全血胆碱酯酶活力为100%，有机磷杀虫药中毒时该值下降，轻度中毒者血液胆碱酯酶活力为50%～70%；中度中毒者血液胆碱酯酶活力为30%～50%；重度中毒者血液胆碱酯酶活力为30%以下。

2. 尿中有机磷杀虫药分解产物测定　对患者胃内容物或呼吸道分泌物做有机磷化合物鉴定，或尿中有机磷分解产物测定，有助于诊断。对硫磷和甲基对硫磷在体内氧化分解生成对硝基酚，敌百虫在体内生成三氯乙醇，均由尿排出。

三、救治措施

（一）迅速清除毒物

1. 立即脱离中毒现场，脱去污染的衣服，用清水或肥皂水彻底清洗污染的皮肤、毛发和甲缝等处，禁用热水或酒精擦洗，以防皮肤血管扩张促进毒物吸收。

2. 眼部染毒者，用生理盐水反复冲洗后，滴入抗生素眼药水或眼膏。

3. 口服中毒6小时以内者，选用清水、生理盐水、2%碳酸氢钠或1∶5000高锰酸钾反复洗胃，直至洗出液与洗胃液颜色气味一致为止，洗胃液的温度以30～35℃为宜。注意敌百虫中毒禁用2%碳酸氢钠洗胃，因碱性溶液可使其转化为毒性更强的敌敌畏，只能用清水冲洗；对硫磷中毒时忌用 1∶5000 高锰酸钾洗胃，洗胃后保留胃管 24 小时以上，以便反复洗胃。洗胃的原则为：持续减压、反复洗胃。首次洗胃剂量可达 30 000ml，1 小时后 10 000ml，以后每 1～2 小时 5000ml（以上均为机器洗胃），也可用 1000ml 生理盐水，每 1～2 小时 1 次，从胃管注入，再自然引流。若患者有喉头水肿或痉挛，无法插管时，可切开胃后进行彻底洗胃。

（二）解毒药的应用

用药原则为尽早用药、联合用药、首次足量、重复给药。

1．抗胆碱药　首选阿托品。能阻断乙酰胆碱对副交感神经和中枢神经的 M 受体作用，解除平滑肌痉挛，抑制腺体分泌，防止肺水肿，消除毒蕈碱样症状；兴奋呼吸中枢，消除或减轻中枢神经系统症状。对烟碱样症状无效，也不能恢复胆碱酯酶活力。应用原则是早期、足量、联合、反复、全程。严重心动过速和高热者应慎用。阿托品使用剂量可以根据病情而定，每 10～30 分钟或 1～2 小时给药一次，直到症状明显好转或患者出现"阿托品化"表现为止。阿托品化表现为瞳孔较前扩大（对光反射存在）、心率增快、颜面潮红、皮肤黏膜干燥、肺内湿性啰音消失。应注意，瞳孔扩大和颜面潮红不是"阿托品化"的可靠指标，如眼部染毒时瞳孔缩小，给予超大剂量的阿托品，瞳孔也不一定明显扩大。所以，目前一般认为"阿托品化"可靠的指标是口干、皮肤干燥和心率 90～100 次 / 分；如患者出现神志恍惚、高热等，提示阿托品过量，应酌情减量。

新型抗胆碱药盐酸戊乙奎醚（长托宁），具有较强的中枢和外周抗胆碱作用，有效量小，持续时间长，副作用小，与胆碱酯酶复活药联用，对严重有机磷杀虫药中毒疗效显著。

2．胆碱酯酶复活药　包括碘解磷定、氯解磷定、双复磷和双解磷。其作用为肟类化合物通过竞争作用，夺取磷酰化胆碱酯酶中的磷酰基，使其与胆碱酯酶的酯解部位分离，从而使被抑制的胆碱酯酶恢复活力，消除烟碱样症状；对毒蕈碱样症状作用较差。但中毒 48～72 小时后，磷酰化胆碱酯酶"老化"，胆碱酯酶复活药疗效降低。因此，胆碱酯酶复活药应及早足量使用，其使用足量的指征是：肌颤消失和全血胆碱酯酶活力恢复至正常的 50%～60% 以上。

有机磷杀虫药中毒最理想的治疗是胆碱酯酶复活药与阿托品合用，轻度中毒可单独应用胆碱酯酶复活药；中、重度中毒应联合应用阿托品和碘解磷定，联用时应减少阿托品用量。

3．复方制剂　是将生理性拮抗剂与中毒酶重活化剂组成复方制剂。它既能对毒蕈碱样、烟碱样和中枢神经系统症状有较好的对抗作用，又能对被抑制的胆碱酯酶恢复活性。常用解磷注射液（每支含阿托品 3mg，苯那辛 3mg，氯磷定 400mg），首次剂量：轻度中毒 1～2ml，中度中毒 2～4ml，重度中毒 4～6ml，必要时可重复应用，但需另加解磷定，轻度中毒 0.5g 以内，中度中毒 0.5～1.0g，重度中毒 1.0～1.5g，常规采用肌内注射，必要时可静脉注射，该制剂起效快，作用时间持久，目前临床上已广泛使用。

（三）对症治疗

有机磷杀虫药中毒主要死因是肺水肿、呼吸衰竭。对症治疗以维持正常呼吸功能为重点，保持呼吸道通畅，正确给氧及应用呼吸机辅助、控制呼吸。循环衰竭时，立即进行心肺复苏,同时用大号静脉留置针开放两条静脉通道,以保证抢救的成功。肺水肿用阿托品,脑水肿用脱水剂和糖皮质激素、冬眠降温等,休克用升压药,危重患者可用输血治疗法。同时加强基础护理,尽量减少各种并发症。

四、护理诊断

1. 体液不足　与严重呕吐、腹泻体液丢失过多有关。
2. 组织灌注量改变　与体内液体不足及血管扩张有关。
3. 气体交换受损　与呼吸道腺体分泌过多有关。
4. 意识障碍　与有机磷毒物累及中枢神经系统有关。
5. 有自伤的危险　与曾有自伤史有关。
6. 知识缺乏　缺乏对有机磷杀虫药毒性认识有关。
7. 潜在并发症:肺水肿、呼吸衰竭。

五、护理措施

（一）一般护理

1. 病室环境　病室要保持安静,温度、湿度适宜,通风良好,空气新鲜。
2. 体位护理　根据患者的病情选择合理的体位,休克者取中凹卧位,中毒较重者取左侧卧位。
3. 饮食护理　吸入性或皮肤黏膜侵入性中毒者,应鼓励患者早期进食,宜选择清淡、少渣的流质或半流质饮食,逐渐恢复普食;口服中毒者,待病情稳定,神志清醒后可给予米糊、米汤、面糊、藕粉、蛋清等温流质饮食,禁食刺激性、高脂食物;昏迷者应鼻饲。
4. 对症护理　保持呼吸道通畅,及时清除呼吸道分泌物,缺氧者根据呼吸困难程度调节氧流量;昏迷患者要加强口腔护理和皮肤护理,防止坠积性肺炎和褥疮的发生;留置导尿时要保持尿道口清洁,保持引流管的通畅,定时更换贮尿袋,防止泌尿系统的逆行感染;惊厥者要注意安全,防止发生意外。

（二）病情观察

1. 观察生命体征、瞳孔、意识的变化　有机磷中毒者呼吸困难较常见,在抢救过程中应严密观察呼吸的变化,必要时做血气分析,如血氧分压低于 6.67kPa(50mmHg),则应做气管插管,使用呼吸机;意识在一定程度上反映中毒程度的深浅,随着毒物的吸收,意识障碍的程度逐渐加深。

2. 密切观察解毒药的疗效及不良反应　动态监测全血胆碱酯酶活力,观察面色、皮肤、口唇、心率、肺部啰音等;应密切观察阿托品化指标,防止阿托品中毒。如出现瞳孔扩大、神志模糊、烦躁不安、抽搐、昏迷和尿潴留等,提示阿托品中毒,应立即停用。

3. 观察有无"反跳"与猝死的发生　"反跳"与猝死多发生于中毒后 2～7 日,死亡率是急性有机磷中毒者的 7%～8%。因此,应严密观察病情,一旦发生"反跳"或"反跳"的先兆症状,如胸闷、流涎、出汗、言语不清、吞咽困难、神志模糊等,应争分夺秒地抢救患者,迅速建立静脉通路,彻底清除残存在体内或体表的毒物,尽早应用特效解毒剂,并密切观察药物的反应,做好病情记录。

4．观察患者情绪反应　误服、误用患者因突然发病而导致精神紧张、恐惧或愤怒怨恨的心理，并为是否留有后遗症而担忧。蓄意服毒的患者易出现激动、愤怒或抑郁的情绪反应；苏醒后，易产生矛盾心理，自卑、抑郁，不愿亲友同事探访。个别患者消极情绪严重，有再自杀的念头。

（三）用药护理

遵医嘱给予阿托品及胆碱酯酶复能药，用药过程要注意其不良反应，对阿托品化、阿托品中毒的表现要区分明确（表3-3），可疑阿托品中毒时应及时提醒医生，做好给药、输液及药物反应的记录。

表 3-3　阿托品化与阿托品中毒的主要区别

内容	阿托品化	阿托品中毒
体温	正常或升高<39℃	>39℃
心率	增快≤120次/分	>120次/分
皮肤	颜面潮红、干燥	紫红、干燥、绯红
瞳孔	<4.5mm	>4.5mm
神经系统	意识清楚或模糊	谵妄、幻觉、双手抓空、昏迷
尿潴留	无	有

（四）心理护理

护士通过仔细观察以寻找急性中毒患者心理护理的切入点，对自杀患者应详细了解其心理社会状况，以诚恳的态度与患者多交流，开导患者叙述心理问题，给予安慰、体贴及疏导，打消自杀念头，同时应与患者家属、亲戚及同事沟通，做好他们的思想工作，帮助患者正确地对待人生，提高心理应激能力，出院后能尽快适应环境，投入社会。对于其他原因引起的中毒患者要做好解释工作，消除精神紧张、恐惧感或愤怒怨恨的心理。

（五）健康指导

1．生活指导　普及预防知识教育，告知生产者、使用者，特别是农民，有机磷杀虫药都可通过皮肤、黏膜、呼吸道、胃肠道吸收，进入体内导致中毒，因此在喷洒农药时应遵守操作规程，加强个人防护，穿长袖衣裤及鞋袜，戴口罩、帽子及手套，下工后用碱水或肥皂洗净手和脸，方能进食，污染衣物及时洗净。农药盛具要专用，严禁装食品、牲口饲料等。

2．疾病知识指导　告知患者出院后需要在家休息2～3周，按时服药不可单独外出，以防发生迟发性神经症；长期接触有机磷杀虫剂者应定期体检，测定全血胆碱酯酶活力，若全血胆碱酯酶活力在60%以下，应尽早治疗，不宜工作。

<h2 align="center">第三节　镇静催眠药中毒</h2>

案例分析

　　患者，女，29岁，有精神病史，一次服用了大量的吩噻嗪类药物，出现了斜颈、吞咽困难、牙关紧闭、震颤麻痹等症状，血压90/60mmHg，心率112次/分，呼吸12次/分，进而出现意识不清。

分析:

1．镇静催眠药中毒诊断主要依据有服药史、临床表现和相关的检查结果。

2．治疗上仍坚持镇静催眠药的基本处理原则,同时采用特效解毒药提高抢救效果。

3．护理上继续加强生命体征的观察,注意观察意识、瞳孔变化、情绪反应等对于诊断、治疗均有一定帮助。

镇静催眠药是中枢神经系统抑制药,如服用过量可导致中毒而出现一系列的中枢神经系统抑制症状,表现为嗜睡、情绪不稳定、注意力不集中、共济失调、眼球震颤、呼吸抑制等。

镇静催眠药包括苯二氮䓬类、巴比妥类、非苯二氮䓬非巴比妥类和吩噻嗪类,具有缓解焦虑和激动,消除躁动和稳定情绪,促进和维持近似生理性睡眠的作用(表3-4)。

表3-4 常用的镇静催眠药分类

类别	常用药物
苯二氮䓬类	地西泮、氯氮䓬、氟西泮、奥沙西泮
巴比妥类	长效类:巴比妥、苯巴比妥
	中效类:异戊巴比妥
	短效类:司可巴比妥
	超短效:硫喷妥钠
非苯二氮䓬非巴比妥类	水合氯醛、甲丙氨酯、格鲁米特、甲喹酮
吩噻嗪类	氯丙嗪、硫利达嗪(甲硫达嗪)、奋乃静、三氟拉嗪

镇静催眠药中毒分急性中毒和慢性中毒。急性中毒是指在短期内服用大剂量镇静催眠药而引起的中毒;长期过量使用催眠药的患者因产生对药物的耐受性和依赖性而不断增加用药量易发生慢性中毒。

一、病因及中毒机制

（一）病因

多发生于蓄意自杀者,偶尔也可见于儿童误服或药物滥用者的意外中毒。中毒途径绝大多数是口服,少数则通过静脉注射或肌内注射。

（二）中毒机制

1．苯二氮䓬类中毒机制　中枢神经抑制作用与增强 γ- 氨基丁酸(GABA)能神经的功能有关。主要选择性作用于边缘系统,影响情绪和记忆力。

2．巴比妥类中毒机制　巴比妥类对 GABA 能神经的作用与苯二氮䓬类相似,不同的是它主要作用于脑干网状结构上行激活系统,阻断其传导功能,使大脑皮层发生弥漫性抑制。巴比妥类对中枢神经系统的抑制具有量效关系,随着剂量的增加,由镇静、催眠到麻醉,以至延髓脑中枢麻痹,导致呼吸抑制,血压下降,休克甚至死亡。短效类的中毒剂量为 3～6g,长效类中毒剂量为 6～10g。摄入 10 倍以上催眠剂量时,可抑制呼吸而致死。

3．非苯二氮䓬非巴比妥类中毒　对中枢神经系统作用与巴比妥类相似。

4. 吩噻嗪类　过度抗多巴胺作用使乙酰胆碱相对占优势,出现锥体外系兴奋症状。抗肾上腺素能 α- 受体作用引起低血压甚至休克,抗胆碱能作用引起口干和心动过速、过敏反应。

二、护理评估

(一)健康史

有可靠的应用镇静催眠药史,了解用药种类、剂量及服用时间,是否经常服用该药,服药前后是否有饮酒史,病前有无情绪激动等。

(二)临床表现

1. 巴比妥类中毒　分为轻度、中度和重度中毒,具体表现如下:

(1)轻度中毒:表现为嗜睡或意识障碍,可唤醒,有判断力和定向力障碍、步态不稳、言语不清、眼球震颤。各种反射存在,体温、脉搏、呼吸、血压正常。轻度中毒无需治疗即可恢复。

(2)中度中毒:表现为沉睡或进入昏迷状态,强烈刺激虽能唤醒,但不能言语,随即又沉睡。腱反射消失、呼吸浅而慢,血压仍正常,角膜反射、咽反射仍存在。中度中毒经精心护理和适当治疗,在 24～48 小时内可恢复。

(3)重度中毒:表现为进行性中枢神经系统抑制,由嗜睡到深昏迷。呼吸抑制由呼吸浅而慢到呼吸停止。心血管功能由低血压到休克。体温下降常见。肌张力下降,腱反射消失、胃肠蠕动减慢、皮肤可起大疱。长期昏迷患者可并发炎症、肺水肿、脑水肿、肾衰竭而威胁生命。重度中毒患者可能需要 3～5 天才能恢复意识,其病死率低于 5%。

2. 苯二氮䓬类中毒　中枢神经系统抑制较轻,主要症状是嗜睡、头晕、言语含糊不清、意识模糊、共济失调。很少出现严重的症状,如长时间深度昏迷和呼吸抑制等。如果出现应考虑同时服用了其他镇静催眠药或酒等。

3. 非巴比妥非苯二氮䓬类中毒　药物类型不同,中毒表现也有所不同。

(1)水合氯醛中毒:心、肝、肾损害,局部刺激性,可有心律失常,口服时胃部灼烧感。

(2)格鲁米特中毒:意识障碍有周期性波动。有抗胆碱能神经症状,如瞳孔散大等。

(3)甲喹酮中毒:可有明显的呼吸抑制,出现锥体束征,如肌张力增强、腱反射亢进、抽搐等。

(4)甲丙氨酯中毒:常有血压下降。

4. 吩噻嗪类药物中毒　最常见表现为锥体外系反应。

(1)震颤麻痹综合征。

(2)静坐不能。

(3)急性肌张力障碍反应:如斜颈、吞咽困难、牙关紧闭等。还可以引起血管扩张、血压降低、心动过速、肠蠕动减慢,病情严重者可发生昏迷、呼吸抑制。

(三)辅助检查

1. 血液、尿液、胃液中药物浓度测定,对诊断有参考意义。

2. 血液生化检查,包括血糖、尿素氮、肌酐、电解质等。

3. 动脉血气分析。

三、救治措施

（一）迅速清除毒物

1. 洗胃 口服中毒者早期用 1:5000 高锰酸钾溶液或清水或淡盐水洗胃，服药量大者超过 6 小时仍需洗胃。

2. 活性炭及导泻剂的应用 首次活性炭剂量为 50～100g，用 2 倍的水制成混悬液口服或胃管注入。应用活性炭同时常给予硫酸钠 250mg/kg 导泻，一般不用硫酸镁导泻。

3. 碱化尿液、利尿 用 5% 的碳酸氢钠碱化尿液，呋塞米利尿。对吩噻嗪类中毒无效。

4. 血液透析（hemodialysis）、血液灌流（hemoperfusion） 服药剂量大，症状严重者可考虑血液透析和血液灌注，对长效巴比妥中毒效果好，对苯二氮䓬类中毒无效。

（二）应用特效解毒剂

氟马西尼是苯二氮䓬类拮抗剂，能通过竞争性抑制苯二氮䓬类受体而阻断苯二氮䓬类药物的中枢神经系统作用。用法为 0.2mg 缓慢静脉注射，需要时重复注射，总量可达 2mg。

（三）应用中枢神经系统兴奋药

对镇静催眠药中毒引起的意识障碍、反射减弱或消失、呼吸抑制，可根据病情轻重选用中枢神经系统兴奋药。

1. 纳洛酮 为首选药物，0.4mg 静注后再用 0.4～0.8mg 加入 5% 葡萄糖液 250ml 静滴。

2. 贝美格 50～100mg 加入 5% 葡萄糖液 500ml 静脉滴注，根据患者的反应决定是否继续用药及维持剂量，本药较安全、平稳。

3. 尼可刹米、洛贝林 多用于呼吸中枢衰竭患者，可静脉滴注也可静脉注射。

四、护理诊断

1. 气体交换受损 与镇静催眠药引起呼吸系统抑制、呼吸肌麻痹及肺水肿有关。
2. 急性意识障碍 与镇静催眠药对中枢神经系统的抑制有关。
3. 清理呼吸道无效 与镇静催眠药对呼吸中枢抑制有关。
4. 有皮肤完整性受损的危险 与意识障碍、皮肤长期受压有关。
5. 潜在并发症：呼吸衰竭、休克、肺部感染等。

五、护理措施

（一）一般护理

1. 病室环境 病室要保持安静，温度、湿度适宜，通风良好，空气清新。
2. 体位护理 根据病情选择体位，取仰卧位、侧卧位或仰卧位时头偏向一侧。
3. 饮食护理 昏迷时间超过 3～5 天，患者营养不易维持，可由鼻饲补充营养及水分。一般给予高热量、高蛋白的流质饮食，避免刺激性、油腻性食物。
4. 对症护理 保持呼吸道通畅，给予氧疗，呼吸困难者用鼻导管吸氧，必要时行气管内插管或气管切开，呼吸麻痹时可应用呼吸机；血压下降者可补充血容量，必要时用升压药;尿潴留者可行持续导尿并预防泌尿系逆行感染。

（二）病情观察

1. 密切观察呼吸、血压、体温和脉搏的变化,及早发现呼吸衰竭和休克征兆;休克患者给予抗休克治疗并注意尿量变化。

2. 密切观察意识状态、瞳孔大小、对光反射、角膜反射,若瞳孔散大、血压下降、呼吸变浅或不规则,常提示病情恶化,应及时向医生报告,以便采取紧急处理措施。

（三）用药护理

严格遵医嘱用药,用药过程中耐心向患者解释药物的作用及注意点,细心观察药物的不良反应,如嗜睡、共济失调、语言不清、低血压、视物模糊、皮肤瘙痒等,若出现中毒反应必须立即告诉医生并迅速予以处理,如停药、洗胃、使用解毒剂等。

（四）心理护理

急性中毒者多因自杀或精神异常,多与患者沟通,了解中毒的原因,并保守患者的秘密,加以疏导、教育。对服药自杀者,不宜让其单独留在病房内,加强看护,防止再度自杀。

（五）健康指导

1. 向失眠者宣教导致睡眠紊乱的原因及避免失眠的常识,尽量少服或不服该类药物,必须用药时要防止产生药物依赖性;对于长期失眠的患者可以通过日常途径加以调节,如避免脑力过度疲劳,晚上做些轻松的工作,睡前沐浴、热水洗脚,喝热牛奶,但禁饮有兴奋作用的饮料,如咖啡、酒精等;白天坚持锻炼,步行、慢跑、做体操等;保持睡眠的规律性,按时上床,早睡早起,午睡半小时左右较合适;尽量避免外界环境干扰等。特别强调长期服用苯巴比妥的癫痫患者,不能突然停药,应在医生指导下逐渐减量后停药。

2. 严格管理镇静药、催眠药处方的使用,加强药物的保管,特别是家庭中有情绪不稳定或精神不正常的人。

第四节　酒　精　中　毒

案例分析

患者,男,28 岁,晚饭与好友相聚饮高度白酒 600ml 后开始表现出兴奋、健谈,随后言语不清、行动笨拙、步态不稳、恶心、呕吐,被及时送往医院。查体:意识清楚,瞳孔散大,面色苍白,呼出气有酒味,血压 90/60mmHg,脉搏 120 次 / 分,呼吸 17 次 / 分,体温 37℃。既往身体健康。给予 10% 葡萄糖 1000ml,维生素 C 1g,维生素 B$_6$ 100mg,静脉滴注,病情好转。

分析:

1. 该患者饮酒史明确,醉酒的临床表现典型,静脉输入 10% 葡萄糖 1000ml,维生素 C 1g,维生素 B$_6$ 100mg,病情好转,提示该患者诊断酒精中毒无误。

2. 酒精中毒后抑制中枢神经系统,代谢异常,给予患者葡萄糖、维生素类以加速乙醇在体内氧化代谢,改善症状。

3. 酒精中毒发生后,应及时治疗、加强护理,注意生命体征及意识的改变,做好健康指导。

酒精为乙醇溶液,是无色、易燃、易挥发的液体,具有醇香气味,能与水和大多数有机溶剂混溶。一次饮入过量酒精或酒类饮料引起中枢神经系统由兴奋转入抑制的状态称为急性酒精中毒。长期酗酒可以造成以多系统损害为主的慢性酒精中毒。

一、病因及中毒机制

(一)病因

常有一次性大量饮入含酒精高的烈性酒或酒饮料史。也可由误服、误用引起。

(二)中毒机制

1. 中枢神经系统的抑制作用 酒精具有脂溶性,可迅速透过大脑神经细胞膜,并作用于膜上的某些酶而影响细胞功能。酒精对中枢神经系统的抑制作用,随着剂量的增加,由大脑皮质向下,通过边缘系统、小脑、网状结构到延髓,小剂量出现兴奋作用。血中乙醇浓度增高,作用于小脑,引起共济失调,作用于网状结构,引起昏睡和昏迷,极高浓度乙醇抑制延髓中枢引起呼吸衰竭或循环衰竭。

2. 代谢异常 酒精在肝细胞内代谢生成大量还原型烟酰胺腺嘌呤二核苷酸(NADH),使之与氧化型的比值(NADH/NAD)增高,甚至可高达正常的 2~3 倍;相继发生乳酸增高、酮体蓄积导致的代谢性酸中毒以及糖异生受阻所致的低血糖。

二、护理评估

(一)健康史

有一次性大量饮入含酒精高的烈性酒或酒饮料史。询问饮酒的种类、饮用的量、饮用的时间、饮酒时的心情如何、平时的饮酒量以及是否服用了其他的药物。

(二)临床表现

症状轻重与饮酒量、个体敏感性有关。小儿酒精中毒后很快进入昏睡,甚至发生惊厥,也可发生高热、休克、吸入性肺炎和颅内压升高等;老年人如肝脏功能较差,症状较重,死亡率较高。酒精中毒大约可分为三期,各期的界限不明显。

1. 兴奋期 身心愉快、外露、健谈、怒、悲、喜、静都可见,颜面潮红或苍白,呕吐物和呼气中有酒味,驾车易发生车祸。血中乙醇浓度达 11mmol/L(0.5g/L)。

2. 共济失调期 行动笨拙、步履蹒跚、言语不清、视物模糊、眼球震颤等表现。血中乙醇浓度达 33mmol/L(1.5g/L)。

3. 昏睡期 颜面苍白、皮肤湿冷、口唇微紫、体温下降、瞳孔散大、呼吸慢并有鼾音,严重者可导致呼吸或循环衰竭。血中乙醇浓度超过 54mmol/L(2.5g/L)。

小儿过量摄入酒精,一般无兴奋过程,很快沉睡甚至昏迷,可发生低血糖、惊厥、休克、脑水肿等。老年人因肝功能减退,酒精在肝内代谢减慢,更易引起中毒,并易诱发心脑血管疾病。

(三)辅助检查

血清或者呼出气中酒精浓度测定:对诊断、判断中毒轻重及评估预后有重要参考价值。

慢性酒精中毒

长期酗酒可以造成多系统损害。Wernicke 脑病是慢性酒精中毒常见的代谢性脑病，是维生素 B_1 缺乏导致的急症。临床表现为意识障碍、眼肌瘫痪、外直肌麻痹、眼球震颤及平衡紊乱、共济失调等，如不及时抢救，病死率比较高。维生素 B_1 100mg 静脉推注对该病治疗效果较好。

三、救治措施

催吐洗胃，促进酒精氧化，对抗中枢神经系统抑制，对症支持治疗。

（一）轻症患者治疗

无需特殊治疗，让其卧床休息，保暖，饮浓茶或咖啡，注意观察。

（二）重症患者治疗

1. 维持生命脏器功能 保证气道通畅、供氧，必要时行气管内插管或切开，并行机械通气辅助呼吸；注意血压、脉搏，静脉输注 5% 葡萄糖生理盐水以维持有效循环容量。

2. 清除毒物 清醒者，应迅速刺激咽部催吐（禁用阿朴吗啡，以免加重乙醇的抑制作用）。由于乙醇吸收较快，一般洗胃意义不大，中毒后短时间内就诊，可先用胃管将胃内容物抽出，并用 1% 碳酸氢钠溶液或生理盐水等洗胃，操作应慎重，剧烈呕吐者可不洗胃。对昏迷时间长、休克、呼吸抑制等严重病例，应尽早行透析治疗。

3. 应用纳洛酮 纳洛酮为纯阿片受体拮抗剂，能解除 β- 内啡肽的中枢神经系统的抑制作用，是一种安全性高，不良反应小的药物，可使血中酒精含量明显下降，使患者快速清醒。可用于昏迷、休克、呼吸抑制者。用法：0.4～0.8mg，静注，必要时 20 分钟重复 1 次；或用 1.2～2mg 加入 5%～10% 葡萄糖液中持续静滴，直至达到满意效果。

4. 促进乙醇氧化代谢 50% 葡萄糖液 100ml 静注或 10% 葡萄糖液 500～1000ml，加入大量维生素 C、胰岛素 10～20U 静滴，并肌注维生素 B_1、维生素 B_6 及烟酸各 100mg，以加速乙醇在体内氧化代谢。

5. 对症处理 烦躁不安、过度兴奋、惊厥等可酌用地西泮、氯丙嗪，勿使用吗啡及巴比妥类药物，防止加重呼吸抑制。必要时加以约束，防止发生外伤；注意液体补充，避免出现水、电解质失衡。

四、护理诊断

1. 急性意识障碍 与摄入酒精过量有关。
2. 低效性呼吸型态 与酒精抑制呼吸中枢有关。
3. 组织灌注量改变 与药物作用于血管运动中枢有关。
4. 活动无耐力 与酒精对中枢神经系统的抑制作用有关。
5. 有受伤的危险 与感觉减退及运动功能障碍有关。
6. 知识的缺乏 缺乏酗酒有害的相关知识。
7. 潜在并发症：呼吸衰竭、循环衰竭、休克。

五、护理措施

（一）一般护理

1. 病室环境　病室要保持安静，温度、湿度适宜，通风良好，空气清新。

2. 体位护理　卧床休息，注意保暖，避免受凉，根据病情选择适当体位，如仰卧位、侧卧位，昏迷者取仰卧位时头应偏向一侧。

3. 对症护理　呼吸抑制、严重昏迷者可用呼吸兴奋剂，并吸氧；兴奋期烦躁不安者，可用地西泮或水合氯醛；脑水肿者限制入水量，并注射利尿剂；低血压、休克者给予扩容，应用血管活性药物，纠正酸中毒；兴奋躁动者适当地约束；共济失调患者应严格限制活动，以免摔伤或撞伤。昏迷者应定时翻身、按摩，预防褥疮的发生；呼吸困难者给氧，及时清除呼吸道分泌物，维持正常呼吸功能。

（二）病情观察

1. 对神志不清者要细心观察意识状态、瞳孔及生命体征的变化，并做好记录。特别是有外伤史的患者，要加强意识、瞳孔的观察，必要时行颅脑CT检查。

2. 密切观察有无消化道出血、急性肾衰竭等并发症的发生。

（三）用药护理

按医嘱用药，应用纳洛酮时应注意患者用后清醒的时间，若超过平均清醒时间或用后昏迷程度加深，要追问病史，是否存在其他情况（如颅内血肿等），并及时对症处理。

（四）心理护理

大多数患者清醒后常表现后悔，怕家人埋怨。护理人员应根据患者不同的心理情况及时与患者陪护人员进行思想交流，同时做好健康教育。

（五）健康指导

1. 生活指导

（1）向患者及家属讲解酒精及代谢产物乙醛可直接损伤肝细胞，经常过量饮酒会导致酒精性肝硬化。适量饮酒对心血管是有益的，有既往病史的患者要遵医嘱是否禁酒或适量饮酒，适量饮酒要求是每日不超过15ml酒精量：啤酒4%，限量375ml；红酒12%，限量125ml；低度白酒35%，限量43ml；高度白酒60%，限量25ml。饮酒最好饮红葡萄酒、黄酒。

（2）对酗酒严重者应与家属配合监督其戒酒。

（3）酒后驾车会导致人身公共安全的损害和财产的损失。

　　　　　　　　　　　　知识链接

醉驾认定标准

国家质量监督检验检疫局发布的《车辆驾驶人员血液、呼气酒精含量阈值与检验》规定中指出，饮酒驾车是指车辆驾驶人员血液中的酒精含量大于或者等于20mg/100ml，小于80mg/100ml的驾驶行为。醉酒驾车是指车辆驾驶人员血液中的酒精含量大于或者等于80mg/100ml的驾驶行为。

2. 疾病知识指导

（1）轻型患者，一般情况下无需药物治疗，让其安静入睡，自然清醒。对饮酒量大的清醒患者，可用催吐或到医院进行洗胃，以清除体内的过量酒精。

（2）兴奋期或共济失调患者，要卧床休息，保持安静，注意保暖，避免受凉；催吐，以减少机体对酒精的吸收，并减轻不适感；进食一些梨、橘子、西瓜、萝卜等，因为它们均有解酒作用，也可饮浓茶或柠檬汁等以稀释血中的乙醇浓度，使其多排尿。

（3）昏睡期患者应取侧卧位，以防舌后坠或呕吐造成窒息，注意保暖；发生心、脑、外伤等急症时，应迅速向急救中心"120"呼救或与当地的中毒咨询中心联系，以便尽早抢救。

第五节　一氧化碳中毒

案例分析

患者，女，18岁。2小时前在使用燃气热水器洗澡时晕倒在浴室内，送至医院时患者昏迷不醒，尿失禁，对光反射消失，角膜反射迟钝，呼吸浅快，每分钟32次，心率112次/分，血压92/56mmHg，皮肤湿冷，口唇樱红，拟诊断为急性一氧化碳中毒。经高压氧每天1次治疗。2天后患者病情好转，能进食和解二便，但2天后又出现昏迷，二便失禁，CT提示缺血缺氧性脑病，改高压氧每天2次治疗，7天后清醒，改每天1次治疗，连续治疗5个疗程后，恢复正常，随访半年未复发。

分析：

1. 结合燃气热水器洗澡过程中出现昏迷及二便失禁，高压治疗后病情痊愈，提示该患者一氧化碳中毒诊断无误。

2. 急性一氧化碳中毒后，大脑半球广泛缺血缺氧，造成血管内皮细胞损害，血管内皮粗糙，可引起血小板聚集形成小栓子，最终因白质弥漫性缺血缺氧，发生髓鞘改变造成迟发性脑病。而高压氧能使脑组织血氧含量增加纠正脑组织的缺氧状态，使因缺氧受到损害的脑血管、脑细胞恢复，改善了血管的营养状况，防止脑血管缺氧损害继续恶化，使血管壁内膜得到修复而达到治疗目的。

3. 一氧化碳中毒发生后，应及时治疗、加强护理，注意生命体征及意识的改变。

一氧化碳（CO）俗称煤气，为无色、无臭、无味、无刺激性的气体，凡含碳物质燃烧不完全均可产生。比重为0.967，几乎不溶于水，易溶于氨水。人体经呼吸道吸入空气中CO含量超过0.01%时，即有急性缺氧，严重者可因为心、肺、脑缺氧衰竭而死亡，临床上称为急性一氧化碳中毒。

一、病因及中毒机制

（一）病因

1. 煤气外漏　煤气外漏而又通风不畅引起中毒最常见。多发生于室内CO浓度过高，而室内门窗紧闭、火炉无烟囱或烟囱堵塞、漏气、倒风等情况。

2. 工伤事故　矿井采掘、金属冶炼、炼焦等。

3．其他　汽车尾气、失火现场等。

（二）中毒机制

CO 吸入肺后，迅速与血红蛋白（Hb）结合形成稳定的碳氧血红蛋白（COHb），而 COHb 不能携带氧，且不易解离，使血红蛋白氧解离曲线左移，血液的携氧能力降低，造成组织缺氧。其中对缺氧最敏感的脑和心肌首先受累，出现中毒性脑水肿、心肌损害和心律失常等。

二、护理评估

（一）健康史

1．工业中毒　通常为意外事故。如：炼钢、炼焦、烧窑等工业生产中，炉门关闭不严或管道泄漏及煤矿瓦斯爆炸时都有大量 CO 产生，容易发生一氧化碳中毒。

2．生活中毒　室内门窗紧闭，火炉无烟囱，烟囱堵塞、漏气、倒风以及在通风不良的浴室内使用燃气加热器淋浴，密闭空调车内滞留时间过长的都可能发生一氧化碳中毒。失火现场空气中 CO 浓度可高达 10%，也可发生中毒。

（二）临床表现

一氧化碳中毒后主要表现为中枢神经系统功能障碍，临床参考血中 COHb 测定值进行分级。与空气中 CO、血中 COHb 浓度有关，也与患者中毒前的健康状况以及中毒时的体力活动有关。

1．轻度中毒　血液 COHb 浓度为 10%～20%。患者表现为头痛、头晕、乏力、恶心、呕吐、心悸、四肢无力，甚至短暂性晕厥等。原有冠心病患者可出现心绞痛。患者如果能够及时脱离中毒环境，吸入新鲜空气或氧疗，症状很快消失。

2．中度中毒　血液 COHb 浓度为 30%～40%。除上述症状外，可出现皮肤黏膜呈樱桃红色，神志不清、呼吸困难、烦躁、谵妄、昏迷，对疼痛刺激可有反应，瞳孔对光反射、角膜反射可迟钝，腱反射减弱，脉快、多汗等。患者经积极治疗可以恢复正常，且无明显并发症和后遗症。

3．重度中毒　血液 COHb 浓度大于 50%。患者处于深昏迷，各种反射消失，可呈去大脑皮质状态。患者可以睁眼，但无意识，不语、不动、不主动进食或大小便，呼之不应、推之不动，并有肌张力增强。还可发生脑水肿伴惊厥、呼吸抑制、休克、心律失常、上消化道出血等危及生命。重度中毒患者清醒后，可有遗忘症，一般可痊愈，少数患者清醒后数天、数周后出现一氧化碳中毒的迟发型脑病症状。

（三）迟发性脑病

急性一氧化碳中毒患者在意识障碍恢复后，经过 2～60 天的"假愈期"，再出现中枢神经系统损害症状者称迟发性脑病。常有下列表现：①大脑皮质局灶性功能障碍，如失语、失明、不能站立及继发性癫痫；②意识障碍，谵妄、痴呆或呈现去大脑皮质状态；③锥体系神经损害，如偏瘫、病理反射阳性或大小便失禁等；④锥体外系神经障碍，出现帕金森病；⑤周围神经炎，皮肤感觉障碍或缺失、水肿、色素减退等。

当一氧化碳中毒患者出现以下情况提示病情危重：①持续昏迷、抽搐达 8 小时以上；② PaO_2 低于 4.8kPa（36mmHg），$PaCO_2 > 6.66kPa$（50mmHg）；③昏迷，伴严重的心律失常或心力衰竭；④并发肺水肿。

（四）辅助检查

1. 血液 COHb 测定　是诊断一氧化碳中毒的特异性指标，离开中毒现场 8 小时内取血检测，具有检测意义。

2. 脑电图检查　可见弥漫性不规则性慢波、双额低幅慢波及平坦波。

3. 头部 CT 检查　可发现大脑皮层下白质，包括半卵圆形中心与脑室周围白质密度减低或苍白球对称型密度减低。

4. 血气分析　急性一氧化碳中毒患者的动脉血中 PaO_2 和 SaO_2 降低。

三、救治措施

（一）现场急救

立即将患者移至空气新鲜处；解开衣领、裤带；呼吸心搏骤停者，立即行心肺复苏。

（二）纠正缺氧

目前高压氧是治疗一氧化碳中毒的重要方法，氧疗能加速 COHb 解离和 CO 排出。呼吸新鲜空气时，CO 由 COHb 释放出半量约需 4 小时；吸入纯氧时可缩短至 30～40 分钟；吸入 3 个大气压纯氧可缩短到 20 分钟。轻度中毒者，可给予氧气吸入及对症治疗；中度及重度中毒者应积极给予常压口罩吸氧治疗或给予高压氧治疗。有条件者最好在 4 小时内尽快行高压氧治疗。疗程一般轻度中毒需 5～7 次，中度中毒需 10～20 次，重度中毒需 20～30 次。

知识链接

高压氧治疗疾病基本原理

1. 压力作用　体内的气泡在压力升高时，其体积将缩小，缩小梗死的范围；利于气泡溶解在血液中。如治疗气栓症、减压病。

2. 血管收缩作用　高压氧有 α- 肾上腺素样的作用使血管收缩，减少局部的血容量，有利于减轻脑水肿、烧伤或挤压伤后的水肿，而通过血液带入组织的氧量却是增加的。

3. 抗菌作用　氧本身就是一种广谱抗生素，它不仅抗厌氧菌，也抗需氧菌。

（三）防治脑水肿

重度中毒后 2～4 小时，即可显现脑水肿，24～48 小时达高峰，并可持续数天。治疗时应及早采取脱水、激素治疗及降温等措施。目前最常用的是 20% 甘露醇，静脉快速滴注，待 2～3 天后颅内压增高现象好转可减量，也可注射呋塞米脱水。肾上腺糖皮质激素有助于缓解脑水肿，常用地塞米松或氢化可的松静滴。

（四）促进脑细胞代谢

能量合剂（三磷酸腺苷、辅酶 A、细胞色素 C）、大量维生素 C、甲氯芬酯（氯酯醒）250～500mg 肌注；胞二磷胆碱 500～1000mg 加入 5% 葡萄糖溶液 250ml 静滴，每日一次。对迟发脑病者，给予高压氧、糖皮质激素、血管扩张剂或抗帕金森病药物等治疗。

四、护理诊断

1. 气体交换受损　与血红蛋白携氧能力减弱有关。

2．疼痛：头痛　与一氧化碳中毒致脑缺氧有关。

3．急性意识障碍　与一氧化碳中毒导致脑缺氧，使组织细胞与神经细胞坏死有关。

4．皮肤完整性受损　与肢体受压及皮肤缺氧性损伤有关。

5．知识缺乏　缺乏对一氧化碳毒性的认识和预防措施有关。

6．潜在并发症：脑水肿、肾衰竭。

五、护理措施

（一）现场急救

1．进入中毒现场迅速断绝煤气来源，打开门窗进行通风、换气，迅速将患者移至空气清新的地方。

2．轻症患者予以呼吸新鲜空气、对症处理，患者可迅速恢复。

3．重症患者采取平卧位，解开衣扣，松开腰带，保持呼吸道通畅。如发生呼吸、心搏骤停，应立即进行心、肺、脑复苏。

（二）氧气吸入的护理

氧疗是一氧化碳中毒最有效的治疗方法。有条件者应积极采用高压氧治疗，可以减少神经、精神后遗症和降低病死率。

1．患者脱离现场后应立即采用高浓度面罩给氧或鼻导管给氧（流量应保持 8～10L/min）。给氧时间一般不应超过 24 小时，以防发生氧中毒和二氧化碳潴留。条件许可时可在患者呼吸浅、弱时，吸含 3%～5% 二氧化碳的氧气；呼吸深快的患者亦可吸含二氧化碳的氧气，可改善呼吸性碱中毒。

2．重症患者及早采用高压氧治疗。最好在中毒后 4 小时进行，轻度中毒治疗 5～7 次，中度中毒 10～20 次，重度中毒 20～30 次。中毒后 36 小时再用高压氧治疗，收效不大。

（三）病情观察

1．生命体征的观察　重点是呼吸和体温，高热伴抽搐者应密切观察，防止坠床和自伤。

2．神经系统功能的观察　如瞳孔大小，有无急性痴呆性木僵、癫痫、失语、惊厥、肢体瘫痪等表现。

3．皮肤、肢体受压部位损害情况。

（四）一般护理

1．重度昏迷伴有高热和抽搐患者应给予以头部降温为主的冬眠疗法。降温和解痉的同时应注意保暖。

2．准确记录出入量，注意液体的选择与滴速。防治脑水肿、肺水肿及水、电解质代谢紊乱等并发症。

（五）健康教育

1．加强预防一氧化碳中毒的宣传　居室内火炉要安装烟囱，烟囱室内结构要严密，室外要通风良好；厂矿使用煤气或产生煤气的车间、厂房要加强通风，加强 CO 的监测报警设施；进入高浓度 CO 环境内执行紧急任务时，要戴好特制的 CO 防毒面具，系好安全带。

2．出院时留有后遗症者应鼓励患者继续治疗，如痴呆或智力障碍者应嘱其家属细心照顾，并教会家属对患者进行语言和肢体锻炼的方法。

第六节　亚硝酸盐中毒

 案例分析

　　患者，男，40岁。一家三口食用了刚腌制10天的酸菜，2小时后均出现不同程度的头痛、头晕、恶心、呕吐、腹痛、腹泻，口唇及甲床青紫，呼吸困难，血液检查：高铁血红蛋白定性检查阳性；尿液检查：亚硝酸盐为阳性。初步诊断：亚硝酸盐中毒。

　　分析：

　　1. 结合患者的病史、临床表现、实验室检查可确诊本病。

　　2. 亚硝酸盐是强氧化剂，食入过量或误食自肠道吸收后可使正常的低铁血红蛋白氧化成失去携氧能力的高铁血红蛋白，导致低氧血症。严重者可出现血压下降，循环障碍，肺水肿，亚甲蓝是抢救亚硝酸盐中毒的特效解毒剂。

　　亚硝酸盐中毒是亚硝酸盐进入人体后，使血中正常的低铁血红蛋白氧化成高铁血红蛋白，失去运输氧气的功能，致使组织缺氧，以青紫为特征表现的临床综合征。亚硝酸盐引起食物中毒的几率较高，食入0.3～0.5g的亚硝酸盐即可引起中毒，3g导致死亡。

一、病因及中毒机制

（一）病因

　　亚硝酸盐为白色略带浅黄色结晶或粉末，外观酷似食盐，常易被误食中毒。也可因胃肠功能紊乱，胃酸分泌减少，硝酸盐还原菌大量繁殖，而患者又食入较多富含硝酸盐的蔬菜，硝酸盐在体内被还原成亚硝酸盐，引起亚硝酸盐中毒，称为肠原性青紫症，多见于儿童。常见病因如下：

　　1. 一些叶菜类蔬菜，如菠菜、大白菜、甘蓝、韭菜、萝卜、芹菜、甜菜和一些野生蔬菜如灰菜、荠菜等都含有大量硝酸盐，若存放于温度较高处，在硝酸盐还原酶作用下，硝酸盐可还原成亚硝酸盐。煮熟的蔬菜存放于温度较高处，由于某些细菌的硝酸盐还原酶的作用，也可产生亚硝酸盐。

　　2. 蔬菜在腌制过程中，其中的亚硝酸盐含量逐渐增高，在8～14天时有一高峰，以后又逐渐降低。

　　3. 有的井水含硝酸盐较多，俗称"苦井"水，食用此种水烹调，并在不卫生的条件下存放，也极易引起亚硝酸盐中毒。

　　4. 硝酸盐或亚硝酸盐可作为肉或鱼制品发色剂，若加入量过大，也可引起中毒；亚硝酸盐（亚硝酸钠或钾）无色，无臭，易与食盐、碱面等混淆，误服可致中毒。肉或鱼制品以及蔬菜中的亚硝酸盐还可与蛋白质分解产物在胃内合成致癌性的亚硝胺类。

（二）中毒机制

　　亚硝酸盐是强氧化剂，食入过量或误食，自肠道吸收后可使正常的低铁血红蛋白氧化成高铁血红蛋白，进而失去携氧能力导致低氧血症的发生。除此以外，还可使血管平滑肌松弛，引起血压下降，甚至造成循环障碍、肺水肿。

二、护理评估

（一）健康史

评估患者是否有误食过工业用盐；或过多食用一些新鲜叶菜类蔬菜；或食用了新近腌制的蔬菜、贮存过久的新鲜蔬菜、腐烂蔬菜及放置过久的煮熟蔬菜。是否用苦井水来烹调食物后进食；是否食用过腌肉、腌鱼等。

（二）临床表现

亚硝酸盐中毒病情严重程度与服用亚硝酸盐量成正比，具有中毒发病急，病情发展快的特点。多数在食用后 10 余分钟至 3 小时内突然发病。

1. 潜伏期　误食纯亚硝酸盐引起的中毒，潜伏期一般为 10～15 分钟；大量食入蔬菜或未腌透菜类者，潜伏期一般为 1～3 小时，个别长达 20 小时后发病。

2. 症状体征　青紫是中毒出现最早且最具有特征性的表现，口唇及指甲尤为明显，皮肤、黏膜也有发绀。临床可分为三度：

轻度中毒：患者仅有恶心、呕吐及口唇、指（趾）发绀等症。高铁血红蛋白含量 10%～30%。

中度中毒：患者出现严重缺氧症状，头痛、头晕、腹胀、腹痛、晕厥、烦躁不安、呼吸困难及明显发绀。高铁血红蛋白含量 30%～50%。

重度中毒：患者可有昏迷、抽搐、休克甚至发生循环衰竭及肺水种，常因呼吸衰竭而死亡。高铁血红蛋白含量高于 50%。

（三）辅助检查

血中高铁血红蛋白增高；血、尿亚硝酸盐测定阳性。

三、救治措施

亚硝酸盐中毒的轻症病例无需特殊处理，嘱其休息、大量饮水后一般可自行恢复。对中毒程度重者，应及时送医院，给予催吐、洗胃、导泻、静脉输液、利尿，纠正酸中毒、吸氧及其他对症处理。

（一）清除毒物

入院后立即催吐、洗胃、导泻，以彻底清除胃肠道内未吸收毒物。

（二）应用解毒剂

亚甲蓝是抢救亚硝酸盐中毒的特效解毒剂，可加速高铁血红蛋白还原为氧和血红蛋白，恢复其正常携氧功能。常用 1% 亚甲蓝 20mg 加于 50% 葡萄糖 20ml 稀释后进行缓慢静推，在 15 分钟内完成。根据症状、体征调整用药量，中毒轻者 20mg 即可，若注射后 1～2 小时症状不见缓解，则重复注射 1 次；1 小时内最好不超过 80mg。维生素 C 有促使高铁血红蛋白转变为血红蛋白的作用，与亚甲蓝混合注射具有增效作用。维生素 C 2g 加入 5% 葡萄糖 500ml 中持续静滴，重型患者同时肌注辅酶 A 50U，1～2 次 / 日。

（三）对症处理

缺氧者高流量持续吸氧 4～6 L/min；有呼吸衰竭表现者使用呼吸兴奋剂；惊厥者抗惊厥，使用脑细胞营养药物；脑水肿、心衰、血压下降者按相应情况处理。

亚硝酸盐中毒的中医疗法

1．涌吐排毒法　①甘草 60g，瓜蒂 7 个，玄参 60g，地榆 15g，水煎服，以催吐排毒。②绿豆汤洗胃。

2．中和解毒法　①甘草、绿豆适量，煎汤服。②生黄豆 120g，生绿豆 60g，共捣碎，加入米泔水服下，2 次 / 日。

3．泻下排毒法　①玄明粉 15～30g，冲服。②番泻叶 15g，泡水服。

4．利尿解毒法　①车前草、白茅根各 30g，煎水服。②绿豆、白糖适量，煎汤服。

四、护理诊断

1．意识障碍　与亚硝酸盐作用于中枢神经系统有关。

2．知识缺乏　缺乏亚硝酸盐对人体毒性的认识。

3．焦虑、恐惧　与担心疾病预后有关。

4．潜在并发症：呼吸衰竭。

五、护理措施

（一）一般护理

1．病室要保持安静，温度、湿度适宜，通风良好，空气新鲜。

2．保持呼吸道通畅，及时清除呼吸道分泌物，维持正常呼吸功能。

3．以吸氧面罩吸氧，按 7L/min 的给氧速度，可提高血氧饱和度，改善组织细胞的缺氧症状。必要时可酌情行高压氧治疗。

4．昏迷者要保持呼吸道通畅，取仰卧位头偏向一侧或侧卧位，及时吸出呼吸道分泌物，加强口腔护理，预防肺部感染；惊厥者控制抽搐，做好安全防护，防止自伤或坠伤。

（二）病情观察

1．密切观察患者生命体征、用药后的神志、瞳孔的变化，观察缺氧有无改善。

2．观察患者的呕吐物和排泄物的颜色、量、次数，做好记录，掌握患者病情变化的动态信息。

（三）用药护理

严密观察用药反应，严格控制药物的浓度，如亚甲蓝为氧化还原剂，随着浓度的改变，表现出氧化和还原的双重性能，高浓度（5～10mg/kg）时可直接使血红蛋白氧化为高铁血红蛋白；低浓度（1～2mg/kg）时能将高铁血红蛋白还原为血红蛋白。

（四）心理护理

亚硝酸盐中毒多为误食中毒，常为群发，患者及家属对突然发生的意外情况常不能正确应对，且对本疾病了解较少，表现为不知所措、精神紧张、焦虑、恐惧。因此，医护人员应做好患者及家属的思想工作，主动热情地给予心理支持，耐心疏导，向他们讲解该病的病因及治疗方法、预后，解除其思想负担，消除不良情绪，使其能积极配合抢救治疗。

（五）健康教育

1. **生活指导** 患者出院后注意饮食卫生，防止错把亚硝酸盐当食盐或碱面用；肉制品中硝酸盐和亚硝酸盐用量要严格按国家卫生标准规定，不可多加；蔬菜应妥善保存，防止腐烂，不吃腐烂的蔬菜；食剩的熟菜不可在高温下存放长时间后再食用；勿食大量刚腌的菜，腌菜时应多放盐，至少腌至15天以上再食用，现泡的菜，最好马上就吃，不能存放过久，腌菜时选用新鲜菜；不要在短时间内吃大量叶菜类蔬菜，或先用开水焯5分钟，弃汤后再烹调；苦井水勿用于煮粥，尤其勿存放过夜。

2. **疾病知识指导** 加强宣传教育，使人们对亚硝酸盐的性质、中毒机制、中毒后的表现、急救方法等有所了解。多食用抑制亚硝胺形成的食物，如大蒜，因大蒜中的大蒜素可以抑制胃中的硝酸盐还原菌，使胃内的亚硝酸盐明显降低；食用富含维生素C的食物，因维生素C可防止胃中亚硝胺的形成，还有抑制亚硝胺的致突变作用。

第七节 毒品中毒

案例分析

患者，男，26岁，2016年9月3日凌晨在家静脉注射海洛因40分钟后出现突发全身抽搐伴意识丧失，被发现后急诊送入院。查体：深昏迷，双瞳散大，呼吸抑制，光反射及压眶反射消失，血压80/60mmHg。经与家属沟通，发现患者已吸毒、注射海洛因3年余。初步诊断：海洛因中毒。

分析：

1. 吸毒成瘾者具有海洛因注射、吸食病史。

2. 临床特征表现为瞳孔缩小针尖样大小，终末期时由于窒息瞳孔可散大，高度呼吸抑制，四肢静脉走行有新鲜穿刺点。

3. 治疗护理重点是维持呼吸、循环内环境的稳定，昏迷患者可给予纳洛酮以达催醒作用。防治各种并发症，加强营养支持。

4. 教育患者要热爱生活、珍爱生命、远离毒品、回避毒友。

依照国际上的规定，毒品是指鸦片、海洛因、甲基苯丙胺、吗啡、大麻以及国家规定管制的其他能够使人成瘾的麻醉药品和精神药品。目前我国的毒品不包括烟草和酒类中的成瘾物质。毒品是一个相对概念，如在严格管理条件下，以治疗为目的合理使用，使其产生临床治疗价值即为药品；如为非治疗、非正常需要而强迫性觅求、滥用者，则为毒品。若麻醉药品、精神药品滥用则称为吸毒。

知识链接

国际禁毒日

20世纪80年代，面对毒品在全球日趋泛滥、毒品走私日益严重这一严峻形势，联合国1987年6月在奥地利维也纳召开了"关于麻醉品滥用和非法贩运问题的部长级会议"，有138个国家的3000多名代表参加，提出"珍爱生命，远离毒品"（Yes to life, Not to drugs）的口号，与会代表一致同意将每年6月26日定为"国际禁毒日"。同年12月，第42届联合国大会通过决议。

一、病因及中毒机制

（一）病因

1. **中毒途径**　绝大多数毒品中毒为过量滥用引起，中毒的途径很多，如呼吸道吸入、血管注射（皮下、肌内、静脉或动脉）、吞服、黏膜涂抹（口腔、鼻腔或直肠）等，有时误食、误用、治疗用药过量或频繁用药超过人体耐受均可引起中毒。

2. **毒品分类**

（1）按毒品的来源分类：有天然毒品、半合成毒品和合成毒品三大类。如鸦片是天然毒品，海洛因是半合成毒品，冰毒则是合成毒品。

（2）按毒品对中枢神经的作用分类：有抑制剂、兴奋剂和致幻剂等。如鸦片是抑制剂、苯丙胺类是兴奋剂、麦司卡林则是致幻剂。

（3）按毒品的自然属性分类：有麻醉药品和精神药品。如鸦片类是麻醉药品、苯丙胺类则是精神药品。

（4）按毒品流行的时间顺序分类：有传统毒品和新型毒品。如鸦片、海洛因等是传统毒品；冰毒、摇头丸等人工化学合成品等则是新型毒品。

（二）中毒机制

不同性质的毒品进入人体出现中毒的机制不同。如吗啡进入体内后在肝脏主要与葡萄糖醛酸结合或脱甲基形成去甲基吗啡；海洛因较吗啡脂溶性强，易通过血脑屏障，在脑内分解为吗啡起作用；可卡因是一种脂溶性物质，为很强的中枢兴奋剂和古老的局麻药。通过黏膜吸收后迅速进入血液循环，容易通过血脑屏障，有中枢兴奋和拟交感神经作用，通过使脑内 5- 羟色胺和多巴胺转运体失去活性产生作用。哌替啶活性代谢产物为去甲哌替啶，神经毒性强，易致抽搐；苯丙胺是促进脑内儿茶酚胺递质（多巴胺和去甲肾上腺素）释放，减少抑制性神经递质 5- 羟色胺的含量，产生神经兴奋和欣快感；氯胺酮绝大部分在肝脏内代谢转化为具有活性的脱氢去甲氯胺酮，此外，尚可与葡萄糖醛酸结合，有致幻作用，使意识与感觉分离。

二、护理评估

（一）健康史

是否经呼吸道吸入、血管注射、吞服、黏膜涂抹（口腔、鼻腔或直肠）等摄入过多毒品；或误食、误用毒品；或麻醉类、精神类治疗用药过量或频繁用药。

（二）临床表现

1. **中毒症状**　常规剂量下出现兴奋不安、头晕、头痛、谵妄、恶心、呕吐、心动过缓、心悸等，大剂量可产生乏力、昏睡或昏迷、呼吸表浅而不规则、瞳孔缩小如针尖、体温和血压下降、脉搏细弱、胆绞痛等。

2. **戒断综合征**　戒断综合征是指吸毒者因长期吸食毒品成瘾，戒断时渴求使用毒品而表现出的一系列瘾癖症状群，如恶心、呕吐、肌肉疼痛、肌肉震颤、流泪、流涕、瞳孔扩大、血压升高、毛发竖立或出汗、腹泻、呵欠、发热、失眠等，它使人非常痛苦，甚至有生命危险。

3. **常见毒品中毒**

（1）阿片类：主要包括吗啡、海洛因、哌替啶、可待因及其粗制剂鸦片等。此类药物是阿片受体激动剂，能与阿片受体结合，产生中枢镇痛、欣快、呼吸抑制和瞳孔缩小等作用。

1）鸦片：又叫阿片，俗称大烟，药物依赖性强，极易成瘾，中毒后有特征性的"三联征"，即昏迷、针尖样瞳孔、呼吸抑制（2～4 次 / 分）。断药后有烦躁不安、呵欠、出汗、流泪、流涕、瞳孔散大、震颤等症状，达到顶峰时，可有攻击行为。

2）吗啡：从鸦片中分离出来的一种生物碱，无色或白色结晶粉末状，吸食后最初有欣快感和兴奋表现，继之心慌、头晕、出汗、口渴、恶心、呕吐、面色苍白、谵妄、昏迷、呼吸抑制，后期瞳孔缩小如针尖大，对光反射消失，脉搏细弱，血压下降，最后因呼吸、循环衰竭死亡。

3）海洛因：化学名称"二乙酰吗啡"，俗称白粉，成瘾快，极难戒断。长期使用会破坏人的免疫功能，并导致心、肝、肾等主要脏器的损害。海洛因被称为世界毒品之王，是我国目前监控、查禁的最重要的毒品之一。

（2）可卡因类：包括可卡因、古柯叶和古柯膏等。急性中毒剂量个体差异较大，中毒剂量为 20mg，致死量为 1200mg。有时纯可卡因 70mg 能使 70kg 的成年人即刻死亡。大剂量中毒时抑制呼吸中枢，静脉注射中毒可使心脏停搏。

（3）大麻类（cannabis）：滥用最多的是印度大麻，含有主要的精神活性物质，大麻类包括大麻叶、大麻树脂和大麻油等。急性中毒时与酒精作用相似，产生神经、精神、呼吸和循环系统损害。

（4）苯丙胺类：主要包括苯丙胺、甲基苯丙胺、亚甲二氧甲基苯丙胺等。有显著的中枢兴奋及外周 α、β 肾上腺能受体兴奋作用，有收缩周围血管、兴奋心脏、升高血压、松弛支气管平滑肌、散大瞳孔、收缩膀胱括约肌等作用。

1）甲基苯丙胺：即"冰毒"，强烈刺激中枢神经系统，产生生理兴奋，消耗大量体力，抑制免疫功能，破坏心脏、脑组织甚至导致死亡，还会出现精神障碍，例如妄想、好斗、错觉，从而引发暴力行为。

2）亚甲二氧甲基苯丙胺：即"摇头丸"，冰毒的衍生物，精神依赖性强，对中枢神经的破坏相当严重。食用后会使人极度亢奋，引起幻觉、幻视、眩晕、空间定向力障碍，头颈摇摆不停，故称为摇头丸。滥用可损害脑功能，影响思维和记忆。

（5）氯胺酮：即"K 粉"，白色结晶粉末，无臭，常在娱乐场所滥用。服用后遇快节奏音乐便会强烈扭动，有幻听、幻觉、幻视等，对记忆和思维能力造成严重的损害。

4. 并发症

（1）营养不良：居吸毒并发症的首位。长时间吸毒可引发呕吐、食欲减退、体重下降，后期可呈骨瘦如柴。

（2）血栓性静脉炎：多因静脉注射毒品所致，表现为病变区域内出现条状或网状条状物，红肿、压痛，有时可以在全身几个部位同时发现。

（3）肺纤维化：多因长期吸食掺入了滑石粉、咖啡因、淀粉等粉状杂物的毒品所致，表现为呼吸困难、咳嗽、咯血、进行性气短等。

（4）人格障碍：因毒品的作用及吸毒后生活方式的改变，吸毒者多有人格改变和精神病症状，如自私、冷漠、社会公德意识差，甚至出现幻觉冲动，发生攻击行为，自残、伤人或自杀。

（5）艾滋病（AIDS）：由人类免疫缺陷病毒（HIV）侵入人体，破坏人体免疫功能所致。表现为反复出现的低热,伴有寒战、消瘦乏力、体重下降、极度嗜睡、日常工作不能自理、周围淋巴结肿大等。

（三）辅助检查

1. 实验室检查

（1）血常规检查:淋巴细胞和多形核白细胞增多,血红蛋白增加,尿素氮增加。

（2）肝功能检查:球蛋白明显增高,转氨酶、胆红素、碱性磷酸酶均有增加。

（3）尿液分析:从尿液中可测出毒品代谢产物。

2. 纳洛酮诱发试验　纳洛酮是吗啡的拮抗剂,可诱发阿片类依赖者的戒断症状,协助诊断。

3. 色谱法检查的应用　色谱法检查中以薄层色谱法、高效液相色谱法、气相色谱法较为多用,若不知道成瘾者所吸何种毒品,可用色谱法进行结构分析,了解毒品的种类。

三、救治措施

（一）复苏支持治疗

毒品中毒合并呼吸循环衰竭时,首先应进行复苏治疗。

1. 呼吸支持　①保持呼吸道通畅,必要时行气管内插管或气管造口;②应用阿托品兴奋呼吸中枢,或应用中枢兴奋药尼可刹米。禁用士的宁,避免其协同吗啡引起或加重惊厥;③呼吸机辅助呼吸,采用呼气末正压(PEEP)可有效纠正海洛因和美沙酮中毒引起的非心源性肺水肿,同时给予高浓度吸氧、血管扩张药和袢利尿药,禁用氨茶碱。

2. 循环支持　血流动力学不稳定者,取头低脚高位,同时静脉输液,必要时应用血管升压药,积极进行抗心律失常的治疗。

3. 纠正代谢紊乱　伴有低血糖、酸中毒和电解质平衡失常者应给予相应处理。

（二）清除毒品

包括洗胃、静滴呋塞米和甘露醇等脱水剂促进毒品排出。

（三）应用毒品拮抗剂

能迅速拮抗毒品的作用,如纳洛酮、烯丙吗啡均可拮抗阿片受体。

四、护理诊断

1. 焦虑　与担心疾病预后、费用昂贵等有关。

2. 营养失调　与长期吸毒引发呕吐、食欲减退等有关。

3. 活动无耐力　与营养不良、心肺功能损害有关。

4. 自我形象紊乱　与生活方式及角色改变有关。

5. 潜在并发症:感染、出血、脏器功能衰竭。

五、护理措施

（一）一般护理

1. 病室环境　定期对病室的环境、物品及患者进行安全检查,对发现的可疑现象,立即组织工作人员进行检查,及时消除安全隐患。杜绝毒品来源既是戒毒管理的重点,也是难点,医护人员必须认真履行各自职责。

2. 体位护理　对于精神亢奋的患者，需特别进行保护或适当约束，防止伤害他人或自己。

3. 营养护理　长期吸毒者饮食无规律，多伴有营养不良。因此，应注重饭菜、营养的合理搭配，指导他们饮用营养丰富的流质饮食，如牛奶、麦片等。对不能正常进食者可给予静脉补液。

4. 对症护理　口服中毒者，立即洗胃；出现肺水肿、脑水肿者，予脱水、利尿治疗；兴奋激动、行为紊乱者，可使用镇静剂。

（二）病情观察

1. 生命体征　严密观察体温、脉搏、呼吸、血压、瞳孔、意识及情绪变化。如阿片类毒品中毒后瞳孔明显缩小，呈针尖样；苯丙胺类毒品中毒后瞳孔明显散大；亚甲二氧甲基苯丙胺中毒后有头颈摇摆不停等。

2. 意识及情绪变化　注意患者表情、姿势、眼神、语音和语调等变化，以便正确判断其心理动向，避免某些恶性事件的发生。如有些患者常因得不到毒品而自残，所以必须予及时的干预。

（三）专科护理

1. 共同原则　尽早建立有效输液通路和人工气道、洗胃、导泻、利尿、防治各种并发症等，是抢救毒品中毒、维持生命体征的重要措施。

2. 阿片类药品或毒品中毒　首选纳洛酮，若足量无疗效时，则应考虑阿片类中毒的同时合并缺氧、缺氧性脑损伤，或合并其他药品、毒品中毒。

3. 苯丙胺类毒品中毒　该类毒品没有确定的生理依赖性，其治疗主要是对症治疗和心理治疗，而对苯丙胺类毒品滥用者的戒毒治疗主要是停止吸毒，进行心理治疗。

4. 氯胺酮中毒　主要是维持呼吸、循环内环境的稳定，防治各种并发症，加强营养支持等治疗。

（四）用药护理

1. 阿片类药品或毒品中毒　纳洛酮是阿片受体拮抗剂，能迅速全面逆转阿片类药物所致呼吸抑制、昏迷、瞳孔缩小和镇痛等作用，临床上主要用于阿片类药品或毒品中毒时解除呼吸抑制，除此以外尚可应用烯丙吗啡拮抗呼吸抑制。

2. 苯丙胺类毒品中毒　目前无特效拮抗剂，以对症治疗为主。如甲基苯丙胺中毒后出现躁狂、抑郁、幻觉和妄想等表现时，可用氟哌啶醇对抗；出现高血压危象时可用酚妥拉明、利血平等药物纠正。

3. 氯胺酮中毒　目前也无特效解毒剂，可通过开放静脉通路，应用脱水剂、升压药等治疗，昏迷患者可给予纳洛酮以达催醒作用。

（五）并发症护理

1. 营养不良　调整营养，注意补充动物蛋白、脂肪和各种维生素，必要时，可通过周围静脉途径实施肠外营养，如补充葡萄糖、脂肪乳、氨基酸、电解质、维生素和微量元素等。

2. 血栓性静脉炎　卧床休息，避免久立或久坐，抬高患肢超过心脏水平，局部热敷，补充营养，应用抗生素等。

3. 肺纤维化　取半卧位、吸氧，保持呼吸道通畅，应用抗生素及改善肺循环的药物。

4．人格障碍　耐心做好思想工作，用真诚和爱心照料每一位患者，使他们能树立健康的人生观和价值观，摆脱毒品中毒带来的阴影。

5．艾滋病（AIDS）　目前尚无特效手段治疗艾滋病，故称之为"世界超级瘟疫"。主要措施有加强心理疏导、做好消毒隔离、补充营养和应用抗病毒药物等。

（六）心理护理

加强健康教育，主动与患者聊天、谈心，耐心解答他们提出的问题，在闲聊中潜移默化地传授有关吸毒的危害等知识，帮助吸毒者树立起戒除毒品的信心，积极地配合治疗。

（七）健康教育

1．生活指导　做好宣传教育，加强心理疏导，倡导人们面对毒品诱惑时不为所动，要热爱生活、珍爱生命、远离毒品、回避毒友。

2．疾病知识指导　加强戒毒宣传，告知人们毒品识别的方法、种类、中毒的途径、中毒后的表现、戒毒的方法及目前国家对于毒品管理、毒品犯罪的有关法律法规，提高对毒品中毒的认识，减少毒品犯罪。

第八节　毒蕈中毒

案例分析

　　患者，女，18岁。食用自采野生蘑菇后恶心、呕吐、腹痛、腹泻3天入院。查体：体温37.3℃，脉搏60次/分，呼吸25次/分，血压85/50mmHg，浅昏迷状态，双侧瞳孔直径均约3mm，对光反射灵敏，面色苍白，巩膜轻度黄染，心肺检查(−)，腹部检查(−)，四肢(−)，生理反射存在，病理反射未引出。

　　分析：

　　1．初步诊断为毒蕈中毒。

　　2．结合食用野生蘑菇后出现恶心、呕吐、腹痛、腹泻等症状不难诊断。为了判断中毒程度及中毒对脏器的影响，可进一步做相关的检查，如肾功能检查、肝功能检查等。

蕈，即大型菌类，尤指磨菇类，可分为食蕈、条件可食蕈和毒蕈三类。有毒的大型菌类称毒蕈，亦称毒菌，俗称"毒蘑菇"。在我国目前已鉴定的蕈类中，有毒蕈约80多种，其中含剧毒可致死的不足10种，如褐鳞小伞、白毒伞A、鳞柄白毒伞、毒伞、残托斑毒伞、毒粉褶蕈、秋生盔孢伞、包脚黑褶蕈、鹿花伞等，全国各地均有分布。

知识链接

如何鉴别毒蕈

1．对照图片识别　对照彩色毒蕈图片进行辨认，分清是食用蕈还是毒蕈。

2．看生长地带　无毒蕈多生长在清洁的草地或者松树、栎树下；有毒蕈往往生长在阴暗、潮湿的肮脏地带。

3. 看形状　毒蕈的外貌特殊，一般比较黏滑，菌盖上常生长一些像补丁状的斑块或沾些杂物，菌柄上常有菌环。

4. 看颜色　毒蕈大多色彩鲜艳，呈金黄、粉红、白、黑、绿；无毒蕈多为灰红色、咖啡或淡紫色。

5. 闻气味　无毒蕈有特殊香味，无异味；毒蕈有怪异味，如辛辣、酸涩、恶腥等气味。

6. 看分泌物　将新采摘的鲜野菌撕断菌杆，无毒蕈的分泌物清亮如水，菌面撕断不变色；毒蕈的分泌物稠浓，呈赤褐色，撕断后在空气中易变色。

一、病因及中毒机制

（一）病因

主要见于误食野生毒蕈。

（二）中毒机制

毒蕈中毒时进入人体的毒素种类繁多，成分复杂，如胃肠毒素、神经精神毒素、溶血毒素、原浆毒素、肝肾毒素等。一种毒蕈可能含有多种毒素，因此毒蕈中毒会对人体的多个系统产生毒性作用。

二、护理评估

（一）健康史

仔细询问患者有无食用野生蕈类，食用的量、时间及是否煮熟等。

（二）临床表现

毒蕈中毒的临床症状复杂多变，但起病时多有呕吐、腹泻等症状，极易被误诊为肠胃炎、菌痢或一般食物中毒等，临床上应予以重视。按各种毒蕈中毒的主要临床表现，大致可分为以下几种类型：

1. 胃肠毒型　潜伏期为 2 小时，短的也可仅 10 分钟。主要症状为恶心、呕吐、剧烈腹痛、水样腹泻、发热或伴有头昏、头痛、全身乏力等。一般病程短、恢复较快，预后较好，很少引起死亡。严重者可因水、电解质大量丧失而引起休克、昏迷甚至肾衰竭，最终导致死亡。

2. 神经精神型　潜伏期一般为 30 分钟至 4 小时，最短仅 10 分钟左右。食后 1～2 小时出现副交感神经兴奋症状，继而出现类似阿托品中毒症状。临床表现除胃肠炎外，可有流涎、大量出汗、瞳孔散大或缩小、脉搏及血压异常等改变。部分患者有类似精神分裂症的表现。由误食牛肝蕈引起者，除了胃肠炎症状外，多有幻觉（矮小幻视）、谵妄等症状。神经精神型中毒很少引起死亡。

3. 溶血型　潜伏期为 6～12 小时，最长可达 2 天。最初表现为恶心、呕吐、腹泻等胃肠道症状，继而出现溶血，严重者出现急性肾衰竭，导致死亡。

4. 脏器损害型　潜伏期一般为 10～24 小时，长者可达 10 多天。这种类型中毒最为严重，病情极为凶险，如不及时抢救，死亡率极高。中毒最初出现恶心、呕吐、脐周疼痛、水样便等。严重者，可累及多个脏器：如肝脏受累呈急性肝坏死表现，有肝大、黄疸、出血、惊厥及昏迷；心、脑、肾等器官受累，出现心律失常、尿少、无尿及神志改变等,最终可出现休克、昏迷、抽搐、全身广泛性出血、中毒性心肌炎、呼吸衰竭等,在短时间内死亡。

5.日光性皮炎型　潜伏期一般为24小时左右,少有胃肠炎症状。开始多为面部肌肉震颤,继之手指和脚趾疼痛,上肢和面部出现皮疹。暴露于日光部位的皮肤,可出现肿胀及针刺般疼痛;指甲部剧痛、指甲根部出血;患者嘴唇肿胀外翻、形似猪嘴。

6.呼吸与循环衰竭型　潜伏期20分钟至1小时,最长可达24小时。此型中毒性心肌炎和呼吸麻痹为主,无昏迷,无副交感神经兴奋样症状,也无黄疸、肝大,肝功能检查一般正常。有的患者初发时有呕吐或腹痛,头晕或全身酸痛、发麻、抽搐等。该型死亡率高,应注意早期治疗。

（三）辅助检查

1.实验室检查及其他检查　血常规、尿常规、肝肾功能检查、血清电解质检查、心电图检查等以区分中毒类型。

2.毒物鉴定　剩余食物或胃内容中检出毒蕈。对食用的可疑毒蕈,可用动物实验协助确诊。

三、救治措施

（一）急救原则

主要包括催吐、反复洗胃、导泻、应用解毒剂、对症处理和透析疗法等。

1.催吐、洗胃、导泻　神志清醒者及时催吐,尽快给予洗胃,洗胃后成人灌入活性炭吸附30~60分钟后用硫酸钠或硫酸镁导泻。

2.对症与支持治疗　积极纠正水、电解质及酸碱平衡紊乱。利尿,促使毒物排出;5%碳酸氢钠碱化尿液。肾上腺皮质激素对急性溶血、中毒性肝损害、中毒性心肌炎等有一定治疗作用,其应用原则是早期、短程（一般3~5天）、大剂量。出血明显者宜输新鲜血或血浆、补充必需的凝血因子。有精神症状或有惊厥者应予镇静或抗惊厥治疗。

3.解毒剂治疗　阿托品或盐酸戊乙奎醚（长托宁）适用于含毒蕈碱的毒蕈中毒,出现胆碱能症状者应早期使用。巯基络合剂（二巯基丙磺酸钠、二巯丁二钠）对肝损害型毒蕈中毒有一定疗效。细胞色素C可降低毒素与蛋白结合,加速毒素清除。

4.透析疗法　适用于危重症肾衰竭者,或对大多数毒蕈生物碱的清除有一定作用。

（二）做好预防

谨慎食用有毒蕈特征的蘑菇,一旦误食出现症状后立即刺激咽喉部催吐,严重者必须及时送医院救治。

四、护理诊断

1.知识缺乏　缺乏识别毒蕈及毒蕈中毒后自救的知识。

2.体液失衡　与反复呕吐、剧烈腹泻有关。

3.潜在并发症:中毒性肝炎、肾衰竭、中毒性心肌炎。

五、护理措施

（一）一般护理

1.病室环境　保持病房安静,嘱患者卧床休息,减少心肌损害;注意环境的整洁,病房每日通风 1～2 次,每次 30 分钟,湿拖地面每日 2 次。

2. 体位护理　平卧位,意识不清时头偏向一侧,防止呕吐物流入气管引起窒息或肺部感染。

3. 营养护理　给予清淡、易消化、高维生素、少刺激的食物,尿少时限制含钾高的食物。

4. 对症护理　呼吸困难时给予氧气吸入,必要时行气管插管或气管切开;呼吸中枢抑制时应用呼吸兴奋药;便秘时给予灌肠或开塞露简易通便。

（二）病情观察

1. 严密观察生命体征、瞳孔的变化,观察神志及情绪的改变,做好病情观察记录。

2. 认真记录 24 小时尿量,严密观察颜色及性质变化,观察有无肾功能损害症状。

3. 观察有无继发感染,警惕呕吐物流入气管继发肺部感染或留置导尿管时继发泌尿系感染。

（三）用药护理

1. 应用解毒剂　遵医嘱给药,并严格执行查对制度,注意药物配伍禁忌。胃肠型中毒可按照一般食物中毒处理;神经精神型患者、副交感神经兴奋表现明显者,应用阿托品皮下或静脉注射,出现阿托品中毒样症状时,可应用地西泮;溶血型中毒可应用适量肾上腺皮质激素,如氢化可的松口服或地塞米松静脉滴注;肝损伤型可用二巯基丙磺酸钠肌内注射或用葡萄糖稀释后静脉注射。

2. 口服导泻药　口服 50% 硫酸镁或 20% 甘露醇导泻,促进毒物排出,但服用泻药易出现体液失调,应注意预防和纠正。

（四）心理护理

患者因对住院环境陌生,对疾病的未知及担心疾病的预后而感到非常紧张、焦虑、恐惧,应关心体贴患者,建立良好护患关系,及时给予疏导、安慰、鼓励,增强其战胜疾病的信心。

（五）健康教育

1. 生活指导　加强宣传,告诫社区居民不要随意采蕈食用,提醒谨慎吃野生蕈,不易辨认有无毒性的蕈类,不可以食用。采蕈、选蕈要在有经验的采蕈者指导下进行。对于新鲜食用蕈,先在沸水中煮 5～7 分钟,弃去汤汁后食用。

2. 疾病知识指导　加强社区居民毒蕈中毒的宣教工作,通过看录像、讲座、知识问答等方式让居民了解常见毒蕈的种类,以及毒蕈中毒后的急救方法。

第九节　百草枯中毒

案例分析

患者,女,26 岁,与家人争吵后自服 20% 百草枯原液 25ml,出现恶心、呕吐、腹部不适,30 分钟后急诊入院。查体:体温 36.5℃,脉搏 108 次 / 分,呼吸 24 次 / 分,血压 100/80mmHg,神志清楚,心率 108 次 / 分,律齐,未闻及病理性杂音,双肺未闻及干、湿啰音,剑突下轻度压痛,肝脾肋下未触及。

分析：

1. 初步诊断为急性百草枯中毒。

2. 结合患者自服20%百草枯原液25ml后出现上述症状可作出初步诊断，但为了判断中毒程度及中毒对于脏器的影响，可以做有关的检查，如CT、尿百草枯浓度半定量检测等检查。

3. 百草枯中毒后大多有消化道症状，如恶心、呕吐、腹痛等。因此，急救护理的主要内容是立即排出胃内毒物、迅速建立静脉通道、观察呼吸，定时监测血气分析，血氧饱和度，必要时行气管插管，给予呼吸机辅助呼吸。定期行影像学检查了解肺部情况，同时注意观察肝肾等脏器损害情况。

　　百草枯，又名克芜踪，是全球使用的一种除草剂，对人、畜均有很强的毒性作用，且无特效解毒药。目前已被20多个国家禁止或者严格限制使用。急性百草枯中毒是指口服吸收后突出表现为进行性弥漫性肺纤维化，最终死于呼吸衰竭及（或）MODS。

一、病因及中毒机制

（一）病因

常为口服自杀或者误服中毒，也可经皮肤、呼吸道吸收及静脉注射中毒。

（二）中毒机制

百草枯中毒机制目前尚不完全清楚，主要参与体内细胞氧化还原反应，形成大量活性氧自由基及过氧化物离子，引起组织细胞膜脂质过氧化，导致MODS或死亡。过氧化物离子损伤Ⅰ型和Ⅱ型肺泡上皮，肺表面活性物质物质生成减少。因肺组织对百草枯的主动摄取和蓄积特性，损伤破坏严重，服毒者4～15天渐进性出现不可逆性肺纤维化和呼吸衰竭，最终死于顽固性低氧血症。

知识链接

肺纤维化机理

　　肺纤维化是急性百草枯中毒最重要的病理改变，其发生机制十分复杂，至今未完全明确。现普遍认为，氧化应激和炎症损伤是最主要的致病机制，在整个急性百草枯中毒致肺损伤的过程中起重要作用。肺纤维化的病理过程主要包括肺泡损伤和肺泡上皮细胞重构。在肺泡损伤过程中，肺泡上皮细胞结构破坏、线粒体损伤、肺表面活性物质缺失和肺泡上皮细胞的凋亡起主要作用；在肺泡上皮细胞重构的病理过程中，细胞因子网络和酶失衡发挥着重要作用。基因表达异常对这两个病理过程均有影响。上述发生机制并不单独存在，它们之间存在协同作用，共同加速肺纤维化的发展。虽然现提出的治疗手段有很多，但目前临床上抢救急性百草枯中毒者的治疗药物仍主要采用糖皮质激素联合环磷酰胺，而其使用剂量和疗程无明确规范；其他大部分治疗方法仅限于细胞和动物实验，未运用于临床。

二、护理评估

（一）健康史

患者有误服或自服百草枯的病史。

（二）临床表现

百草枯中毒患者的临床表现和毒物摄入途径、量、速度及患者身体基础健康状态有关。

1. 呼吸系统　　吞入百草枯后主要损伤肺，2～4天逐渐出现咳嗽、呼吸急促及肺水肿，也可发生纵隔气肿及气胸。肺损伤者多于2～3周死于弥漫性肺纤维化所导致的呼吸衰竭，迅速出现发绀和昏迷者，死亡较快。

2. 消化系统　　服毒后胸骨后烧灼感，有恶心、呕吐、腹痛、腹泻、胃肠道穿孔和出血等症状，1～3天出现肝损伤和肝坏死。

3. 泌尿系统　　中毒后1～3天可出现蛋白尿、管型、血尿、少尿，血肌酐及尿素氮升高。严重者发生急性肾衰竭。早期肾损害预示预后不良。

4. 中枢神经系统及皮肤黏膜　　可表现为头晕、头痛、幻觉、昏迷、抽搐。皮肤接触百草枯后，局部可出现红斑、水疱、糜烂、溃疡和坏死。口服中毒者，口腔、食管黏膜灼伤及溃烂。

5. 其他　　可有心悸、胸闷、气短、中毒性心肌炎症状，也可出现溶血性贫血或弥散性血管内凝血（DIC）、休克。

（三）辅助检查

1. 毒物测定　　取患者胃液或者血液标本检测百草枯。服毒6小时后，尿液也可测出百草枯。

2. 影像学检查　　肺X线或CT检查可协助诊断。早期呈现下肺野散在细斑点状阴影，可迅速发展为肺水肿样表现。

三、救治措施

目前，对百草枯中毒的患者尚无特效解毒药，尽早采取措施清除进入体内的毒物是成功救治百草枯中毒的基础。

（一）复苏

1. 保持气道通畅　　监测血氧饱和度或动脉血气。轻、中度低氧血症不宜常规供氧，吸氧会加速氧自由基形成，增强百草枯毒性和病死率。$PaO_2 < 40mmHg$ 或出现 ARDS 时，可吸入21%以上浓度氧气，维持 $PaO_2 \geq 70mmHg$。严重呼吸衰竭患者，机械通气治疗效果也不理想。

2. 低血压　　常为血容量不足，快速静脉补液恢复有效血容量。

3. 器官功能支持　　上消化道出血者，应用质子泵抑制药，如奥美拉唑、兰索拉唑或泮托拉唑；出现症状性急性肾衰竭者，可考虑血液透析。

（二）阻断毒物吸收

主要采取催吐、洗胃与吸附、导泻、清洗等措施。

（三）促进毒物排出

补液利尿、血液净化。

（四）防止肺纤维化

常用药物包括糖皮质激素、免疫抑制剂、抗氧化与抗纤维化药物等。

（五）支持与对症治疗

氧疗及机械通气、保护重要脏器功能、维持口腔黏膜完整性、营养支持、抗生素的应用。

（六）其他治疗

放射治疗、肺移植。

（七）监测与随访

就诊时立即抽血送检百草枯浓度，以后每 3 天监测一次，如已无百草枯，可停止检测。每日测尿百草枯半定量，晨起尿检，每日一次，直到阴性。同时查血尿常规、肝肾功能、心肌标记物、动脉血气分析、胸片（或肺 CT）等，应在就诊后 12 小时内完成，必要时随时监测，直到病情好转。

四、护理诊断

1. 低效性呼吸型态　与百草枯引起肺功能下降有关。

2. 疼痛　与百草枯中毒造成消化道灼伤有关系。

3. 消化道损伤　与百草枯的腐蚀性有关。

4. 体液不足　与呕吐、导泻致体液丢失有关。

5. 有感染的危险　与百草枯腐蚀皮肤导致黏膜破损有关。

6. 有再次自杀的危险　与患者心理因素有关。

7. 潜在并发症：多器官功能障碍综合征。

五、护理措施

（一）急救护理

1. 阻断毒物吸收

（1）催吐、洗胃与吸附：刺激咽后壁催吐，争分夺秒洗胃。插管和洗胃时动作宜轻柔。洗胃液可选清水、肥皂水或 1%～2% 碳酸氢钠溶液。量不少于 5L，洗至无色无味。伴有上消化道出血时可用去甲肾上腺素冰盐水洗胃。服毒 1 小时内用白陶土或活性炭吸附。

（2）导泻：用 20% 甘露醇、硫酸钠或硫酸镁等导泻，促进肠道毒物排出，减少吸收。也可试用中药（大黄、芒硝、甘草）导泻。

（3）清洗：皮肤接触者，应立即脱去被百草枯污染或呕吐物污染的衣服，用清水或肥皂水彻底清洗皮肤、毛发，勿造成皮肤损伤，防止增加毒物的吸收。百草枯眼接触者需用流动的清水冲洗 15～20 分钟，再转至专科处理。

2. 促进毒物排出

（1）补液利尿：百草枯急性中毒者都存在脱水，适当补液联合静脉注射利尿剂有利于维持循环血量与尿量，对于肾功能的维护及百草枯的排泄都有益。

（2）血液净化：血液灌流和血液透析是清除血液循环中毒物的常用方法。口服百草枯中毒后应尽快行血液灌流，2～4 小时内开展效果好。

（二）一般护理

1. 病室环境　保持病房内安静、空气新鲜，温湿度适宜。

2. 饮食护理 消化道不出血或出血停止后,可进无渣流质饮食,进食困难者可行鼻饲。

3. 预防感染 严格无菌操作,做好各导管的护理;定时翻身、拍背,促进痰液排出,预防呼吸道感染。用生理盐水每天 2 次口腔护理,并用 5% 碳酸氢钠或口腔含漱液每日三次漱口,以预防口腔感染。

4. 加强重要脏器保护 百草枯中毒易造成肝、肾、心肌功能损害,注意加强保护,以免造成多器官功能衰竭。

5. 其他 加强防护,24 小时专人护理,床旁加护栏,必要时用约束带加以固定。

（三）病情观察

1. 密切观察患者的生命体征、意识变化,尤其注意观察呼吸频率、节律、深浅程度及四肢、口唇颜色。

2. 密切观察监测中心静脉压、血气分析和水、电解质平衡情况,及时准确记录出入量,发现异常及时报告医生,并及时处理。

3. 观察患者有无黄疸、肝区疼痛、腹胀、消化道出血等情况。若有严重消化道出血穿孔时禁用导泻剂。

4. 观察患者心理变化,了解其内心情感反应,根据患者的个性特征对其实施相应的心理疏导。

（四）用药护理

遵医嘱给予糖皮质激素、免疫抑制剂、抗生素、抗氧化与抗纤维化药物等,按时补液,观察药物疗效和副作用,避免使用对肝脏有损害的药物,监测肝肾功能、电解质、血气分析等情况,并随时调整治疗方案。

（五）心理护理

做好探视者的工作,采用和蔼可亲、乐观豁达的态度,切忌对服毒原因寻根问底,使患者的心理获得一定的慰藉;医务人员及家属尽量不要在患者面前谈论病情和预后,及时将良性信息反馈给患者,使其树立对生活的信念和战胜疾病的信心,积极配合治疗和护理。

（六）健康教育

1. 生活指导 开展安全使用农药教育,提高防毒能力。遵守安全操作规程,如站在上风向退行喷洒,穿长衣长裤,戴防护眼镜,使用塑料薄膜围裙,一旦皮肤受到污染应及时清洗。改进生产工艺和喷洒装备,防止跑、冒、滴、漏。

2. 疾病知识指导 加强百草枯中毒的宣教工作,通过看录像、讲座、知识问答等方式让居民了解百草枯中毒后的急救方法。

（王继彦 彭玉勃 张豪英）

复习思考题

1. 简述急性中毒的救治原则。

2. 简述有机磷杀虫药中毒的主要临床表现、救治原则和护理要点。

3. 简述常用镇静催眠药中毒的临床表现。

4. 如何对急性一氧化碳中毒的患者进行紧急救护?

5. 亚硝酸盐中毒的救治措施有哪些?

6. 针对亚硝酸盐中毒的患者如何进行健康教育？

7. 毒品中毒的救护措施有哪些？

8. 毒品中毒的患者如何进行健康教育？

9. 毒蕈中毒的临床分型有哪些？

10. 百草枯中毒的用药护理措施有哪些？

第四章

环境危害救护

学习要点

1. 中暑、淹溺、电击伤的定义、病因、临床表现、救治措施。
2. 中暑、淹溺、电击伤的救护要点。

环境危害的损伤常见有中暑、淹溺和电击伤，其发病的共同点是损伤因子均为外界环境中的物理因子，人体遭遇此类损伤很快出现一系列的病理生理变化，严重者可危及生命。

第一节 中 暑

案例分析

患者，女，58 岁，环卫工人。2017 年 8 月 10 日上午，在马路上打扫卫生时突然倒地。路人遂将其送入医院。患者呼之不应，神志不清，双侧瞳孔等大等圆，直径约为 1.6mm，对光反射迟钝，大小便失禁，体表无汗，体温 40.1℃，心率 140 次 / 分。

分析：

1. 初步诊断为热射病（中暑高热）。

2. 高温环境中作业或烈日暴晒是导致热射病的常见病因，本案患者为老年人，出现昏倒在地，神志不清，双侧瞳孔等大等圆，直径约为 1.6mm，对光反射迟钝，大小便失禁，体表无汗，体温 40.1℃属于重度中暑中的热射病，病情危重，需迅速脱离高温环境，抓紧时间降温、纠正水电解质和酸碱平衡紊乱，积极防治循环衰竭、休克和并发症。若得不到及时的救治，可造成严重的后果。

3. 本案例患者护理主要任务是尽早降温、密切观察生命体征和防治并发症。

中暑（heat illness）是指由于高温环境而引起的人体体温调节中枢障碍、汗腺功能衰竭和（或）水、电解质丢失过多为主要表现的急性热损伤性疾病。中暑是夏季的常见病，多发生在高温、高湿环境下，而重度中暑属危重病之一，死亡率较高。2010 年 7 月，

84

"中暑"已被列入国家法定职业病之一。

一、病因

1. 环境因素　环境温度过高,达到或超过人体的皮肤温度或虽然环境温度不高但湿度过大,机体在此种环境中从事一定时间的活动而无足够的防暑降温措施容易发生中暑。

2. 机体产热和散热失衡

（1）机体产热增加：如孕妇及肥胖者,高温环境中长时间强体力劳动者,如建筑工人,病理状态如发热、甲状腺功能亢进症等均可使机体的产热增加,如果没有足够的防暑降温措施,就比较容易发生中暑。

（2）机体散热减少：环境湿度较大、衣服的透气性不良以及汗腺功能障碍等均可使机体散热减少而发生中暑。

3. 机体热适应能力下降　如老年人、产妇、久病卧床者、糖尿病、心血管疾病、常年在恒温条件下工作的人,对热的适应能力下降,容易发生代谢紊乱而致中暑。

二、发生机制

1. 体温调节　在下丘脑体温调节中枢的作用下,正常人的体温一般恒定37℃左右,这是产热和散热平衡的结果,使体内热代谢保持在一个动态的水平上,保持生命活动必需的体温恒定。人体的产热主要来自体内氧化代谢过程中产生的基础热量及肌肉收缩产生的热量。通常室温在35℃以下时,人体的散热主要通过辐射、传导与对流的方式完成,占人体总散热量的70%;当周围环境温度超过皮肤温度时,人体主要依靠汗液蒸发来散热。如果机体产热大于散热或散热受阻,则体内热量过度蓄积,产生高热,引起组织损害和器官功能障碍。

2. 损害机制　当周围环境温度升高时,机体为了散热而大量出汗,引起脱水、电解质大量流失、血液浓缩、血容量不足,若同时发生血管舒缩功能障碍,则易导致外周循环衰竭。当外界环境温度持续升高,机体散热绝对或相对不足,汗腺疲劳,引起体温调节中枢功能障碍,则会导致体温急剧升高,机体出现缺氧、毛细血管通透性增加、组织水肿、代谢性酸中毒等,最终导致机体广泛的多系统损害和功能障碍,甚至死亡。

三、临床表现

中暑发病急骤,病情变化快。临床上通常将中暑分为先兆中暑、轻度中暑和重度中暑。而重度中暑依据发生机制的不同又可分为热痉挛、热衰竭和热射病三种。

（一）先兆中暑

在高温环境中出现大量出汗、口渴、头昏、头痛、耳鸣、胸闷、心悸、全身疲乏、注意力不集中等症状,体温正常或略有升高。

（二）轻度中暑

除了先兆中暑的症状外,还出现面色潮红、皮肤灼热、体温升高至38.5℃以上,并伴有早期周围循环障碍的表现如心率增快、脉搏细速、皮肤苍白、血压下降等。

（三）重度中暑

重度中暑按发生机制和临床表现的不同可分为热痉挛、热衰竭和热射病三种类型，这三种类型的症状常有不同程度的混合，往往以某种类型为主要表现。

1. **热痉挛** 主要表现为大量出汗后出现严重的肌痉挛并伴有收缩痛。肌痉挛以经常活动的四肢及腹部肌肉多见，其中以腓肠肌最为常见。痉挛成对称性、发作性。多见于在高温环境中从事体力劳动而又大量出汗的年轻人。一般发病时，患者神志清楚，无明显体温升高。症状的出现可能与体内钠过量丢失和过度通气有关。

2. **热衰竭** 常发生在年老体弱、儿童和慢性疾病患者，其发生机制为由于严重热应激引起外周血管舒张，同时高温环境下体液和钠盐丢失过多而补充不足，引起静脉回心血量显著减少，脑供血不足和心脏缺血所致。起病急，主要表现为头痛、头晕、口渴多汗、恶心呕吐、疲乏无力、心悸、血压下降、昏厥或神志模糊，体温正常或略有轻度升高。

3. **热射病** 是一种致命性急症，此型可发生于任何年龄，但以年老体弱和有慢性疾病患者较多见。典型的临床表现为高热、无汗、意识障碍。其特点为在高温环境中突然发病，体温高达40℃，甚至高达42℃，疾病早期大量出汗，继之无汗，皮肤干热。患者可有不同程度的意识障碍如嗜睡、谵妄，甚至昏迷。严重者出现休克、心力衰竭、肺水肿、脑水肿、肝肾功能障碍、弥散性血管内凝血等。

知识链接

日射病

日射病为热射病的特殊类型，当强烈的日光直接照射头部时，日光可穿透皮肤及颅骨造成脑组织温度过高，进而引起脑组织的充血、水肿。临床表现为剧烈头痛、恶心呕吐、烦躁不安，可出现昏迷及抽搐。

四、辅助检查

（一）实验室检查

1. **血常规检查** 外周血白细胞总数增高，以中性粒细胞增高为主，应与是否合并感染相鉴别。

2. **肾功能检查** 血尿素氮、血肌酐可升高，提示肾功能损害。

3. **血清电解质检查** 可有高钾血症、低氯血症、低钠血症。

4. **尿常规检查** 可有不同程度的蛋白尿、血尿、管型尿改变。

（二）心电图检查

心电图检查可出现心律失常和S-T段压低、T波改变等不同程度的心肌损害。

五、救治措施

中暑的急救原则是立即使患者脱离高温环境，迅速采取有效的降温措施，纠正水、电解质紊乱，防治休克和脑水肿等各种并发症。

（一）现场救治

迅速将患者转移至阴凉、通风处或20～25℃的空调房间内。患者取平卧位休息，解开或脱去湿衣裤，用井水、自来水或温水浸泡的毛巾擦拭全身，不断摩擦四肢及躯干皮肤以保持皮肤血管扩张而促进散热，同时配合电风扇吹风。头部、颈部、腋窝、腹股沟等大血管处可置冰袋。给患者饮用含盐冰水或饮料。对于重度中暑患者，还应注意保持呼吸道通畅，立即拨打120急救电话，迅速送往就近医院进行抢救。

（二）院内救治

1. 降温　迅速降温是治疗的根本，降温速度决定患者预后，必须争取时间尽快降温，通常应在1小时内使直肠温度降至38℃左右。降温措施包括物理降温和药物降温。

（1）物理降温

1）环境降温：迅速将患者转移至20～25℃的空调房间内，有利于尽快恢复正常体温。

2）体表降温：①头部降温：可用冰帽、冰枕降低头部温度，使用时注意保护枕后、耳廓的皮肤，防止冻伤；②全身降温：可在颈部、腋窝、腹股沟、腘窝等体表大血管流经处放置冰袋，还可以用25%～35%乙醇或冰水擦拭全身皮肤，注意避开胸前区、腹部、后颈部、足底等部位；循环功能无明显障碍者还可以进行冷水浴，即将患者浸入4℃冷水中，保持头部露出水面。有条件者可使用冰毯降低体表温度。

3）体内中心降温：对于重度中暑患者体外降温无效者，可采用以下措施进行降温：①4～10℃的5%葡萄糖溶液1000～2000ml静脉滴注；②4～10℃的10%冷生理盐水注入患者胃内；③4～10℃的10%葡萄糖溶液1000ml灌肠。

（2）药物降温：药物降温应与物理降温同时进行。药物降温可防止肌肉震颤，减少机体分解代谢，从而减少机体产热，扩张周围血管，以利散热。

1）氯丙嗪：25～50mg稀释在250～500ml 4℃的液体中，静脉滴注1～2小时，同时严密监测血压。氯丙嗪具有调节体温中枢、扩张外周血管、松弛肌肉、减低新陈代谢的作用，但低血压患者禁用。

2）地塞米松：10～20mg静脉注射，既能改善机体的反应性，又有助于降低体温，并能预防脑水肿，对轻度脑水肿患者，尚有脱水作用。

3）人工冬眠：氯丙嗪25mg＋哌替啶50mg＋异丙嗪25mg，缓慢静脉滴注，密切观察患者生命体征的变化，若有血压有下降的趋势，应酌情减慢滴速或停止给药。

无论何种降温方法，只要待体温降至38℃（肛温）左右即考虑终止降温，降温期间，血压应维持在收缩压90mmHg以上，以防止患者发生虚脱。密切关注心电监测，如有心律失常应立即处理。

2. 对症处理　保持气道通畅，给予氧气吸入。热衰竭患者重点补充血容量，早期发生循环衰竭的患者，可酌情输入5%葡萄糖溶液。热痉挛患者主要为钠丢失过多所致，故重点补钠，痉挛严重时，可静脉推注10%葡萄糖酸钙。此外，还应防治急性肾衰竭、脑水肿、肺水肿、心功能衰竭、DIC等并发症。

六、护理诊断

1. 体温过高　与机体产热增加、散热不足和热适应能力下降，出现热蓄积有关。

2. 体液不足　与中暑引起水、电解质大量丢失有关。

3. 意识障碍　与高热抑制中枢神经系统，引起脑组织充血、水肿有关。

4. 潜在并发症：水、电解质平衡失调；脑水肿、休克、肾功能不全等。

七、护理措施

（一）一般护理

1. 立即降温 迅速让患者脱离高温环境，采取降温措施，如酒精或冷水擦浴，冰袋冷敷等。

2. 保持呼吸道通畅 昏迷患者采取去枕仰卧位，头部偏向一侧，可防止舌后坠阻塞气道，及时清除口鼻分泌物，保证呼吸道通畅，给予氧气吸入，必要时可采用人工机械通气。

3. 立即建立静脉通道 遵医嘱及时给药，保持静脉输液通路通畅。

4. 饮食护理 加强全身营养，保证足够的热量摄入，饮食以高热量、高蛋白、低脂肪、高维生素、清淡易消化的食物为宜。

5. 对症护理 神志不清、躁动不安的患者加床栏防止坠床，惊厥者加强约束防止碰伤。高热大汗者应及时更换衣服及被褥，注意保持皮肤清洁，定时翻身防止压疮。高热者加强口腔护理，预防感染和溃疡发生。

（二）病情观察

1. 降温过程中应密切监测患者肛温的变化，每 15～30 分钟测量一次，根据肛温的变化调整降温措施。

2. 观察末梢循环情况，确保降温效果。如患者高热而四肢末梢湿冷、发绀，多提示病情加重；经治疗后，患者体温下降、四肢末梢转暖、发绀减轻或消失，则提示治疗有效。

3. 降温过程中注意观察生命体征及瞳孔的变化，如有呼吸抑制、深昏迷、血压下降（收缩压＜80mmHg）则停用药物降温。

（三）用药护理

遵医嘱正确使用氯丙嗪、异丙嗪、哌替啶等药物，并注意观察用药反应。因这些药物均可降低机体体温及新陈代谢作用，若用量过大则可引起应激性溃疡、神经抑制，且有成瘾作用，所以应严格控制药物的剂量、使用方法及患者的用药反应。

（四）心理护理

患者及家属对突然中暑多会异常的恐惧、害怕，护士应耐心地加以安慰，将中暑的原因、抢救措施及预后告知患者及家属，解除其焦虑和恐惧心理，稳定情绪，使患者能积极配合各项治疗和护理。

（五）健康教育

1. 生活指导 尽量避免长时间在高温环境下进行强体力劳动或外出旅游等，外出时应注意带上防暑工具，如遮阳伞、遮阳帽等。保证充足的休息与睡眠，适当补充水分和盐类，如凉盐开水、绿豆汤、酸梅汤等。家居房间应保持通风、干燥和清洁。中暑后数周内应尽量避免在室外剧烈运动或烈日下暴晒。

2. 疾病知识指导 宣传中暑的基本常识，高温环境下加强自我保护，注意防暑降温。一旦出现先兆中暑的症状，应及时采取措施。高温作业部门应按规定改善员工的劳动条件，实施劳动安全保护措施。个人应注意清洁卫生，勤洗澡、勤擦身，保持汗腺的排汗功能正常。

第二节　淹　溺

案例分析

　　患儿，男，3岁。自行玩耍时失足跌落于2米深的水池中约5分钟，路人发现并救出。目前患儿意识丧失，面色苍白，呼之不应，口鼻均有污泥，全身湿冷，体温不升，呼吸、心跳停止，颈动脉搏动无法触及，双侧瞳孔散大，对光反射消失，腹胀。未见其他损伤。

　　分析：

　　1. 初步诊断为淹溺。

　　2. 患儿跌落于深水泥潭中，泥沙堵塞口鼻，引起换气功能障碍、反射性喉头痉挛而缺氧、窒息，数秒后神志丧失，继而呼吸、心跳停止。应迅速清除口腔、呼吸道异物，畅通气道，并即刻予以心肺复苏，维持有效通气，给予吸氧，这样才能争取更多的抢救机会。

　　3. 护理的关键是密切观察生命体征，确保呼吸道通畅，配合医师行心肺脑复苏抢救。

　　淹溺（drowning），又称溺水，是指人淹没于水或其他液体中，呼吸道被水、污泥、杂草等阻塞或因反射性喉、气管、支气管痉挛引起通气障碍而窒息。如得不到及时救治，可导致患者在短时间内呼吸、心跳停止而死亡，称为溺死。如不慎跌入粪池、污水池、化学物贮槽时，还可引起皮肤和黏膜损害及全身中毒。

一、病因

　　1. 意外落水或自杀　不会游泳者意外落入水中或因情感等问题而投水自杀。

　　2. 游泳意外　潜水用具故障；游泳过程中腓肠肌痉挛或肢体被异物缠绕而致浮力下降；在浅水区跳水时，头部撞击硬物导致颅脑外伤而致淹溺；入水前过量饮酒；使用过量的镇静药物；游泳时疾病急性发作等。

　　3. 自然灾害　如洪水、海啸、泥石流等。

二、发生机制

　　人突然淹没于水中后，由于紧张、惊恐、骤然寒冷等因素的强烈刺激，人本能地屏气，以避免水进入呼吸道。不久，因为缺氧不能继续屏气，水随着吸气而大量进入呼吸道和肺泡，阻止了气体交换，引起严重缺氧、二氧化碳潴留及代谢性酸中毒。

　　1. 根据发生机制可分为湿性淹溺和干性淹溺两类。

　　（1）湿性淹溺：人入水后，因喉部肌肉松弛，大量的水分被吸入气管和肺泡内，而致窒息，常在数秒后神志丧失，发生呼吸停止和心室颤动。湿性淹溺约占淹溺者的90%。

　　（2）干性淹溺：人入水后，因紧张、恐惧、骤然寒冷等强烈刺激，引起喉部肌肉痉挛而窒息，呼吸道和肺泡内很少或无水吸入。干性淹溺约占淹溺者的10%。

　　2. 根据淹溺发生的水域不同可分为淡水淹溺和海水淹溺两类（表4-1）。

表4-1 淡水淹溺与海水淹溺

病理特点	淡水淹溺	海水淹溺
水源性质	江河湖泊,属于低渗	海水,属于高渗
血容量	增加	减少
血液性状	血液稀释	血液浓缩
红细胞损害	大量	很少
血液渗透压	降低	增加
电解质变化	低钠、低氯、高钾、低蛋白	高钠、高氯、高镁、高钙
心室颤动	多见	少见
主要致死原因	急性肺水肿、脑水肿、心力衰竭、心室颤动	急性肺水肿、脑水肿、心力衰竭

三、临床表现

淹溺患者的多数症状和体征只发生在淹溺现场,临床表现的轻重取决于溺水持续时间的长短、吸入水量的多少、吸入水的种类、器官损害的范围及能否得到及时救护。如淹溺者能得到救援,但现场无有效的复苏,由于组织缺氧将导致呼吸、心搏骤停和多器官功能衰竭。

（一）一般表现

缺氧是淹溺患者共同的和最重要的表现。患者常有神志不清,皮肤黏膜苍白或发绀,面部膨胀浮肿,双眼结膜充血,四肢厥冷,血压下降或测不到,呼吸心跳微弱甚至停止。口鼻充满泡沫状液体或污泥、杂草,腹部可因胃明显扩张而隆起,有的甚至合并四肢损伤或颅脑损伤。如淹溺在非常冷的水中,患者可发生低体温综合征。海水淹溺的患者常有口渴感。

（二）各系统表现

1. 呼吸系统 患者出现剧烈咳嗽、胸痛、血性泡沫样痰,双肺部可闻及干、湿啰音、痰鸣音等,呼吸表浅、急促、呼吸困难或停止。

2. 循环系统 脉搏细弱或不能触及,心音微弱或消失,心律失常、心室颤动或心跳停止。血压下降,严重者测不到血压。

3. 神经系统 头痛、反应迟钝、烦躁不安或昏迷,可伴有肌张力增高、视觉障碍、抽搐、牙关紧闭。

4. 泌尿系统 可出现少尿或无尿,尿液混浊呈橘红色,严重者发生急性肾衰竭。

（三）并发症

复苏过程中可出现各种心律失常,甚至心室颤动、心力衰竭和肺水肿。经心肺复苏后,常出现呛咳、呼吸急促、两肺布满湿啰音,重者可出现脑水肿、肺部感染、溶血性贫血、急性呼吸窘迫综合征、急性肾衰竭或弥散性血管内凝血等各种并发症。

四、辅助检查

（一）实验室检查

1. 血常规检查 白细胞和中性粒细胞增多,红细胞和血红蛋白因血液浓缩或稀释情况不同而变化。

2．血生化检查 淡水淹溺者出现低血钠、低血氯、溶血时可发生高钾血症及尿中游离血红蛋白阳性；海水淹溺者可出现高血钠、高血氯，并可伴有血钙、血镁升高。

3．动脉血气分析 不同程度的低氧血症、高碳酸血症和呼吸性酸中毒，可合并代谢性酸中毒。

4．尿常规检查 可出现蛋白尿、管型尿。

（二）心电图检查

心电图检查可出现窦性心动过速、ST段和T波改变、室性心律失常、心脏传导阻滞。

（三）X线检查

X线检查能显示肺门阴影扩大和加深，肺间质纹理增粗，肺野中有大小不等的絮状渗出物或炎症改变，或有两肺弥漫性肺水肿表现。

五、救治措施

（一）水中急救

1．自救 当不慎落水且不会游泳时，要立即呼救。在水中可采取仰面体位，尽量使头后仰，使口鼻向上露出水面。切勿挣扎或双手上举，应放松四肢并伸直平放，借助水的浮力漂于水面，深吸气、浅呼气，保持冷静，等待他救。会游泳者由于突然运动或低温刺激致腓肠肌痉挛时，应保持镇静，采取仰泳泳姿，并用手将抽筋腿的踇趾用力向脚背弯曲，使踇趾翘起，持续用力，直至剧痛消失，痉挛也即停止，然后缓慢向岸边或可借助的漂浮物游动；若手腕肌肉痉挛，自己将手指上下屈伸，并采取仰卧位，用双足划游。

2．他救 救护淹溺者本身具有一定的风险，掌握好救援方法很重要，要避免被淹溺者抱住而无法自救和他救。施救时应先游至淹溺者附近，观察淹溺者的具体位置，从其背后接近，用一只手从背后抱住淹溺者头颈部，另一只手抓住淹溺者手臂，游向岸边。也可投木板、竹竿、救生圈等让淹溺者攀扶。

（二）现场救治

1．淹溺复苏 迅速将溺水者救离水中。呼吸、心跳停止者，立即进行心肺复苏，仍应按CAB的复苏操作顺序进行；如无呼吸、有心跳，则无须做胸外心脏按压。

2．控水处理 倒出肺内、胃内积水（图4-1）。现在不强调控水。注意排水时间不可过长，倒出口、咽、气管内的水分即可。现场常用的控水方法有：

（1）膝顶法：急救者取半蹲位，一腿跪地，另一腿屈膝，将淹溺者腹部横置于救护者屈膝的大腿上，使头部下垂，并用手按压其背部，使呼吸道及消化道内的水倒出。

（2）肩顶法：急救者抱住淹溺者的双腿，将其腹部放在急救者的肩部，使淹溺者头胸下垂，急救者快速奔跑，使积水倒出。

（3）抱腹法：急救者从溺水者背后双手抱住其腰腹部，使淹溺者背部在上，头胸部下垂，摇晃淹溺者，以利控水。

3．保暖 低温是淹溺者死亡的常见原因，在冷水中超过1小时复苏很难成功，尤其是海水淹溺者。对心跳、呼吸恢复的患者应给予保暖措施，脱下湿衣裤，加盖干的衣服、毛毯或棉被，可对四肢做向心性按摩，促进血液循环。意识清醒者可给予热饮料。

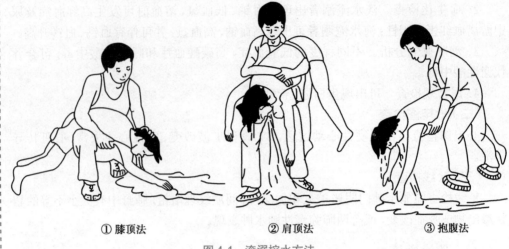

①膝顶法　　　　　　②肩顶法　　　　　　③抱腹法

图 4-1　淹溺控水方法

（三）院内救治

经现场初步处理后应迅速转送至附近医院进一步救治，采取综合措施支持呼吸循环功能。注意在转送途中仍需继续监护和救治。

1. 维持呼吸、循环功能　保持呼吸道通畅是维持呼吸功能的前提。通过气管插管、高浓度氧气吸入及呼吸机辅助呼吸等一系列措施来维持适当的动脉血气和酸碱平衡。

2. 维持循环功能　患者心跳恢复后，常出现血压不稳或低血压状态，应注意监测中心静脉压、动脉压，根据监测结果调整输液速度，预防低血容量。

3. 复温　冷水淹溺者及时复温对预后非常重要。将患者安置于抢救室中，注意保持室内温度，立即换下湿衣裤，盖好被子保暖，其他复温方法还有热水浴、温热复方氯化钠溶液灌肠、应用热水袋、热辐射等体外复温的方法。

4. 补充血容量，维持体液平衡　根据淹溺的液体不同，合理补充电解质和血容量。淡水淹溺时适当限制补液量，可积极补充 2%～3% 的氯化钠溶液；海水淹溺时，血容量低，不宜过分限制液体补充，切忌选择氯化钠溶液，可给予 5% 的葡萄糖溶液、低分子右旋糖酐、血浆等。

5. 对症治疗　合理选用抗生素预防吸入性肺炎的发生；纠正高钾血症及酸中毒；对血红蛋白尿、少尿或无尿患者，应积极防治急性肾功能不全；应用肾上腺皮质激素可防治脑水肿、肺水肿和急性呼吸窘迫综合征；及时应用保护肝功能、促进脑功能恢复的药物，防治多器官功能障碍。

六、护理诊断

1. 清理呼吸道无效　与呼吸道内残留液体或异物有关。

2. 体液过多　与淹溺者吸入的水迅速经肺泡进入血液循环，使血容量增加有关。

3. 意识障碍　与低氧血症、脑组织缺氧、肺水肿、脑水肿有关。

4. 潜在并发症：心律失常、心脏停搏、肺水肿、脑水肿、急性肾衰竭、溶血反应等。

七、护理措施

（一）一般护理

1. 将患者安置于抢救室内，换下湿衣服，盖好被子，迅速清除呼吸道异物，保持呼吸道通畅。

2. 给予高流量氧气吸入，对于人工呼吸无效者应行气管内插管予以正压通气给氧，必要时行气管切开，呼吸机辅助呼吸。遵医嘱静脉注射呼吸兴奋剂，如洛贝林、尼可刹米等。

3. 迅速建立静脉通道，根据患者病情、年龄及药物性质来调整输液量、速度和种类。

4. 对昏迷患者要加强皮肤护理，定时翻身，预防褥疮；呼吸道分泌物较多者，应定时翻身拍背，及时吸痰；做好口腔护理，保持口腔的清洁卫生。

（二）病情观察

1. 严密观察患者生命体征的变化，判断呼吸困难的程度，观察有无咳痰，记录痰的颜色、性质和量，听诊双肺呼吸音，随时采取应急措施。

2. 注意患者的神志变化，昏迷患者要观察瞳孔的大小、对光反射，注意有无散大、固定。

3. 监测每小时尿量的变化，严格记录患者的液体出入量。

（三）用药护理

遵医嘱合理补充电解质和血容量。淡水淹溺时因需要限制补液量，所以应注意控制输液的速度及输液量，防止短时间内大量液体进入体内，加重血液稀释及肺水肿；海水淹溺时，不宜过分限制液体摄入量，可给予 5% 葡萄糖溶液、低分子右旋糖酐等来纠正低血容量，切忌选择氯化钠溶液；合并代谢性酸中毒的患者，补充碳酸氢钠时，密切观察患者的用药反应，防止补碱过量。

（四）心理护理

患者清醒后，精神上受到极大刺激，甚至留下遗忘症、惊恐等精神症状。因此，护士需要耐心细致地做好心理护理，消除患者焦虑和恐惧的情绪，争取让患者能积极配合治疗。对于投水自杀的患者应尊重其隐私权，耐心做好劝说和心理疏导工作，使其对今后的生活充满信心。

（五）健康教育

1. 生活指导　危险水域应设置明显警示牌，提醒路人谨防落水；在公共游泳场必须设置深、浅水域的醒目标志；天然游泳场应清除杂草、淤泥，填平泥坑等，以消除隐患；设置救生员、救生设备；水下作业人员严格遵守水下操作规程；儿童、残疾人不可单独在在海边、泳池、水池区域游泳或玩耍；熟悉水性者要避免酒后下水游泳。

2. 疾病知识指导　加强游泳安全知识宣传，游泳前做好准备工作，避免腓肠肌痉挛；利用多种途径宣传水中自救方法，提高自救率；向公众普及水中救援知识，避免因救助他人发生意外；对公众开展防溺水知识讲座，宣传溺水的急救相关知识，并做好心肺复苏基本技术的普及及培训。

第三节 电 击 伤

电击伤（electrical injury）俗称触电，是指超过一定强度的电流或电能量（静电）通过人体，引起人体不同程度的损伤或器官功能障碍，严重者可导致心跳呼吸骤停而死亡。电击伤通常分为闪电电击伤、低电压电击伤、高电压电击伤三种类型。

一、病因

人体直接接触电源、高压电流或静电电荷电击人体，是造成电击伤的主要原因。

1. **主观因素** 安全用电知识缺乏，违反操作规程，如私拉乱接电线、用湿手接触电器、修剪高压电线附近的树木而意外接触高压电线，抢救触电者时用手直接去拉触电者，雷雨闪电的天气站在大树下，若衣物被淋湿则更容易被闪电击中等。

2. **客观因素** 居住或工作环境比较差，如电器或电线年久失修造成电线老化、破损、电器漏电、绝缘性能降低等。

3. **意外事故** 地震、山洪、泥石流、台风、水灾、火灾等造成电线断裂下落接触人体等。

二、发生机制

电击时，电流通过人体，可对人体造成一定程度的损伤，轻者仅造成局部皮肤损伤，严重者可伤及皮下组织、肌肉、骨骼等甚至导致休克和死亡。低电压电流可抑制心脏活动，引起心室颤动；高电压电流多为致命性损伤，严重影响中枢神经系统活动，导致循环、呼吸功能障碍。

触电方式

1. 单向触电　这是最常见的一种触电方式。是指当人体接触一根电线,电流经触电处通过身体(脚)到地面或其他接地物体,形成回流。

2. 两相触电　人体的两处同时与两根电线接触时,电流由电位高的一根电线通过人体流至电位低的一根电线而贯通全身。这种触电方式最危险,因为施加于人体的电压为全部工作电压,即线电压。

3. 跨步电压触电　由不可预测原因致高压电线断落,电流在距离接地点20米以内的地面形成电压差,当人体接近高压电线落地点时,两脚间形成电压差,称为跨步电压。此时,电流从靠近落地点的一脚流向远离落地点的一脚,使人触电,若电流流经心脏,可造成伤亡。

4. 弧光触电　人体过于接近高压电网,虽然未直接接触,但高压可击穿电网与人体间的绝缘空气,产生电弧,将人体烧伤,严重时可导致死亡。

三、临床表现

电击对人体的损伤包括电流本身对人体组织细胞的影响以及电流转换为电能后的热损伤。主要表现为全身的电休克和局部的热损伤。

（一）全身表现

1. 轻型　出现惊恐、皮肤苍白、口唇发绀、四肢无力,接触部位肌肉抽搐、一过性麻木,可伴有头痛、头晕、呼吸及心跳加快甚至昏倒等。

2. 中型　呼吸浅快,心跳加速或期前收缩,可有短暂意识丧失,瞳孔对光反射可无变化,血压多正常。

3. 重型　出现持续性抽搐甚至导致肢体骨折、休克或昏迷。低电压电流可引起心室颤动,开始时患者尚有呼吸,继而呼吸停止,无心跳,进入"假死状态"。高电压电流可引起呼吸中枢麻痹,患者昏迷,呼吸停止,但心搏存在,血压下降,若不及时抢救,数分钟内即可死亡。若为高电压、强电流电击,呼吸循环中枢同时受累,多立刻死亡。

（二）局部表现

主要表现为电流通过的皮肤出现电烧伤,局部症状的轻重与电流强度有关。

1. 低压电击伤　常见于电流进入点与流出点,损伤面积较小,直径一般为0.5～2cm,呈椭圆形或圆形,焦黄色或灰白色,较干燥,偶有水疱形成,边缘整齐,与健康皮肤分界清楚。一般不损伤内脏,致残率较低。

2. 高压电击伤　常有一处进口和多处出口,损伤范围面积不大,但可深达肌肉、神经、血管、甚至骨骼,创面呈黑色炭化,并伴组织坏死。常有"口小底大,外浅内深"的特征。随着病情发展,可在一周或数周后出现坏死、感染、出血等;血管内膜受损,可有血栓形成,继发组织坏死、出血,甚至肢体广泛性坏死,后果严重,致残率高。

（三）并发症

电击伤可引起短期精神异常、心律失常、肢体瘫痪、继发性出血或血供障碍、局部组织坏死继发感染、高钾血症、酸中毒、急性肾衰竭、周围神经病、永久性失明或耳聋、内脏破裂或穿孔等。

（四）相关因素

电击伤损伤程度取决于以下因素：电流的种类、强度、频率、电压、电阻、触电时间、通过人体的途径等。一般而言，交流电比直流电危险，低频率比高频率危险，电流强度越大、电压越高、接触时间越长就越危险。

1. 电流　一般接触 2mA 以下的电流仅产生麻木感；15～20mA 的电流可使肌肉出现强直性收缩，人体容易摆脱；20～25mA 的电流一方面可使接触部位肌肉持续痉挛性收缩以致不能松开电极，另一方面可使呼吸肌收缩发生呼吸困难；50mA 以上的电流，可引起心室颤动，达到数百毫安时，可引起心搏骤停或昏迷，导致死亡。另外，交流电比直流电对人体损伤大，其中以低频（15～150Hz）的危险性为大。低频电流中又以 50～60Hz 的交流电危险性最大。

2. 电压　低电压和高电压都可引起器官的生物电节律改变。电压越高，对人体造成的损害也越严重。一般来说，小于 12V 的电压称为绝对安全电压，12V～36V 的电压称为安全电压。直流电压在 380V 以下，很少引起伤亡；而交流电压在 65V 以上即会造成触电危险。

3. 电阻　电压一定的情况下，电阻越小，通过的电流越大，组织损害的程度就越严重。人体各组织电阻由大到小依次排列为：骨骼＞脂肪＞肌腱＞皮肤＞内脏＞肌肉＞血管＞神经。

4. 接触时间　电流对人体的损害程度与接触电流的时间成正比，通电时间越长，能量蓄积越多，电击的危害性越大，可引起心室颤动的可能性越大。

5. 电流通过的途径　电击时组织器官损害的程度与电流通过人体的途径有关。电流通过人体的途径以经过心脏最为危险，会导致心室颤动，甚至心搏骤停。危险性从高到低的电流途径分别为从左手到胸部，从手到手，从手到脚，从脚到脚。

四、辅助检查

（一）实验室检查

1. 血、尿常规检查　早期可有血清肌酸磷酸激酶（CPK）、心肌型肌酸激酶同工酶（CK-MB）、乳酸脱氢酶（LDH）、天门冬氨酸氨基转移酶（AST）的活性增高；尿检可呈血红蛋白尿或肌红蛋白尿。

2. 血气分析　表现为低氧血症和代谢性酸中毒。

（二）X 线检查

可了解电击伤后有无骨折、关节脱位和内脏损伤。

（三）心电图检查

心电图检查常表现为心室纤颤，房室传导阻滞或房性、室性期前收缩。

五、救治措施

（一）现场急救

1. 迅速脱离电源　根据触电现场的情况，选择最安全、迅速的方法。

（1）关闭电源：迅速关闭电源或拔掉插座。

（2）挑开电线：如不能关闭电源断电，则应迅速用木棒、竹竿、皮带等绝缘物品挑开触及触电者的电线，并将挑开的电线妥当放置，避免再伤及他人。

（3）切断电线：如在抢救者不能接近触电者或不便将电线挑开的现场，可用绝缘的钳子、干燥的木柄刀、斧头等切断电线，使电流中断，并妥善处理电线断端。

（4）拉开触电者：若触电者俯卧在电线或漏电的电器上，上述方法均不易使用时，可用干木棒将触电者拨离触电处或用干燥绝缘的绳索套在触电者身上，将其拉离电源；也可用干燥的绝缘棉衣、棉被将触电者推拉开。救助者必须注意自身安全，最好单手操作，严格保持自己与触电者间的绝缘状态，在未断电源前，不能用手直接牵拉触电者；救助者做好自身绝缘保护，可在脚下垫干燥木板或厚塑料板等。

2．紧急复苏

（1）轻、中型：就地观察及休息1～2小时，以减轻心脏负荷，促进恢复。

（2）重型：当电击伤者脱离电源后，如果呼吸不规则或停止、脉搏摸不到，应立即进行心肺复苏即口对口人工呼吸和胸外心脏按压。

（3）避免合并伤：如在高处电击时，应采取适当的安全措施，防止脱离电源后，从高处坠落造成骨折、创伤甚至死亡。

（二）急诊室抢救

1．心肺脑复苏　对心脏停搏、呼吸停止的患者继续进行胸外心脏按压，尽早建立人工气道，对于已经发生心室颤动者先用肾上腺素静脉注射，使细颤转变为粗颤，再用电除颤，有利于恢复窦性节律。头部置冰袋，静脉注射盐酸纳洛酮有利于脑复苏。

2．抗休克　对有休克者，在常规抗休克治疗的同时，注意检查是否合并内脏损伤或骨折，如果发现有内出血或骨折者，应立即予以适当处理。

3．控制感染　对有较大烧伤创面的患者，应注意创面保护，彻底清除坏死组织，防止污染及进一步损伤。

4．筋膜松解术和截肢　高压电击伤后，深部组织灼伤，大量液体渗出，大块软组织水肿、坏死和小营养血管内血栓形成，可使其远端肢体发生缺血性坏死。应按照实际情况及时进行筋膜松解术以减轻周围组织的压力，改善远端血液循环，挽救部分受压但未坏死的肌肉及神经。对需要截肢者，必须掌握手术指征。

5．对症处理　纠正水、电解质和酸碱失衡，防治脑水肿、急性肾衰竭等。

6．轻型电击伤的处理　一般卧床休息数日即能恢复，但少数患者可出现迟发性"假死"状态，故应严密观察，必要时对症支持治疗。

六、护理诊断

1．意识障碍　与电击引起的神经系统病变有关。

2．低效性呼吸型态　与电击引起呼吸停止有关。

3．皮肤完整性受损　与电击引起的皮肤烧伤有关。

4．潜在并发症：心律失常。

七、护理措施

（一）一般护理

1．休息和卧位　部分患者电击伤清醒以后出现性格及精神异常，此时应加强保护，遵医嘱给予镇静剂，昏迷患者取去枕仰卧位，头偏向一侧。

2．保持呼吸道通畅　及时清除呼吸道分泌物，给予氧气吸入。行气管插管或气管切开者按相应的护理常规实施护理。

3. 补液治疗　迅速建立静脉通道,并保持输液畅通。

4. 基础护理　每天进行口腔护理、皮肤护理,预防口腔炎及压疮的发生,保持局部伤口敷料的清洁、干燥;定时翻身拍背,防止坠积性肺炎的发生。

(二)病情观察

1. 密切观察患者生命体征的变化　重型电击者持续进行心电监护,密切观察心率和心律的变化;对于轻、中型电击者,也应进行1~2天的心电监护。部分电击伤者在两周内可能会发生不同程度的心脏传导阻滞,需持续进行心电监护,加强观察。

2. 密切观察尿液　尿量应维持在40ml/h以上,注意观察尿液的颜色、尿比重的变化。对严重肾功能损害或脑水肿使用利尿剂和脱水剂患者,应准确记录24小时尿量。

3. 注意患者有无其他的颅脑损伤、血气胸、内脏破裂、骨折等合并伤存在,及时发现并积极配合医生进行抢救。

(三)用药护理

根据医嘱,正确使用强心、利尿、升压药物、抗生素等,并注意药物的协同作用和配伍禁忌。根据患者的年龄、病情、药物性质等来调整补液的量和速度。

(四)心理护理

患者因受到极大的刺激,可能会有遗忘症、惊恐等精神症状,并可出现白内障或视神经萎缩,甚至可能导致残疾。护士要给予患者精心的心理护理,使其保持良好的心理状态,同时做好营养支持,使患者逐步康复。

(五)健康教育

1. 生活指导　注意用电安全,经常检查用电线路和各种常用的电器设备,保持其性能完好。加强安全用电教育,尤其是对于儿童的教育,譬如在家中禁止玩弄电源插座、不要在供电线路周围放风筝、不要在高压设备周围玩耍等。遇到火灾等意外事故,首先切断电源。房屋安装避雷针或防雷设施,并定期检测。雷雨天气避免外出,并切断电源和外接天线。不可在大树、高压线下躲雨或使用金属柄的雨伞在空旷地带行走。

2. 疾病知识指导　对公众开展防触电知识讲座,普及触电的急救相关知识并做好心肺复苏基本技术的宣传及培训。

(郭金凤)

扫一扫
测一测

复习思考题

1. 简述电击伤的治疗要点。
2. 中暑的急救原则有哪些?
3. 淹溺患者的水中急救措施有哪些?

第五章

课件
05章PPT

创 伤 救 护

学习要点

1. 创伤、动物性损伤（蛇、犬）、烧烫伤救护要点。
2. 止血、包扎、固定、搬运技术。

扫一扫
知重点

案例分析

患者，男，30 岁，因交通事故致全身多发性创伤。查体：神志清醒，面色苍白，脉搏 108 次 / 分，血压 90/60mmHg，呼吸 20 次 / 分。右上臂下段开放性软组织损伤，局部有鲜红色搏动性出血，可见骨折端外露，桡动脉搏动消失；腰部压痛、肿胀，L_2 平面以下感觉、运动功能消失，排尿失控。

分析：

1. 初步诊断　右上臂肱动脉出血，右肱骨骨折，脊椎骨折。

2. 救治措施　立即压迫右侧肱动脉止血，并临时固定，立即建立静脉通道行抗休克治疗，用硬板担架搬运患者，尽快送至医院进行手术治疗。

第一节　概　　述

随着社会的不断进步和医学的迅速发展，不少疾病已得到有效控制，但创伤却日益增多，对人类的生存和健康构成了巨大的威胁。在中国，创伤死亡已成为我国第 5 位死因，是 35 岁以下居民的第 1 位死因，我国交通事故等意外事件造成的死亡率远高于西方发达国家。因此，提高院前急救水平和规范院内救治流程是降低创伤死亡率的关键，积极开展创伤救治与预防是急救医学和急救护理学的重要任务。

一、基本概念

创伤的概念有广义和狭义之分。广义的创伤，是机体受到物理性、化学性或生物性等致伤因素作用或侵袭后引起的人体结构和（或）功能障碍。狭义的创伤是指机械性致伤因素作用于机体造成的组织结构完整性破坏和(或)功能障碍,并出现不同程度的局部或全身反应。严重创伤是指危及生命或肢体的创伤,它常为多部位、多脏器的多发伤,病情危重,伤情变化迅速,死亡率高。创伤护理是指在各类创伤急救中全面配合医生对院前、院内和创伤中心的伤病员进行护理评估、计划、实施干预措施和评价。

二、病理生理

创伤发生后,在致伤因子的作用下,为维持自身内环境的稳定,机体迅速产生各种局部和全身防御反应。轻微创伤者以局部反应为主,全身反应较轻或持续时间短;严重创伤者局部反应重,全身反应明显且持续时间长。

(一)局部反应(创伤性炎症反应)

无论创伤轻重,伤后数小时内局部起炎症反应,即局部红、肿、热、痛,其基本病理过程与一般炎症相同,轻重与致伤因素的种类、作用时间、组织损害程度和性质,以及污染程度和是否存留异物等有关。创伤炎症反应是非特异性的防御反应,有利于清除坏死组织、杀灭细菌及组织修复,一般情况下,伤后24~48小时达高峰,3~5天趋于消退,但是广泛而强烈的炎症反应则可引起局部组织张力过大,造成血液循环障碍,发生更多的组织坏死,或因大量血浆渗出而致血容量减少,最终阻碍创伤的修复。

(二)全身反应

严重创伤可通过炎症介质及细胞因子网络,使局部损伤影响到全身,即致伤因素作用于人体后引起的一系列神经内分泌活动增强,并由此引发的各种功能和代谢改变的过程,是一种非特异性应激反应。

1. 神经内分泌系统变化 创伤后应激反应首先表现为神经内分泌系统的改变,目的是保证重要脏器的有效灌注。主要表现为:

(1)交感神经-肾上腺髓质系统:释放儿茶酚胺。儿茶酚胺调节心血管系统,增加心率和心肌收缩力,以维持心、脑等重要器官血供。

(2)下丘脑-垂体-肾上腺皮质系统:释放促肾上腺皮质激素。肾上腺皮质激素能促进葡萄糖异生,使血糖升高;与生长激素共同促进脂肪分解,产生能量;抑制炎症反应,减少血管渗出;抑制白细胞活动,减轻炎症的损害作用。

(3)肾素-醛固酮系统:肾素是一种酶,作用于血浆中的血管紧张素原,形成血管紧张素Ⅰ,经血管紧张素转换酶的作用形成血管紧张素Ⅱ;血管紧张素Ⅱ能增强升压作用,促进肾上腺皮质分泌醛固酮,醛固酮使远曲肾小管减少钠离子排除,保存体内水分。

此外,受创组织生成细胞因子进入血液循环,与靶器官特定受体作用而引起对创伤的急性相反应。

2. 代谢变化 创伤后代谢改变主要表现为能量物质分解增多,合成减少,机体处于高分解代谢、高能量消耗状态,一般持续14~21天。创伤后由于儿茶酚胺、肾上腺皮质激素、生长激素、胰高血糖素等分泌增加,引起糖、脂肪、蛋白质代谢改变:糖代谢表现为糖原分解、糖异生增强,胰岛素分泌受到抑制加上胰岛素抵抗,导致血糖升高,外周组织对糖的利用率下降;创伤后脂肪动员、分解加速,成为体内主要能量来源，血中酮体增高；创伤早期蛋白质分解代谢增加，产生负氮平衡，至 10 天左右进入蛋白质合成期，机体开始呈正氮平衡。水、电解质代谢紊乱，钾排出增多，水、钠潴留，钙、磷代谢紊乱。

3．免疫功能改变 创伤后机体免疫功能紊乱，表现为免疫功能抑制或过度的炎症反应损害。适度的炎症反应可增强机体的抵抗力，促进组织修复，但失控或过度激活的防御反应，所释放的大量细胞因子等炎症介质，可导致全身炎症反应综合征（SIRS），SIRS 进一步发展为 MODS。同时，严重创伤还可抑制机体免疫功能，使机体容易发生继发性感染和脓毒症，是创伤后期患者的主要死因。

4．体温反应 伤后部分炎症介质作用于体温中枢导致发热；并发感染时体温明显增高；深度休克抑制体温中枢时体温升高。体温中枢受损严重可发生体温过低。

三、临床表现

不同部位、不同器官的创伤其临床表现各异。因致伤因子的不同使创伤的临床表现多样化、复杂化。创伤共有的一些症状和体征包括：

1．局部表现

（1）疼痛：与受伤部位的神经分布、创伤轻重、炎症反应强弱等因素相关。损伤部位活动时疼痛加剧，制动后可减轻；严重损伤或合并休克时，患者常不诉疼痛；创伤所致的疼痛一般在 2～3 日后缓解，疼痛持续或加重时常提示合并感染。

（2）肿胀：为局部出血和（或）炎性渗出所致。受伤部位较浅者，可伴有发红、青紫或波动感；四肢部位的严重肿胀，是损伤部位组织内张力增高阻碍静脉血回流所致，常伴有远心端肢体肿胀，严重时可影响动脉血流，肢体远端出现皮肤苍白、皮温降低等。

（3）功能障碍：组织结构破坏可直接造成功能障碍，如骨折或关节脱位导致肢体不能正常活动，开放性或张力性气胸引起呼吸衰竭等。

（4）出血：为开放性创伤所共有，出血量因损伤的血管性质和管径大小而定。

2．全身表现

（1）体温升高：由损伤部位的血液及其他组织成分的分解产物吸收所引起，体温一般在 38.5℃以下。

（2）脉搏、血压和呼吸的改变：受伤后机体儿茶酚胺释放增多，心率和脉搏增快，周围血管收缩，故舒张压升高，收缩压接近正常或稍高，脉压缩小，若发生大出血或休克，则血压降低，脉搏细弱。一般的创伤患者，呼吸多无明显改变。较重的创伤常出现呼吸加快，与机体缺氧、精神紧张、发热、疼痛等有关。

3．并发症 创伤可出现多种并发症，往往因并发症加重病情，甚至直接危及生命。

（1）感染：为最常见的并发症，开放性伤口易发生感染。感染的伤口可有疼痛、红肿、触痛、脓性分泌物，可有体温升高和中性粒细胞增多，严重时可导致脓毒症而危及生命。

（2）休克：早期常为失血性休克，晚期由于感染发生可导致脓毒症，甚至发生感染性休克。休克是重度创伤患者死亡的常见原因。重度创伤并发感染和（或）休克还可继发多系统器官衰竭，如成人呼吸窘迫综合征、急性肾衰竭、应激性溃疡等。

知识链接

多发伤、多处伤、复合伤和联合伤的区别

多发伤：是指在同一致伤因素作用下，人体同时或相继有两个以上的解剖部位或器官受到创伤，且其中至少有一处是可以危及生命的严重创伤，或并发创伤性休克者。

多处伤：是指同一解剖部位或脏器发生两处或两处以上的创伤，如一个肢体有两处以上的骨折，一个脏器有两处以上的裂伤。

复合伤：是指两种以上的致伤因素同时或相继作用于人体所造成的损伤。可发生于战时或平时，复合伤不同于联合伤，如原子弹爆炸产生物理、化学、高温、放射等因素所引起的创伤。复合伤的基本特点是多以一伤为主，其主要致伤因素在疾病的发生、发展中起着主导作用。伤情易被掩盖，多有复合效应，使整体伤情变得更为复杂。

联合伤：是指创伤造成膈肌破裂，既有胸部伤，又有腹部伤，又称胸腹联合伤。因为有时腹部伤是否累及胸部或胸部伤是否累及腹部在诊断上很困难，因此，往往把此两处伤称为联合伤，从广义上讲联合伤亦称多发伤。

四、救治与护理

创伤患者一般有伤情复杂、病情变化迅速、死亡率高等特点，加之救护现场情况错综复杂，故应争分夺秒地进行有效救护，为后续救护赢得时机，对提高救护质量具有重要意义。

（一）现场救护

1. 现场救护措施

（1）脱离危险环境：救护人员到达现场后，应使患者迅速安全地脱离危险环境。注意搬运患者时动作要轻稳，切忌将伤肢从重物下强拉出来，避免再损伤或继发性损伤的发生。

（2）现场评估：现场评估患者受伤的原因、暴力情况、详细时间、受伤时体位、神志、出血量等，以便判断伤情和采取相应的救护措施。首次检查要明确患者是否存在脑、胸、腹等致命伤，要遵循边判断边抢救的原则，把抢救生命放在第一位。

（3）心肺脑复苏：如有心跳呼吸骤停者，应立即实施心肺复苏。

（4）保持呼吸道通畅：呼吸道梗阻或窒息是患者现场死亡的主要原因。应及时清除口咽部的血块、呕吐物、分泌物等，取患者于侧卧位，或头偏向一侧，以保持呼吸道通畅。

（5）处理活动性出血：控制明显的外出血，是减少现场死亡的最重要措施。最有效的紧急止血法是加压止血法，即压住出血伤口，或同时指压止血，然后加压包扎，并使伤处处于高位，以减少出血。慎用止血带，但对出血不止的四肢大血管破裂，则可用橡皮止血带或充气止血带止血。

（6）伤口处理：伤口用无菌敷料覆盖，如现场没有无菌敷料，可暂时用洁净的布类物品代替，然后用绷带或布条包扎伤口。创面中外露的骨折端、内脏、脑组织等禁忌回纳入伤口内，以免加重损伤。伤口内异物或血凝块不要随意清除，以免再度发生大出血。

（7）抗休克治疗：快速建立静脉通道及时补充液体，采取有效的止血措施，必要

时用止血药,防止和纠正因创伤和失血导致的休克。

2.现场救护技术　创伤患者现场急救的主要技术包括止血、包扎、固定和搬运。

（二）转运途中的救护

患者在现场进行初步急救处理后,应尽快将患者转运到医院,使其得到进一步的专科治疗和护理,以降低病死率和伤残率。针对患者病情做好充分的转运前准备,选用合适的转运工具,迅速、正确地搬运患者以确保患者安全,转运过程中应严密观察患者病情变化,如发现异常应及时处理,对患者实施实时监护,对伤者的抢救、治疗和预后至关重要。

（三）院内救护

医院是抢救创伤患者最重要的场所,院内创伤患者的救护目的是维持生命、最大限度减轻创伤和防止并发症。院内救护措施有:

1.体位　根据病情采取合适的体位,并有利于患者呼吸和促进伤处静脉回流。避免过多地搬运创伤患者。

2.保证各种管道的通畅　因病情的需要,为患者建立各种管道,利于观察和抢救患者。比如建立2~3条静脉通路,以保证用药及抗休克治疗的需要;行气管插管或气管切开,以维持患者的呼吸;留置导尿,以便观察患者病情变化等。

3.病情监测　密切观察患者的生命体征和神志变化,同时要进行血流动力学的监测,并及时了解呼吸功能及血气分析结果。

4.器官功能的维护　对于创伤,除积极处理局部外,还应密切观察其对全身的影响,并采取相应的措施防治休克和多脏器功能不全,同时加强对重要脏器功能的监测。

5.伤口的护理　对于范围小的软组织挫伤,早期行局部冷敷,以减少组织内出血,24小时后可热敷或理疗,以利于炎症的消退;对于开放性的创伤,应尽早施行清创处理,根据伤情选用敏感的抗生素,预防感染。

6.协助医生做好检查和手术准备　及时协助医生通知相关科室会诊,配合医生做好各种手术前的准备,如清创缝合术、腹部穿刺、胸腔闭式引流等。对于需要手术者要及时采血备血,并做好术前准备工作如备皮、留置尿管等。

7.心理护理　了解患者的心理,帮助其面对压力,增强信心,缓解紧张、恐惧、焦虑的情绪。

第二节　创伤现场救护技术

创伤救治必须在创伤现场尽快实施,救治越早,后送越快,对于提高救治成功率、减少伤残率就越有利。体位、复苏及通气、止血、包扎、固定和搬运是创伤现场救治的基本技术,医护人员必须熟练掌握,以便对伤病员实施有效的救治。创伤现场急救原则是:先抢后救;先重后轻;先急后缓;先近后远;先止血后包扎,再固定后搬运。

一、体位

根据受伤部位不同协助患者取合理体位:对意识丧失或昏迷者,应将头偏向一侧,防止舌后坠或呕吐物等堵塞呼吸道引起窒息;对一般重患者,根据病情取舒适合适的体位,如休克患者取中凹卧位;被毒蛇咬伤下肢时,要使患肢放低,以减慢毒素的扩散；腹痛者，双膝屈曲，以放松腹肌；脚扭伤时，应抬高患肢，以利于血液回流等；疑有颈椎或脊柱、骨盆骨折者宜平卧于硬板床上。

二、复苏与通气

见第二章。

三、止血

急性创伤性大出血是伤后早期死亡的主要原因之一。正常成人全身血容量占体重的7%～8%，即体重50kg的人约有3500～4000ml血液。失血量≤10%（约400ml），可能有轻度的头昏、交感神经兴奋症状或无任何反应；失血量达20%左右（约800ml），会出现失血性休克的症状，如血压下降，脉搏细速，肢端厥冷，意识模糊等；失血量≥30%，患者可发生严重的失血性休克，不及时抢救，短时间内可危及伤病员的生命或产生严重的并发症。因此，在保证呼吸道通畅的同时，应及时准确地进行止血。

根据血管性质不同可将出血分为动脉出血、静脉出血和毛细血管出血。不同血管的出血，危险性也不尽相同。毛细血管出血呈小点状的红色血液，从伤口表面渗出，看不见明显的血管出血，可自行凝固止血；静脉出血与毛细血管出血相比，静脉出血呈较缓慢流出，色暗红，出血量逐渐增多；动脉出血血液可随心脏的收缩而搏动性大量涌出，呈喷射状，色鲜红，出血速度快，出血量大，最为危险。

根据出血部位不同，可分为内出血和外出血。内出血指血液流向体腔或组织间隙；外出血指血液自创面流出体外。我们通常所说的止血，主要适用于外出血。临床上常用的止血方法有加压包扎止血法、指压止血法、止血带止血法和填塞止血法等。

（一）加压包扎止血法

1. 适应证 适用于较小伤口引起的小动脉、中小静脉或毛细血管出血，但有骨折或关节脱位时，不宜使用此法。

2. 操作方法 局部先用生理盐水冲洗，消毒液消毒，再将无菌敷料或衬垫覆盖在伤口上，然后用绷带、三角巾或布条适当加压包扎，松紧以达到止血目的为宜。必要时可将手掌放在敷料上均匀加压，一般20分钟后即可止血。包扎后抬高伤肢，以增加静脉回流和减少出血。此方法是伤口出血时最常用、最简单有效的止血方法，既能止血，又可包扎伤口，防止伤口进一步的污染和损伤。

（二）指压止血法

1. 适应证 适用于头、面、颈部或四肢中等或较大动脉出血时的临时止血。

2. 操作方法 根据动脉的走向，在出血伤口的近心端，用手指、手掌或拳头压住动脉搏动处，达到临时止血的目的。全身走行于体表的中等以上动脉，从头到脚主要有：颞浅动脉、面动脉、枕动脉、颈总动脉、锁骨下动脉、肱动脉、尺桡动脉、股动脉、腘动脉、胫前后动脉。常见部位止血方法有：

（1）头面颈部出血

1）头顶部出血：压迫伤侧耳前正对下颌关节处的搏动点（颞浅动脉），将动脉压向颞骨[图5-1（1）]。

2）颜面部出血：压迫伤侧下颌骨下缘与咬肌前缘的搏动点（面动脉），将动脉压向下颌骨[图5-1（2）]。

3）头颈部出血：压迫伤侧气管外侧与胸锁乳突肌前缘中点之间的强搏动点（颈总动脉），用力向后压向第五颈椎横突处。禁止同时压迫双侧颈总动脉，以免引起脑缺氧[图5-1（3）]。

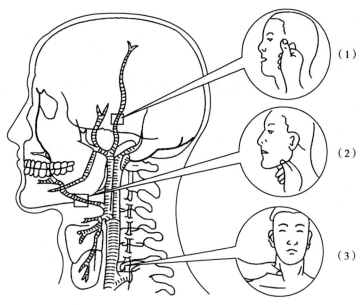

图5-1　头颈部出血常用指压部位

4）头后部出血：压迫伤侧耳后乳突下稍后方的搏动点（枕动脉），将动脉压向乳突（图5-2）。

（2）上肢出血

1）肩部、腋部、上肢出血：压迫伤侧锁骨上窝中部的搏动点（锁骨下动脉），将动脉压向第1肋骨[图5-3（1）]。

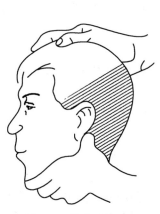

图5-2　枕动脉指压法

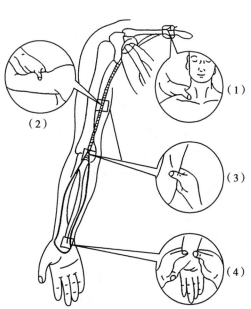

图5-3　上肢出血常用指压部位

2）上臂止血：外展上肢90°，用拇指将腋窝中点的腋动脉压向肱骨头一侧[图5-3（2）]。

3）前臂止血：压迫伤侧上肢肱二头肌内侧沟中部的搏动点（肱动脉），将动脉压向肱骨干[图5-3（3）]。

4）手掌出血：压迫伤侧手掌腕横纹稍上方的内、外侧搏动点（尺、桡动脉），将动脉分别压向尺骨和桡骨[图5-3（4）]。

5）手指出血：用拇指和食指分别压迫手指跟部两侧的指动脉。

（3）下肢出血

1）大腿出血：压迫伤侧下肢腹股沟中点稍下方的强搏动点（股动脉），用拳头或双手拇指交叠用力将股动脉压向耻骨上支[图5-4（1）、图5-4（2）]。

2）小腿出血：压迫伤侧下肢腘窝中部腘动脉[图5-4（3）]。

3）足部出血：压迫伤侧足背中部近脚腕处的搏动点（胫前动脉）和伤侧足跟内侧与内踝之间的搏动点（胫后动脉）[图5-4（4）]。

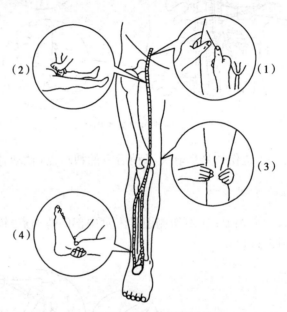

图5-4　下肢出血常用指压部位

3．注意事项　此法只适用于短时急救，压迫时间不宜过长。在指压止血的同时必须做好进一步处理的准备，如止血带止血、加压包扎等方法。

（三）填塞止血法

1．适应证　此法应用范围较局限。适用于腋窝、肩部、大腿根部出血，用指压法或包扎法难以止血时使用。

2．操作方法　用无菌敷料填入伤口内，外加大块敷料加压包扎，松紧度以能达到止血目的为宜。

（四）止血带止血法

1．适应证　只适用于不能用加压止血的四肢大动脉出血。

2．操作方法　止血带应绑扎在伤口近心端，且尽量靠近伤口。专用的止血带有橡皮止血带、卡式止血带、充气止血带等，以充气止血带效果较好。在紧急情况下，也可用绷带、三角巾、布条等代替止血带。常用的止血带止血法有：

（1）布带止血带止血法：用三角巾、布带、毛巾、衣袖等平整地在加有布垫的肢体上缠绕一圈，两端向前拉紧打活结，并在一头留出一小套，用木棒、筷子、笔杆等细杆状物插进带圈内绞紧固定（图5-5）。此方法简便、止血可靠，但这类止血带无弹性，使用时应特别注意肢端循环状况。

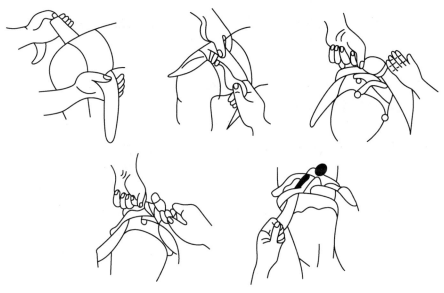

图5-5 布带止血带止血法

（2）橡皮止血带止血法：在肢体伤口的近心端，用棉垫、纱布、毛巾或衣物等缠绕肢体作为衬垫，以拇指、食指和中指固定止血带的头端，将长的尾端绕肢体2～3圈后用食指和中指夹住尾端后将尾端从止血带下拉出固定（图5-6）。

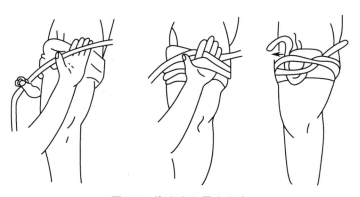

图5-6 橡皮止血带止血法

（3）卡式止血带止血法：将松紧带绕肢体一圈，然后把插入式自动锁卡插入活动锁紧开关内，一只手按住活动锁紧开关，另一手紧拉松紧带，直到不出血为止。放松时向后扳放松板，解时按压开关即可。

（4）充气止血带止血法：此方法是根据血压计原理设计，有压力表指示压力大小，因压力均匀，止血效果较好。将压力袖带绑在伤口的近心端，充气后起到止血作用。

3. 注意事项

（1）部位准确：止血带应扎在伤口近心端，尽量靠近伤口。

（2）压力适当：止血带的标准压力：上肢为 33.3～40.0kPa，下肢为 40.0～66.7kPa，无压力表时以刚达到远端动脉搏动消失、出血停止的最松状态为宜。

（3）下加衬垫：止血带不能直接扎在皮肤上，应先用棉垫、三角巾、毛巾或衣服等平整地垫好，避免止血带勒伤皮肤。

（4）定时放松：应每隔 0.5～1 小时放松止血带一次，放松时间约 1～2 分钟，放松期间可用指压法临时止血。再次结扎时，应更换结扎部位，可在略高的平面上扎止血带。

（5）标记明显：要在伤病员手腕或胸前衣服上做明显标记，注明止血带应用的时间，以便后续救护人员继续处理。

（6）控制时间：运用止血带止血法的总时间不应超过 5 小时。长时间运用该止血法可导致远端组织缺血、缺氧，产生大量组胺类毒素，突然松解止血带时，毒素吸收可引起"止血带休克"甚至急性肾衰竭。时间过长且远端肢体已有坏死征象者，应立即行截肢术。

（7）缓慢松解：当出血停止或减少，应缓慢松解止血带，防止肢体突然增加血流而损伤肢体血管（尤其是毛细血管），或影响全身血液的重新分布，甚至导致血压下降。有条件的情况下，松解止血带前要先补充血容量，做好纠正休克和其他止血方法的准备。

四、包扎

包扎是外伤现场应急处理的基本措施之一，包扎的目的是保护创口、减少污染；固定骨折、关节和敷料；压迫止血；减轻疼痛等。

（一）适应证

体表各部位的伤口（除暴露疗法），经止血处理后均需作现场包扎。

（二）操作方法

包扎前要用无菌敷料覆盖创面，包扎时要求动作快、准、轻、牢：快—包扎动作迅速敏捷；准—包扎部位要准确；轻—包扎动作要轻，不要碰撞伤口，以免增加伤口的疼痛和流血；牢—包扎牢靠，松紧适宜。临床常用包扎材料有三角巾及绷带等，也可就地取材，用衣裤、布带、毛巾、手帕等代替。

1. 绷带包扎法 常用的基本包扎方法有 6 种，根据包扎部位形状的不同而采用合适的方法：

（1）环形包扎法：是绷带包扎中最基本、最常用的方法，适用于包扎的开始与结束以及包扎粗细均匀部位时，如腕、颈、胸、腹等部位的伤口。将绷带做环形的重叠缠绕，下一圈将上一圈绷带完全遮盖。为使固定更为牢靠，可先将第一圈前端稍呈斜状，然后将斜向上的前端反折，压于第二与第三环形圈之间，接着环绕数周后固定（图 5-7-A）。

（2）蛇形包扎法：适用于临时简单固定夹板或敷料。先将绷带以环形法缠绕数周后，以绷带宽度为间隔，斜行环绕肢体包扎，各周互不遮盖（图 5-7-B）。

（3）螺旋形包扎法：适用于上臂、手指、躯干、大腿等直径相近部位的包扎。先将绷带以环形法缠绕数周后,稍微倾斜螺旋向上缠绕,每周遮盖上一周的 1/3～1/2 (图5-7-C)。

(4)螺旋反折包扎法:适用于直径大小明显不等的部位,如前臂、小腿等。在螺旋形包扎法的基础上,每周缠绕时均将绷带向下反折成等腰三角形,并遮盖上一周的 1/3～1/2,反折部位应相同,使之成一直线,注意不可在伤口上或骨隆突处反折(图5-7-D)。

(5)"8"字形包扎法:适用于屈曲的关节或直径不一致的部位,如肩、髋、膝等。在伤处上下,将绷带自下而上,再自上而下,重复做"8"字形旋转缠绕,每周遮盖上一周的 1/3～1/2(图5-7-E)。

(6)回返式包扎法:适用于头顶部、指端、截肢残端。先将绷带以环形法缠绕数圈,由助手在后部将绷带固定,反折后绷带由后部经肢体顶端或截肢残端向前,也可由助手在前部将绷带固定,再反折向后,如此反复包扎,每一来回均需覆盖前一次的 1/3～1/2,直到包住整个伤处顶端,最后将绷带再缠绕数圈把反折处压住固定(图5-7-F)。

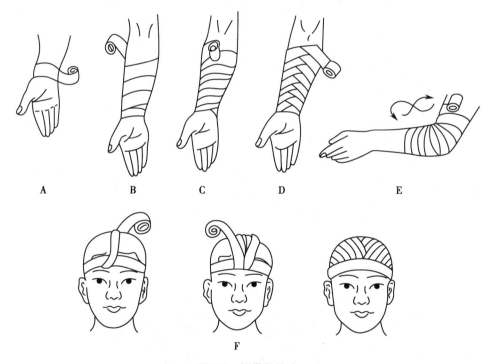

图5-7 绷带包扎法
A. 环形包扎法;B. 蛇形包扎法;C. 螺旋形包扎法;D. 螺旋反折包扎法;
E. "8"形包扎法;F. 回返式包扎法(头部)

2. 三角巾包扎法 三角巾的应用广泛,适用于现场急救。可折叠成带状包扎较小伤口或作悬吊带,可展开或折成燕尾巾包扎躯干或四肢较大的伤口,还可以将两块三角巾连接包扎更大的创面。行三角巾包扎前,应先在伤口上垫敷料,再行包扎。常用部位的三角巾包扎法有:

(1)头顶帽式包扎法:将三角巾底边向上反折约两指宽,正中置患者前额,与眉平齐,顶角经头顶垂于枕后,再将两底角经耳上向后压住顶角,在枕部交叉再经耳上绕至额部打结,最后将枕后的顶角向上反折嵌入底边内(图5-8)。

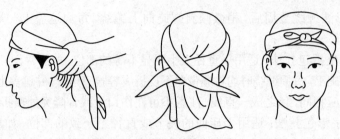

图 5-8　头顶帽式包扎法

（2）头、耳部风帽式包扎法：在三角巾顶角、底边各打一结，将顶角结置于前额中央，底边结置于枕后，包住头部，然后向下拉紧两底角，再将底边向外反折 2～3cm 宽的边，左右交叉包绕兜住下颌，最后绕至枕后打结固定（图5-9）。

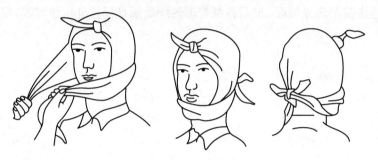

图 5-9　头、耳部风帽式包扎法

（3）下颌部包扎法：将三角巾底边折至顶角，折成约四指宽的带状，留出顶角系带置于枕后，两端经耳下往前，一端包裹下颌至对侧耳前与另一端交叉，两端分别经耳前与下颌部拉至头顶，与顶角系带一起在头顶打结（图5-10）。此方法亦可用于下颌骨骨折的临时固定。

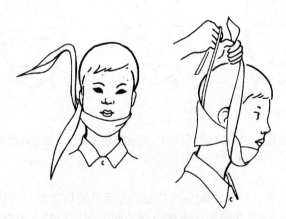

图 5-10　下颌部包扎法

（4）面部面具式包扎法：将三角巾顶角打结，放于头顶上，罩住面部（可在鼻孔、眼睛、口腔处各剪一个小口），左右两底角拉到枕后交叉，再绕至颈部打结（图5-11）。也可用反面具式包扎，即将顶角结放在下颌，底边平放于头顶并拉向枕后，将底边左、右角提起拉紧，交叉至前额打结。常用于面部烧伤或有较广泛软组织损伤的包扎。

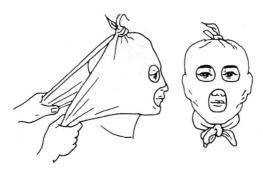

图 5-11　面部面具式包扎法

（5）眼部包扎法：包扎单眼时，将三角巾折叠成4指宽的带状，将2/3向下斜置覆盖伤眼，较长的下端从伤侧耳下绕至枕后，经健侧耳上拉至前额与另一端交叉反折绕头一周，于健侧耳上打结固定（图5-12）。包扎双眼时，将带状三角巾的中央置于枕部，两底角分别经耳下拉向眼部，在鼻梁处左右交叉各包一只眼，成"8"字形经两耳上方在枕部交叉后打结固定（图5-13）。

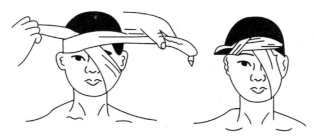

图 5-12　单眼包扎法

（6）燕尾巾肩部包扎法：单肩包扎时，将三角巾折成约80°夹角的燕尾巾，向后的一角大于向前的一角并压住前角，夹角朝上放于伤侧肩上，燕尾底边绕上臂在腋前方打结，将燕尾两角分别经胸、背部拉到对侧腋下打结（图5-14）。双肩包扎时，则将三角巾折叠成两尾角等大的燕尾巾，夹角朝上，对准颈后正中，左右双燕尾由前向后分别包绕肩部至腋下，下燕尾底角打结固定（图5-15）。

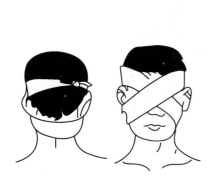

图 5-13　双眼包扎法

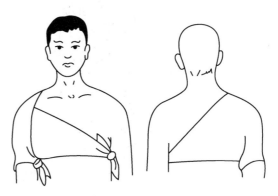

图 5-14　单肩燕尾巾包扎法

（7）胸（背）部包扎法

1）三角巾包扎法：将三角巾底边向上反折约两指，底边中央位于伤口下方，三角

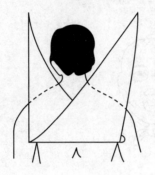
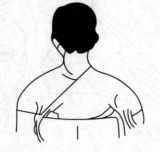
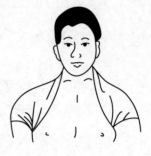

图 5-15 双肩燕尾巾包扎法

巾的中部覆盖胸部伤口,顶角越过伤侧肩垂于背后,两底边拉至背后打结,再与顶角系带一起打结固定(图 5-16)。

2)燕尾巾包扎法:将三角巾折成燕尾巾,并在底部反折一道,横放于胸部,两角向上,分放于两肩上并拉至颈后打结,再用顶角带子绕至对侧腋下打结(图 5-17)。

包扎背部的方法与胸部相同,只是位置相反,打结于胸前。

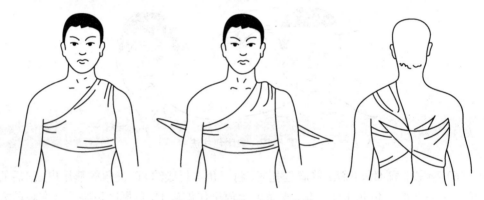

图 5-16 胸部三角巾包扎法

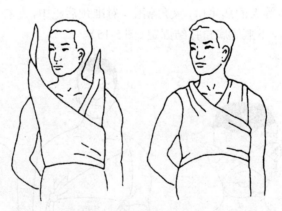

图 5-17 胸部燕尾巾包扎法

(8)腹部、臀部包扎法

1)腹部三角巾包扎法:三角巾顶角朝下,底边横放于脐部并外翻 10cm 宽,拉紧底角至腰背部打结,将通过会阴部的三角巾剪一裂孔,顶角经会阴拉至臀上方,与底角结打结固定。此法也可用于臀部,只是位置相反。

2)双臀蝴蝶巾包扎法:用两块三角巾连接成蝴蝶巾,将打结部放在腰骶部,底边的上端在腹部打结后,下端由大腿后方绕向前,与各自的底边打结。

(9)四肢包扎法

1)上肢三角巾包扎法:将三角巾一底角打结后套在伤侧手上(结的余头留长些以备打结用),另一底角沿手臂后侧经背部拉至对侧肩上,顶角包裹伤肢并用系带绕伤肢固定,包裹好的前臂屈至胸前,拉紧两底角于对侧肩颈部打结固定(图5-18)。

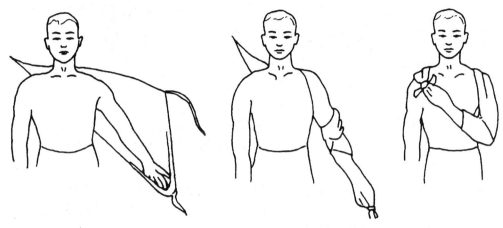

图5-18 上肢三角巾包扎法

2)上肢悬吊包扎法:将三角巾平铺于患者胸前,顶角对肘部,底边一端置于健侧肩部,屈曲伤侧肘部约80°,将前臂放于三角巾上,然后将三角巾向上反折,使底边另一端越过伤侧肩部,两端底边在背后打结固定,再将三角巾顶角折平用安全针固定,此为大悬臂带(图5-19)。也可将三角巾叠成带巾,将伤肢屈肘80°悬吊,两端打结于颈后,此为小悬臂带。

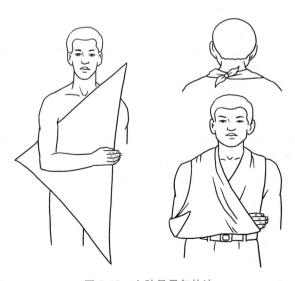

图5-19 上肢悬吊包扎法

3）手(足)三角巾包扎法：将手或足平放于三角巾中央，底边位于腕(踝)部，手指或脚趾对着三角巾的顶角，将顶角提起盖住手(足)背，折叠两侧的三角巾使之符合手(足)的外形，然后拉两底角在手(足)背交叉压住顶角，再绕至腕(踝)部打结(图5-20)。

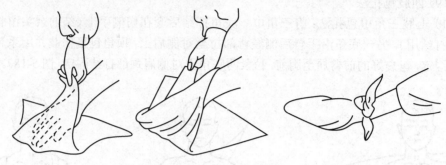

图5-20 手(足)三角巾包扎法

4）膝、肘部三角巾包扎法：包扎膝、肘部时，将三角巾折叠成比伤口稍宽的带状，斜放于伤口处，两端压住上下两边绕肢体一周，在肢体内侧或外侧打结固定。

（三）注意事项

1．包扎前先简单清创 包括止血、去除异物、清洁消毒伤口、覆盖无菌敷料。

2．选择适宜包扎用物 根据包扎部位和伤口的大小，选择宽度适宜的绷带、多头带或三角巾等，且要求其干燥、清洁。

3．体位安置要舒适 包扎时，患者可取坐位或卧位；需要抬高肢体时，应放置适当的扶托物；包扎后，肢体应保持功能位置。

4．使用合适的衬垫物 皮肤皱褶处如腋下、乳下、腹股沟等骨隆突处，应用棉垫或纱布保护，防止局部皮肤受压，甚至发生压疮。

5．规范包扎 一般自下而上、由左向右，从远心端向近心端包扎，指(趾)端应外露，以利于静脉血液的回流及观察肢体血运情况。打结时，应避开伤口、骨隆突处或易于受压的部位。

6．松紧要适宜 包扎时不可过紧，以免妨碍血液循环；也不可过松，以免脱落或移动。松紧适宜的度，以能扪及远端动脉的搏动为准。

7．解除绷带时，先解开固定结或取下胶布，然后以两手互相传递可松解。紧急时或绷带已被伤口分泌物浸透干涸时，可用剪刀剪开。

五、固定

现场明确诊断有骨折或高度怀疑有骨折者，急救时均应采取临时固定的方法，其目的是：①减少伤部活动，避免骨折断端因摩擦而损伤血管、神经；②减轻疼痛，防治休克，便于患者的转运。临时固定是创伤急救的应急措施，并不是骨折复位，有条件时应尽快进行确定性治疗。

（一）适应证

创伤骨折者现场急救。

（二）常见骨折固定方法

1．颈部骨折的固定 怀疑有颈椎骨折、颈髓损伤的患者一定要做好颈部的固定，即颈托的使用。颈髓损伤后,因延髓呼吸中枢受损或受刺激而致呼吸抑制,在急救现场没有颈托的情况下可以用沙袋、盐袋或衣物固定于患者颈部两侧,限制头部的前后左右晃动(图5-21)。

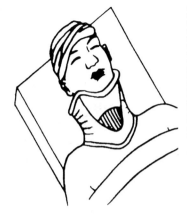

图5-21 颈椎骨折固定

2. 锁骨骨折的固定 如仅一侧锁骨骨折,用三角巾把患侧手臂悬兜在胸前,限制上肢活动即可。双侧锁骨骨折,可在患者背后放一"T"字形夹板,然后在两肩及腰部各用绷带包扎固定。若无夹板,可用毛巾或敷料垫于两腋前上方,将三角巾折叠成带状,两端分别置于两肩呈"8"字形,拉紧三角巾的两头在背后打结,尽量使两肩后展(图5-22)。

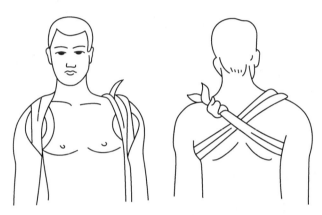

图5-22 锁骨骨折的固定

3. 上臂骨折的固定 取长、短两块夹板,先垫上衬垫,再将长夹板放于上臂的后外侧,短夹板放于前内侧(如只有一块夹板时则放在上臂后外侧),用绷带或三角巾将上下两端扎牢固定,肘关节屈曲90°,前臂用悬臂带吊起(图5-23)。现场无夹板时,可用两块三角巾,一条将上臂呈90°悬吊于胸前,另一条将伤肢上臂与胸部固定在一起。

4. 前臂骨折 协助伤病员屈肘90°,拇指在上。取两块夹板,其长度超过肘关节至腕关节的长度,分别置于前臂内、外侧,用绷带或带状三角巾在两端固定,再用三角巾将前臂悬吊于胸前,置于功能位(图5-23)。无夹板时,也可用上臂无夹板固定的方法。

5. 大腿骨折的固定 伤病员仰卧,伤腿伸直。用两块夹板放于大腿内、外侧。外侧夹板由腋窝到足跟,内侧夹板由腹股沟到足跟(只有一块夹板则放于外侧),将健肢靠向伤肢,使两下肢并列,两脚对齐。先在关节及空隙部位加垫,再用五至七条三角巾或布带将骨折上下两端先固定,然后分别在腋下、腰部、膝、踝关节等处扎牢固定。固定时,应使脚掌与小腿呈垂直,用"8"字形包扎固定(图5-24)。

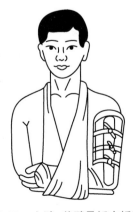

图5-23 上臂、前臂骨折夹板固定

无夹板时可采用健肢固定,用三角巾、腰带、布带等把两下肢固定在一起,两膝和两踝之间要垫上软性物。

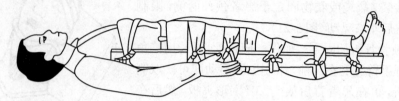

图 5-24 大腿骨折夹板固定

6. 小腿骨折 取两块由大腿中段到脚跟长的夹板加垫后,放在小腿的内侧和外侧(只有一块木板时,则放在外侧),关节处垫置软物后,用五条三角巾或布带分段固定。首先固定小腿骨折的上下两端,然后,依次固定大腿中部、膝关节、踝关节,并使小腿与脚掌垂直,用"8"字形固定(图 5-25)。无夹板时,可采用健肢固定法固定,方法同大腿骨折固定法(图 5-26)。

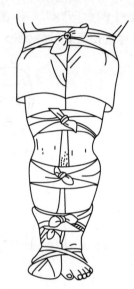

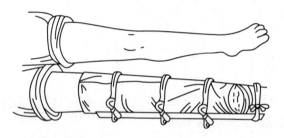

图 5-25 小腿骨折夹板固定法

图 5-26 小腿骨折健肢固定法

7. 脊柱骨折的固定 脊柱骨折后,不能轻易移动伤病员,应依照伤后的姿势作固定。为避免骨折断端对神经血管的损伤,甚至伤及脊髓而导致截瘫和死亡,对脊柱骨折的患者应在保证脊柱稳定的前提下,以三人平托法或整体滚动法平稳地将其俯卧于硬板担架或木板上,躯体下方置软垫维持脊柱生理弯曲弧度,必要时用布带将患者固定(图 5-27)。

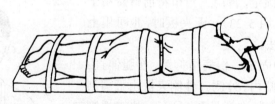

图 5-27 脊柱骨折的固定

8. 骨盆骨折固定 先将骨盆用三角巾或大块包扎材料做环形包扎后,让伤病员仰卧于门板或硬质担架上,膝微屈,膝下加垫。

(三)注意事项

1. 止血包扎再固定 对于各部位的骨折,其周围软组织、血管、神经可能有不同程度的损伤，或有体内器官的损伤，应先行止血、包扎，然后再固定骨折部位；若有休克，应先行休克处理。

2．就地取材要记牢　在院外时，可以灵活选择材料当做夹板，如竹板、树枝、甚至是报纸、书本、雨伞都可以。还可以直接用伤病员的健侧肢体或躯干进行临时固定。

3．上下关节固定牢　夹板固定时，其长度与宽度要与骨折的肢体相适应，长度必须超过骨折上、下两个关节，即"超关节固定"原则；固定时除骨折部位上、下两端外，还要固定上、下两个关节。

4．骨突部位要加垫　夹板不可与皮肤直接接触，其间应用棉垫或其他软织物衬垫，尤其是夹板两端、骨隆突处以及悬空部位应加厚衬垫，防止局部组织受压或固定不稳。

5．固定松紧要适宜　以免影响血液循环或固定不牢。肢体骨折固定时后应将其抬高，并将指（趾）端露出，以便随时观察末梢血液循环情况，如发现指端苍白、发冷、麻木、疼痛、浮肿或青紫时，说明血液循环不良，应立即松开检查并重新固定。

6．功能位置要放好　现场救护固定的目的是防止骨折断端移位，而不是复位。如受伤部位出现畸形，不可随便矫正拉直，以免加重损伤；在处理开放性骨折时，不能够将外露的骨折断端送回伤口，防止造成严重感染。固定后避免不必要的搬动，不可强制活动。

六、搬运

患者经现场救护后，需要安全搬运和转送，其目的是及时、迅速、安全地将患者搬至安全地带，防止加重损伤。搬运的方法包括徒手搬运和担架搬运。现场搬运多为徒手搬运，也可用一些专用搬运工具或临时制作的简单搬运工具。

（一）适应证

适用于转移活动受限的伤病员。

（二）搬运方法

1．担架搬运法　担架是院外救护搬运患者最常用的工具，适用于病情较重、搬运路途较长的伤病员。常用的担架有帆布担架、板式担架、铲式担架、充气式担架、四轮担架及自制的临时担架（如被服担架、绳索担架、门板等）等类型。担架搬运的操作要领为：伤病员上担架时，要由3～4人分别用手托伤病员的头、胸、骨盆和腿，动作一致地将伤病员平放到担架上，并加以固定；下肢骨折伤病员可用普通担架搬运，而脊柱骨折时则要用硬担架或木板，并要填塞固定，颈椎和高位胸脊椎骨折时，除要填塞固定外，还要使用颈托，由专人牵引头部，避免晃动。

2．徒手搬运　适用于现场无担架、转运路途较近、伤病员病情较轻的情况。

（1）单人搬运法

1）拖运法：患者平躺，两臂弯曲，放于胸前。搬运者蹲在患者头前方，双手托住患者腋下，使患者的头依附在救护人员的前臂上，向后用力拖患者在地面上平移，直至拖行出危险区（图5-28）。

2）扶持法：救护者一手扶住患者腰部，另一手拉住患者搭在救护者肩部的手，使患者依靠救护者的身体行走（图5-29）。

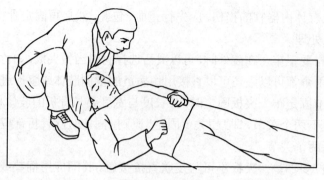

图 5-28 拖运法

3)抱持法:救护者站于患者一侧,一手托其背部,一手托其大腿将患者抱起,患者若有知觉,可让其两手抱住救护者的颈部(图 5-30)。

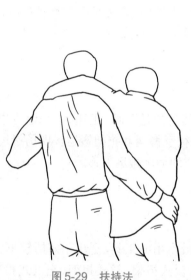

图 5-29 扶持法

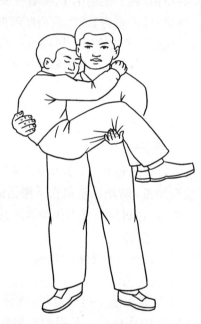

图 5-30 抱持法

4)背负法:救护者站在患者前面,呈同一方向,蹲下或微弯背部,将患者背起,使患者前胸贴自己的后背,再用双手反托患者的大腿中部。呼吸困难的患者,如心脏病、哮喘、急性呼吸窘迫综合征以及胸部创伤者不宜采用此法(图 5-31)。

(2)双人搬运法

1)椅托式:甲乙救护者在患者两侧对立,甲以右膝,乙以左膝跪地,各以一手伸入患者大腿之下而互相紧握,另一手彼此交叉支持患者背部,抬起患者,步伐协调一致行走(图 5-32)。

2)拉车式:两救护者,一人站在患者头侧,两手通过腋下,将其抱在怀内,另一人站在患者两腿中间,双臂通过其膝部分别抬起双腿,步调一致慢慢抬起,同步前行(图 5-33)。

3)平抱或平抬法:两人并排将患者平抱,亦可一前一后、一左一右将患者平抬。

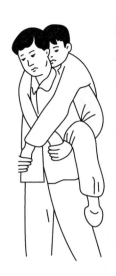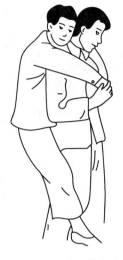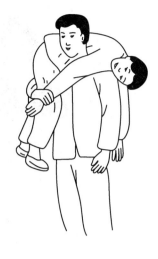

图 5-31　背负法

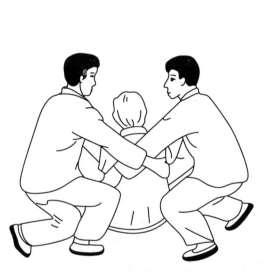

图 5-32　椅托式搬运法

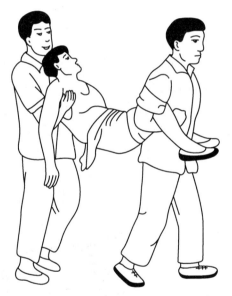

图 5-33　拉车式搬运法

（3）三人或多人搬运法：救护者站在患者同侧，分别将患者颈背部、腰臀部、膝部和小腿水平托起。若有四人或四人以上时，搬运者可分别站在患者身体两侧将患者托起（图 5-34）。

3. 几种特殊患者的搬运　在搬运时一定要根据患者的病情特点，采取适当的搬运技巧。

（1）腹部内脏脱出的患者：脱出的内脏严禁送回腹腔，防止引起腹腔的严重感染。可用大小适当的碗扣住脱出的内脏或取患者的腰带做成略大于脱出内脏的环，围住脱出的内脏，然后用三角巾包扎固定。包扎后患者取仰卧位，双腿屈曲，以减轻腹部压力，防止内脏继续脱出（图 5-35-A）。

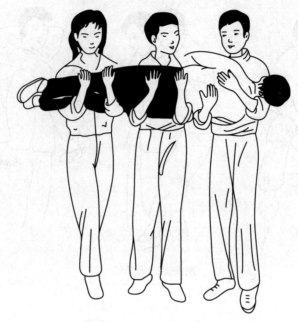

图 5-34 三人搬运法

（2）昏迷患者：使患者侧卧或俯卧于担架上，头偏向一侧，以利于呼吸道分泌物引流（图 5-35-B）。

（3）骨盆损伤的患者：将患者骨盆用三角巾或大块包布做环形包扎，让患者仰卧于门板或硬质担架上，双膝微屈，腘窝加垫（图 5-35-C）。

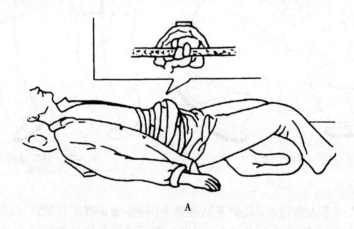

A

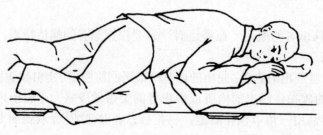

B

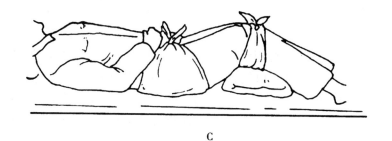

C

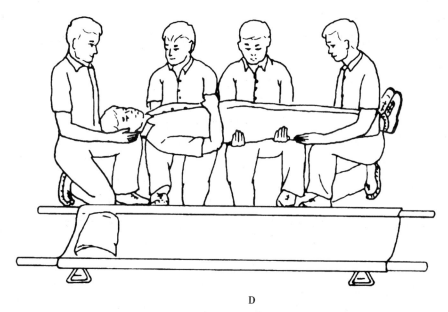

D

图 5-35 几种特殊患者搬运法
A：腹部内脏脱出患者的搬运 B：昏迷患者的搬运
C：骨盆损伤患者的搬运 D：颈椎损伤患者的搬运

（4）脊柱损伤的患者：搬运时应保持患者脊柱伸直，严禁前屈或扭转患者的颈部和躯干。对于颈椎损伤者，一般 3～4 人一起搬运，1 人牵引固定患者的头部，保持其头部与躯干呈直线，其余 3 人在患者同侧，2 人托住躯干，1 人托住下肢，一人发口令，同时将患者放在硬质担架上，然后将患者的头部两侧用沙袋固定，并用带子分别将伤病员胸部、腰部、下肢与担架固定在一起（图 5-35-D）。

（三）注意事项

1．搬运时要注意安全，动作要轻稳，协调一致，避免震动，避免增加伤病员的痛苦。

2．根据不同的伤情和环境采取不同的搬运方法，避免二次损伤或因搬运不当造成的意外伤害。

3．搬运途中，患者的头在后，脚在前，以便观察患者的病情变化；上、下楼梯或上、下坡时，患者头部应处于高位，以免引起头部充血及不适。

4．搬运颅脑损伤患者时，取半卧位或侧卧位头偏向一侧，保证呼吸道分泌物引流通畅。

七、动物性损伤（蛇、犬）

自然界中有很多动物会利用其牙、爪、角、刺等攻击人类，造成不同程度的损伤，有些损伤除了会导致局部伤口化脓性感染外，还可引起破伤风、气性坏疽等特异性感染而出现全身反应，严重者还可引起中毒甚至死亡。因此，准确及时地处理各种动物性损伤，可以避免出现严重的并发症。下面我们将介绍蛇、犬咬伤后的救护措施。

（一）毒蛇咬伤

1. 病因及中毒机制　蛇咬伤常发生在夏秋两季，分无毒与有毒蛇咬伤。无毒蛇咬伤仅有局部轻度刺痛，可有小水疱，无全身反应，可按一般伤口处理。毒蛇咬伤因有蛇毒进入组织，并经淋巴和血液流向全身，可引起严重中毒，必须立即采取紧急救护。

知识链接

毒蛇的识别

毒蛇有毒器（即毒牙、毒腺、毒腺导管），而无毒蛇没有。常用判断依据有：

1. 牙痕　毒蛇咬伤后可见到局部有两个大而深的牙痕，呈点状或豆号状，也可因连续咬或咬歪而出现2～3对或单个牙痕，周围少有浅牙痕。无毒蛇的牙痕为锯齿状，多而浅。

2. 蛇外形　毒蛇一般身体粗短、颈细、身体斑纹鲜艳，头部是三角形，休息时常蜷团。无毒蛇形态均匀，尾巴长而尖细，身体色泽不鲜艳，头部一般呈椭圆形，休息时不蜷团。

2. 护理评估

（1）健康史：询问有无蛇咬伤史。如有可能，则详细询问蛇的种类。

（2）临床表现：毒蛇咬伤后，人体中毒严重程度除与伤者年龄、体质等因素有关外，主要与毒蛇种类、毒液性质、进入剂量及咬伤部位有密切关系。通常情况下，蛇越大、咬得越深、时间越长、咬伤部位越接近中枢或咬破的血管越大，则发病越快，症状越严重。

1）局部表现：伤处疼痛、组织出血、局部肿胀、有麻木感等。被毒蛇咬伤处除有一般牙痕外，另有两个毒牙齿痕，局部高度肿胀、水疱，并伴淋巴结肿大、淋巴结炎和淋巴管炎等。

2）全身表现：主要表现为呼吸、循环及神经系统功能出现不同程度的紊乱，如呼吸困难、低血压、心律失常、感觉异常、肌肉震颤、烦躁不安及肢体软瘫、腱反射消失等，最终导致呼吸衰竭，部分患者可出现多器官功能衰竭。

（3）辅助检查：血液检查发现血小板、纤维蛋白原减少，凝血酶原时间延长，血肌酐、非蛋白氮增高，肌酐磷酸激酶增加，肌红蛋白尿等。

3. 救治措施　现场急救对毒蛇咬伤的预后至关重要，应立即采取各种措施阻止蛇毒的吸收和扩散，迅速排出毒液，尽快送达有条件的医院继续采取综合措施，如彻底清创、应用抗蛇毒血清、内服及外敷有效的蛇药片及全身支持疗法。

（二）狂犬病

1. 病因及中毒机制　狂犬咬伤后，狂犬病病毒即可进入人体内，攻击大脑和神经组织，包括小脑、脊椎、肾、内脏等几乎所有的神经组织，导致中枢神经系统衰竭，甚至死亡。

2.护理评估

（1）健康史：详细询问狂犬咬伤的时间及当时伤口情况，犬的种类、之前是否接种过疫苗，之后是否有发病情况等。

（2）临床表现：自狂犬咬伤后到发病可有10天到数月的潜伏期，长者可达数年，故一般来诊时多无全身症状。潜伏期的长短与年龄、伤口部位、伤口深浅、入侵病毒的数量及毒力等因素均有关，其他如扩创不彻底、外伤、受寒、过度劳累等，均可使疾病提前发生。

1）前驱期：伤口及附近感觉异常，如麻、痒、痛及蚁行感等。

2）兴奋期：患者呈高度兴奋状态，表现为极度恐惧、恐水、怕风、发作性咽肌痉挛、呼吸困难、排尿排便困难及多汗流涎等。恐水是本病的特殊症状，不一定每例均有，患者见水、闻流水声、饮水或仅提及饮水时，均可引起严重咽喉肌痉挛。还可出现心率增快、血压及体温升高等表现。

3）麻痹期：随着病情的发展，出现弛缓性瘫痪，尤以肢体软瘫最为多见，眼肌、颜面部肌肉及咀嚼肌也可受累。呼吸渐趋微弱或不规则，并可出现潮式呼吸、脉搏细速、血压下降、反射消失、瞳孔散大，终因呼吸和循环衰竭而迅速死亡。

（3）辅助检查

1）实验室检查：①血常规检查：周围血白细胞总数、中性粒细胞比例均增高；②尿常规检查：可发现轻度蛋白尿，偶有透明管型；③脑脊液检查：脑脊液压力增高，细胞数增多，以淋巴细胞增高为主。

2）免疫学试验：诊断狂犬病时，临床可用荧光抗体检查法、酶联免疫技术检测和病毒分离等方法协助诊断。

3.救治措施 狂犬咬伤者需立即清创，以求彻底清除毒素。及时到医院注射狂犬病疫苗和狂犬病免疫球蛋白，应用抗生素和破伤风抗毒素，按照传染病隔离原则进行隔离治疗等。

（三）毒蛇咬伤、狂犬病的护理

1.护理诊断

（1）组织完整性受损 与咬伤、组织结构破坏有关。

（2）疼痛 与毒素入血或咬伤有关。

（3）恐惧 与突然受到意外伤害有关。

（4）躯体移动障碍 与伤口疼痛、患肢肿胀有关。

（5）有感染危险 与伤口污染、处理不当有关。

（6）潜在并发症：中毒性休克。

2.护理措施

（1）一般护理

1）病室环境：狂犬咬伤者应设单间病室严格隔离，专人护理，病室保持安静，光线柔和，防止一切声、光、风的外界刺激。

2）体位护理：安排合理的体位可以缓解症状，减轻并发症，如毒蛇咬伤者伤肢应放低、制动，以减少毒素的吸收和扩散；狂犬咬伤者则取仰卧位，装好床栏，做好安全护理，防止在痉挛发作中意外受伤。

3）营养护理：饮食多无明显限制，如进食易于消化的蛋白质、糖、维生素、微量元素等,同时注意水的补充,必要时可静脉补充营养,促进伤口愈合。

4) 对症护理:低血压时需加快补液速度,溶血性贫血时需输血,有恐水现象者禁饮食,心搏骤停者立即施行心脏按压,烦躁不安者予以地西泮等镇静药物。

(2) 病情观察

1) 生命体征:可以反映病情的进展及预后,若患者出现潮式呼吸、脉搏细速、血压下降、反射消失、瞳孔散大、意识昏迷等,提示病情危重,患者可能迅速死亡。

2) 伤口观察:可以反映动物咬伤的程度及清创效果,如观察伤口形态、出血多少、有无毒牙残留、疼痛性质和程度,清创是否彻底、引流是否通畅等。

3) 肢端血运:仔细观察伤肢是否出现弥漫性瘀斑,有无水疱、血疱,肿势发展是否迅速,末端能否触及动脉搏动等。

(3) 专科护理

1) 毒蛇咬伤:因病情急、变化快,故应迅速排出毒液,减轻中毒。①绑扎伤肢:在距伤处近心端约 5cm 处用布带等物绑扎,松紧以阻断淋巴、静脉回流为度,注意每隔15～30 分钟放松 1 分钟以免引起肢体坏死;②现场排毒:可挤压伤周或采用吸吮、拔罐等法,促进毒液排出,并用清水反复冲洗伤口;③彻底清创:用高锰酸钾液或过氧化氢溶液反复冲洗伤口,并以牙痕为中心切开伤口,做“+”形或“++”形切开,但切口不宜过深,以免伤及血管。

2) 狂犬病:狂犬病是世界上病死率最高的疾病之一,目前尚无特效疗法,因此在做好自我防护的同时,应做好狂犬病患者的护理。①清创:现场立即用大量清水反复冲洗伤口,有条件者用过氧化氢溶液充分洗涤,如伤口较深,可用注射器伸入伤口深部进行灌注清洗,做到全面彻底,伤口不宜包扎、缝合,应尽可能暴露;②隔离:确为狂犬咬伤者虽当时不发病,也必须按传染病隔离制度进行消毒隔离,患者接触过的物品及患者的分泌物都应及时销毁处理,如已发病的患者来诊时应简化操作步骤,及时将其转入传染病医院。

(4) 用药护理

1) 毒蛇咬伤:①胰蛋白酶:胰蛋白酶 2000U 加入 0.05% 普鲁卡因 20ml 联用作伤口周围皮肤封闭,能分解和破坏蛇毒,减少蛇毒吸收;②解毒剂:抗蛇毒血清、季德胜蛇药等中成药、半边莲等新鲜中草药均有抑制蛇毒的作用;③利尿剂:呋塞米、甘露醇等可促进蛇毒排出;④其他:应用抗生素及破伤风抗毒素预防感染。

2) 狂犬病:①狂犬病疫苗:被狂犬咬伤者,或因皮肤黏膜破损而接触时,应在咬伤当日及第 3、7、14、28 日各肌内注射一次;②狂犬病免疫球蛋白(RIG, 20U/kg):咬伤后 72 小时,在应用疫苗的同时,做伤口周围浸润注射,但在注射前应做过敏试验;③抗生素及破伤风抗毒素:可以预防伤口感染及破伤风发作。

(5) 并发症护理

1) 肢体瘫痪:临床表现为肢体的随意动作减退或消失以及肌张力、腱反射的异常等。护理措施包括坚持肢体按摩、被动活动及坐起、站立、步行等锻炼,配合神经营养药物、针灸康复等,促进肢体早日康复。

2) 多器官功能障碍综合征(MODS):MODS 是危重患者的重要死亡原因。该病并非一种独立的疾病,而是涉及多个脏器,如心、肺、肾、胃肠、肝、脑等,从而使各脏器序贯发生功能障碍。护理过程中应及时掌握 MODS 病情发展的规律性,尽早纠正脏器功能障碍，做到有预见性地护理，加强对呼吸、脉搏、血压、中心静脉压、尿量等生理指标的监测，保证营养与热量的摄入，防止感染。

3）休克：主要表现为意识障碍、面色苍白或发绀，皮肤湿冷、血压下降、脉压减小、脉搏细速、尿量减少及酸碱失衡等。采取去除病因、补充血容量、应用血管活性药物、纠正酸碱失衡等方法治疗休克，同时加强精神状态、皮肤黏膜色泽与温度、脉搏、呼吸、血压、颈静脉、周围静脉和尿量的观察。

4）细菌感染：局部有红、肿、热、痛、伤口溢脓等表现，严重者出现高热、寒战等全身中毒症状。清除病灶、加强换药、应用抗生素、提高机体抵抗力等均是细菌感染护理的基本内容。

（6）心理护理：动物咬伤后患者多表现为焦虑和恐惧心态，护理人员应及时做好有关疾病知识的宣传，消除内心顾虑，并把清创的意义、术中可能发生的不适向患者解释清楚，取得患者的合作，提高治疗效果。

（7）健康教育

1）生活指导：动物咬伤患者早期均应卧床休息，避免活动，恢复期可适当进行活动锻炼。饮食方面应禁忌辛辣食物及浓茶、酒、咖啡，避免过度劳累、受寒、酗酒、身体虚弱等不良因素的刺激。

2）疾病知识指导：向患者及家属讲述动物咬伤的严重性及可能出现的后果，传授动物咬伤防治常识及自救方法，提高自我防范意识，如早期绑扎、清创、伤后及时就医等。

八、烧、烫伤

烧、烫伤是由热力、化学物质、电流、放射线或有害气体、烟雾作用于人体所引起的损伤。它不仅损伤皮肤，而且还会伤及肌肉、骨骼或内脏，并可引起神经、内分泌、呼吸、排泄系统的一系列生理改变。大面积严重烧伤是引起全身性伤害的复杂疾病，可致残甚至死亡。

（一）病因

1. 热力烧伤　包括由火焰、热水、蒸汽、爆炸、热气流、热液、电火花和直接接触热物（如火炉、沥青）所引起的损伤，即通常所说的热烧伤。

2. 化学烧伤　是由于身体接触到腐蚀性化学物质而引起的损伤。主要是强酸、强碱。由于酸很快使蛋白质凝固形成屏障，且易于被组织液中和，而碱则使蛋白水解、液化，继发感染，因此碱烧伤较酸烧伤更难处理。

3. 电烧伤　常引起广泛的组织凝固性坏死。组织的电阻强弱影响其受损的程度，电阻低的组织更易于受损。体内各组织电阻由小到大排列顺序为：血管、神经、肌肉、皮肤、脂肪、肌腱和骨组织。电烧伤的特点是电流入口和出口伤害可能很小，但内部则有广泛的损害，易发生并发症。

（二）发生机制

皮肤受热后出现一系列局部和全身的变化，病变的严重程度取决于热源温度和受热时间。

1. 局部病变　热力作用于局部皮肤和黏膜，使不同层次的细胞因蛋白质变性而变质坏死。烧伤局部由于组织坏死释放组胺类血管活性物质，毛细血管扩张充血，通透性增加,使血浆样液体渗透到组织间和体外,使局部出现水肿,表现为水疱或渗出性创面。体液渗出的速度依烧伤严重程度而定,一般以伤后6~12小时为最快,24小时达到高峰,可持续48小时,48小时后毛细血管通透性逐渐恢复。因此,临床上可表现在烧伤24小时后水肿最明显,特别是头面部;48小时后渗出液开始吸收,水肿逐渐消退。

2. 全身变化 小面积浅度烧伤对全身影响不大。大面积或深度烧伤对机体影响较大,其主要表现有:

(1)血容量减少:随着组织缺血缺氧,释放出更多的血管活性物质和凝血活酶,进一步增加血管通透性,血管扩张,血流缓慢、淤滞、渗出增加,甚至导致血管内凝血,出现循环障碍,并造成恶性循环。由于血液浓缩,血容量减少,心排出量和尿量随之减少,出现低血容量性休克。多发生于伤后48~72小时以内,即休克期。

(2)能量不足和负氮平衡:大面积烧伤可引起机体代谢改变,通常烧伤后1~2天出现短时间的基础代谢降低,然后出现代谢旺盛反应,也称超高代谢,此期时间长短与烧伤的程度有关,可持续较长时间,严重烧伤者可持续数月。超高代谢反应主要表现为分解代谢增强,耗氧量及产热增加,蛋白质过度分解,以及由于肌肉、脂肪、水分消耗所致的体重明显下降等一系列变化。

(3)红细胞丢失:可出现血红蛋白尿和贫血。烧伤早期红细胞损失主要是热力直接损伤的结果。烧伤周围组织的温度在65℃以上时,经过血管的红细胞立即溶解,特别是大面积Ⅲ度烧伤时,可出现酱油色血红蛋白尿。Ⅲ度烧伤面积10%以上者,在伤后几小时内即可发生中度贫血。

(4)免疫功能降低:大面积深度烧伤时,机体维护内环境平衡的系统遭受不同程度的损伤,免疫防御系统出现严重紊乱,免疫活性细胞和各种体液介质功能丧失,主要表现为免疫功能低下、抗感染能力下降、感染发生率高。

(三)护理评估

1. 健康史 详细询问烧伤发生的原因、时间及烧伤现场的受伤情况。

2. 临床表现

(1)烧伤面积的估算:常用方法有两种,即中国新九分法与手掌法。

1)中国新九分法:以人体表面积9%为单位计算烧伤面积,成人头颈部表面积为9%(1个9%),双上肢为18%(2个9%),躯干(含会阴1%)为27%(3个9%),双下肢(含臀部)为46%(5个9%+1%)(表5-1、图5-36)。

2)手掌法:患者五指并拢的单掌面积为1%(图5-37)。临床上常结合新九分法一起使用。

表5-1 烧伤面积中国新九分法

部位		成人面积(%)		儿童面积(%)
头颈部	发部	3	9×1=9	9+(12-年龄)
	面部	3		
	颈部	3		
双上肢	双手	5	9×2=18	9×2=18
	双前臂	6		
	双上臂	7		

部位		成人面积（%）		儿童面积（%）
躯干	躯干前	13	9×3＝27	9×3＝27
	躯干后	13		
	会阴	1		
双下肢	双足	7	9×5＋1＝46	9×5＋1－（12－年龄）
	双小腿	13		
	双大腿	21		
	双臀	5		

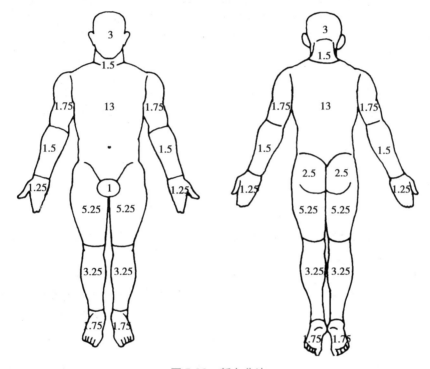

图 5-36 新九分法

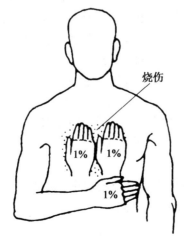

图 5-37 手掌估计法图

（2）烧伤深度的估计：一般采用三度四分法，即一度烧伤（Ⅰ度），浅二度烧伤（浅Ⅱ度），深二度烧伤（深Ⅱ度）和三度烧伤（Ⅲ度）。其临床特征见表5-2。由于烧伤深度之间，往往可以变动和混合存在，尤其是深Ⅱ度烧伤和Ⅲ度烧伤之间更易混淆，为此，常需在治疗过程中重新估计核实。

表5-2 烧伤深度鉴别表

深度分类	损伤深度	临床表现	愈合过程
Ⅰ度	表皮层	红斑、轻度红肿、痛、热、感觉过敏，无水疱	2~3天后症状消失，有脱屑
浅Ⅱ度	真皮浅层	剧痛，感觉过敏，水疱形成，壁薄，基底潮红，明显水肿	10~14天愈合，无瘢痕，有色素沉着
深Ⅱ度	真皮深层	可有或无水疱，壁厚，基底发白，可有小红斑点，水肿明显，痛觉迟钝	3~4周后愈合，有残留上皮增生和创缘上皮爬行愈合或痂下愈合
Ⅲ度	全层皮肤及皮下组织或更多	皮革样，失去弹性和知觉，苍白或炭化（焦痂），干燥无水疱，痂下严重水肿，并可见粗大树枝状栓塞血管网	2~4周焦痂自然分离，出现肉芽组织，范围小者可瘢痕愈合，范围大者需植皮术

注：临床应用中将Ⅰ度和浅Ⅱ度称为"浅度烧伤"；将深Ⅱ度和Ⅲ度合称为"深度烧伤"。

（3）烧伤严重程度分类：见表5-3。

表5-3 烧伤严重程度分类

严重程度	烧伤总面积（%）	Ⅲ度烧伤面积（%）	并发症
轻度烧伤	≤9	0	无
中度烧伤	10~29	≤9	无
重度烧伤	30~49	10~19	休克、呼吸道烧伤、中度较重复合伤
特重烧伤	≥50	≥20	有严重并发症

注：烧伤严重程度分类中烧伤总面积、Ⅲ度烧伤面积和并发症为并列条件。如"热烧伤5%Ⅲ度"为中度烧伤。

（4）特殊部位烧伤：临床上将眼、耳、鼻、口腔、双手、会阴部位的烧伤以及呼吸道烧伤称为特殊部位烧伤。因为这些部位的烧伤愈合后致畸率高，对功能的影响最大。

（5）全身性反应和并发症：中度以上的烧伤需注意其全身性反应和并发症。

1）低血容量表现：主要有口渴、唇干、尿少、脉率增快、血压偏低、红细胞比积增高等，严重时可以出现低血容量性休克表现。

2）感染：烧伤极易并发感染。此时患者体温明显升高、白细胞及中性粒细胞明显增多。

3. 辅助检查　了解血常规和红细胞比容是否降低或升高，尿常规及血气分析结果是否正常，影像学检查有无异常现象等。

（四）救治措施

烧伤现场急救原则：使伤者迅速脱离现场，积极抢救生命，简单正确处理创面，稳定情绪，有效止痛，保护创面，尽快转运。

1. 脱离致伤源

（1）热力烧伤：将伤病员救离火源现场后，迅速脱去着火衣物、迅速卧倒就地慢慢滚动、用水浇灭或跳入附近水池（会游泳者），切勿奔跑呼叫以免引起头面部或呼吸道烧伤，也不能用手扑打火焰以免烧伤手部。中小面积的四肢烧伤，可将肢体浸入冷水中或用冷水冲洗，以减轻疼痛和热力的损害。一般浸泡时间为半小时，或到不疼为止。

（2）化学烧伤：被酸、碱或其他化学物品浸湿的衣物应立即脱去，创面迅速以大量清水长时间冲洗，不强调使用中和剂。

（3）电烧伤：触电后应立即中断电源，扑灭电火花引起的火焰。

2. 保护创面　将创面用清洁的被单、衣物等简单包裹，以免污染和再损伤，不要用有颜色的外用药，以免影响以后对烧伤深度的估计。

3. 镇静止痛　烧伤患者都有较剧烈的疼痛并有烦躁不安，应给以安慰和鼓励，使其情绪稳定、安静合作。酌情使用镇痛剂，轻度烧伤患者可采用肌内注射或口服给药，重症患者微循环障碍，肌内注射吸收不良，故需静脉给药（1岁以下婴儿忌用上述止痛剂）。

4. 呼吸道的观察　对于颜面烧伤的患者，或在密闭环境中的现场，很有可能发生呼吸道烧伤。抢救时应注意检查，嗅闻患者有无烟熏味、观察痰中和口腔内是否存在碳颗粒、口腔黏膜是否红肿、声音是否嘶哑、有无呼吸困难，听诊有无呼气性哮鸣音。呼吸道受刺激后可很快出现喉头水肿引起窒息，要严密观察，做好气管切开准备。胸部的环行深度烧伤也可限制呼吸，要注意及时切痂松解。

5. 静脉补液　对于轻度烧伤患者可给以口服含盐饮液，较大面积烧伤患者应及早给予静脉补液。

6. 及时转送　对于重症患者最好在伤后2～3小时内转送到医院，或等到休克期度过再转送为宜，切忌休克期高峰时转送。途中静脉输入生理盐水，并且转送途中忌用冬眠药物，以防出现体位性低血压。有呼吸道烧伤时以湿纱布覆盖口鼻，密切观察呼吸情况。伤病员的位置尽量与行驶方向垂直或足前头后。

（五）护理诊断

1. 躯体活动障碍　与肢体受伤、组织结构破坏有关。

2. 自我形象紊乱　与肢体受伤后外表形象及肢体功能改变有关。

3. 潜在并发症：感染性休克。

（六）护理措施

1. 一般护理　包括清洁与舒适、合理饮食与营养、良好的休息和睡眠、积极合作的心理状态等。

2. 病情观察　观察全身情况及创面情况。如创面出现水肿、渗出液增加、颜色转暗、加深，创缘下陷、上皮生长停止、腥臭、焦痂潮湿变色，肉芽血管栓塞、组织变性坏死以及创缘出现炎性浸入等都是创面脓毒症或败血症的征象，应密切观察，随时记录。对于采用包扎疗法的患者体温升高、创面疼痛加剧、持续性跳痛或烦躁不安者，均应及时打开检查。

3. 专科护理　使用翻身床可使烧伤创面充分暴露，避免长期受压。同时对于并发感染的患者，也可利用翻身床作体位引流。翻身床一般在休克期度过后开始使用，俯卧时间由30分钟逐渐延长，最后可延至4～6小时。翻身时注意安全，对于首次翻身者，要特别注意呼吸道通畅，防止喉头水肿。备好急救用品及药物，必要时随时改为仰卧。对于有气管切开的患者，应注意保持套管口的暴露与通畅。昏迷、休克、心肺功能不佳和应用冬眠药物的患者禁用翻身床。

4.用药护理 烧伤患者都有不同程度的疼痛和恐惧反应，对轻度烧伤的患者，可口服止痛片或肌注哌替啶或吗啡，并可与异丙嗪合用。对合并颅脑损伤、呼吸功能障碍、婴幼儿等慎用吗啡、哌替啶，以免抑制呼吸，可改用巴比妥类，如苯巴比妥钠等。

5.心理护理 烧伤患者可能会有紧张、恐惧、焦虑等心理，针对患者的病情特点及心理状态、思想活动，积极做好心理护理。

6.健康教育

（1）安全知识指导：①宣传安全劳动知识、加强劳动保护、防止外伤；②普及防火、灭火、安全自救常识，预防烧伤事故的发生。

（2）特殊指导：①外伤后及时到医院就诊，开放性损伤尽早彻底清创并注射破伤风抗毒素；②调动患者积极性，制订康复计划，加强肢体的功能锻炼。烧伤早期，所有未烧伤及未被固定部位可做小量、缓慢的简单运动。烧伤中期，创面愈合，局部炎症反应基本消失，应尽快恢复肢体功能，预防瘢痕挛缩和矫正畸形。烧伤后期，应逐步加大锻炼强度，酌情增加活动量。指导患者保护皮肤，防止紫外线、红外线的过多照射，避免对瘢痕组织的机械性刺激。

（俞海虹）

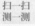

复习思考题

1. 创伤患者的现场救护措施有哪些？
2. 止血带使用的注意事项是什么？
3. 请简述绷带包扎的常用方法及适用对象。
4. 如何为上肢骨折的患者进行临时固定？
5. 毒蛇咬伤患者的现场救治措施有哪些？

第六章

课件
06章PPT

常见急症救护

学习要点

1. 常见急症的病因、临床表现及治疗要点。
2. 能对各种急症的患者采取正确有效的护理措施,并能配合医生进行救治。

扫一扫
知重点

第一节　急性左心衰竭

案例分析

　　患者,男,59 岁,高血压病史 15 年,既往服用降压药,血压控制良好。近期因面临退休及工作劳累,出现头晕、头痛、恶心等症状,晨起突感头痛剧烈,心悸、多汗、呼吸困难,咳嗽,咳粉红色泡沫样痰,急诊入院。查体:呼吸 34 次 / 分,血压 220/120mmHg,心率 120 次 / 分,律齐,心尖部可闻及舒张期奔马律,双肺满布湿啰音。诊断为急性肺水肿、急性左心衰竭、高血压。立即嘱患者坐位,双腿下垂,给予高流量氧气吸入,硝普钠静滴,给予利尿剂及氨茶碱,病情趋于稳定。

　　分析:

　　1. 过度劳累、情绪激动、精神压力大、焦虑、恐惧等可增加氧耗量,加重心脏负荷,从而诱发心力衰竭。急性肺水肿是急性左心衰竭的主要表现,是危及患者生命的心脏急症。

　　2. 急性左心衰竭的治疗主要是增加左室心搏量,减少循环血量和减少肺泡内液体渗入,保证气体交换。具体措施包括去除病因和诱发因素,增强心肌收缩力、减轻心脏负担、利尿、扩血管、镇静等。

　　3. 护理时,应注意保持患者端坐位或半卧位,双腿下垂,以减少回心血量,给予高流量吸氧等。

　　急性左心衰竭是各种原因导致短时间内左心排血量骤减而引起的临床综合征。临床上主要表现为急性肺水肿,可发生晕厥、心源性休克,严重心功能不全还可导致心搏骤停,必须给予及时的救治。

一、病因

在某些诱因的作用下，使心功能代偿期的患者突然发生心力衰竭，或使已有心力衰竭的患者病情突然加重，便可发生心力衰竭。引起急性左心衰竭常见的原因有：

（一）急性弥漫性心肌损害

常见于广泛急性心肌梗死、急性弥漫性心肌炎等，引起大量心肌损伤，导致心肌收缩力急剧减退。

（二）急性心脏容量负荷加重

短时间静脉输液、输血过多过快，外伤、急性心肌梗死等引起的瓣膜损害、腱索断裂，都可以导致左心室容量负荷急剧增加。

（三）急性机械性阻塞

严重的心脏瓣膜狭窄、高血压危象、心室流出道梗阻等，引起心脏后负荷加重，排血受阻。

（四）急性心室舒张受限

急性心脏压塞、快速的异位心律等，使心室舒张期变短。

（五）恶性心律失常

室颤或其他严重室性心律失常，使心脏暂停排血或心排血量急剧减少。

二、发生机制

急性左心衰竭是由于各种原因导致严重左心室排血量不足或左心房排血受阻，引起肺静脉压和肺毛细血管静水压急剧升高，液体从毛细血管渗入到肺间质、肺泡及细支气管内，形成急性肺水肿。在肺泡内液体与气体形成泡沫后，表面张力增大，阻碍通气和肺毛细血管自肺泡内摄取氧，可引起缺氧。同时，肺水肿降低肺的顺应性，引起换气不足和肺内动静脉分流，导致动脉血氧饱和度降低，组织乳酸产生过多而发生代谢性酸中毒，甚至引起休克、严重心律失常而致死。

三、护理评估

（一）健康史

紧急了解患者既往健康状况和引发急性心力衰竭的诱因。

（二）临床表现

急性左心衰竭的表现主要是急性肺水肿。

1. **症状** 突然出现严重的呼吸困难，可伴有咳嗽，常咳出泡沫样痰，严重者可从口鼻腔内涌出大量粉红色泡沫痰，这是急性左心衰竭的特有体征。此外，患者甚至出现心源性休克，表现为面色苍白、口唇青紫、大汗、皮肤湿冷、烦躁不安、恐惧。

2. **体征** 呼吸增快达 30～40 次 / 分，强迫坐位、面色灰白、发绀、大汗、烦躁不安、两肺满布湿啰音和哮鸣音，心率增快，心尖部第一心音减弱，肺动脉瓣区第二心音亢进，还可出现舒张早期第三心音奔马律。

（三）辅助检查

1. **血流动力学监测** 应用 Swan-Ganz 导管进行监测，早期评价心泵功能状况，对于急性心力衰竭的早期诊断及治疗均有指导意义。急性左心衰竭时，肺毛细血管楔压、心室舒张末期压升高，心排出量、心脏指数、射血分数降低。

2. 超声心动图　心衰的患者出现左心房、左心室扩张，心室壁运动幅度减弱，左心室射血分数降低等。

3. 动脉血气分析　病情早期血气为低氧血症及微循环不良导致的代谢性酸中毒，晚期患者呼吸肌无力或发生神志改变时，出现二氧化碳分压升高。

4. 心电图　急性心衰，心电图无特征性改变，常表现为窦性心动过速以及急性心肌梗死、心律失常等原发病的表现。

5. 胸片　X射线检查可见肺间质水肿时，肺野透亮度下降，肺纹理增粗、模糊，肺门边缘轮廓不清，呈云雾状阴影。

四、救治措施

（一）体位

取端坐位或半坐卧位，双腿下垂，以减少静脉回流。必要时可进行四肢轮流绑扎。

（二）氧疗

首先应保持呼吸道通畅，及时清除气道分泌物。立即用鼻导管给氧，流量为6～8L/min，肺水肿患者泡沫痰明显时，湿化瓶内可加入20%～30%的乙醇湿化，可使泡沫表面张力降低而破裂，有利于改善通气，病情特别严重者可给予面罩给氧、无气管插管的通气支持、气管内插管正压通气。通过氧疗将血氧饱和度维持在95%以上水平，以防出现脏器功能障碍。

（三）镇静

吗啡不仅可以使患者镇静，减少呼吸困难、烦躁不安、精神紧张带来的心脏负担，同时使外周小血管舒张，减少回心血量，减轻心脏负担，是治疗急性肺水肿的最有效药物，皮下或肌内注射5～10mg，紧急时可静脉注射3～5mg。此外，吗啡还可以松弛支气管平滑肌，使通气功能改善，但要注意该药物对呼吸的抑制作用。

（四）减轻心脏负担

1. 利尿剂　呋塞米（速尿）20～40mg静脉注射，在10分钟左右先出现血管扩张作用，至15分钟发挥利尿作用。

2. 血管扩张剂　以硝普钠、硝酸甘油或酚妥拉明静脉滴注。硝普钠可减轻心脏前后负荷，尤其适用于急性心肌梗死合并高血压患者。舌下含服硝酸甘油可迅速扩张静脉床，减少回心血量，因过多、过快输液而致的前后负荷增高，二尖瓣狭窄所致肺水肿可用硝酸甘油静滴，通常用10mg加入5%葡萄糖溶液500ml中静脉滴注，剂量从10μg/min开始。肺心病引起的急性左心衰竭，可以用酚妥拉明20mg加入5%葡萄糖溶液500ml中静脉滴注，0.1～0.2mg/min。

（五）增加心肌收缩力

洋地黄类药物可增强心肌收缩力，增加心排血量，减慢房室传导，使心室率减慢，从而改善左室充盈，降低左房压，利于缓解肺水肿。毛花苷丙0.2～0.4mg或毒毛花苷K 0.125～0.25mg缓慢静脉注射，10～30分钟起效，2小时后可酌情重复应用。

（六）氨茶碱

可缓解支气管痉挛，增强心肌收缩力，扩张外周血管。可用氨茶碱0.25g以葡萄糖溶液稀释后缓慢静脉注射，15～20分钟注射完。

（七）糖皮质激素

可降低毛细血管通透性，减少渗出，扩张外周血管，解除支气管痉挛，稳定细胞溶酶体和线粒体，对急性肺水肿治疗有一定价值。常用地塞米松 5～10mg/ 次或氢化可的松 100～200mg/ 次，静脉给药。

（八）治疗原发病

在抢救急性左心衰竭的同时，应积极消除病因和诱发因素，如控制高血压、治疗肺部感染、消除心律失常等。

五、护理诊断

1. 体液过多　与心排血量减少，输血、输液过多过快等有关。

2. 气体交换受损　与左心衰竭致肺淤血有关。

3. 活动无耐力　与心排血量减少、肺水肿等有关。

4. 焦虑、恐惧　与突发病情加重致极度呼吸困难、监护室环境及抢救气氛对患者的影响有关。

5. 潜在并发症：心源性休克。

六、护理措施

（一）一般护理

1. 体位　根据病情取端坐位或半卧位，双腿下垂。

2. 高流量吸氧　6～8L/min，采用鼻导管吸氧，并使用 20%～30% 乙醇溶液湿化。氧疗过程中，应注意观察患者颜面、口唇、耳廓等部位发绀程度有无减轻，呼吸、心率是否减慢等。

3. 营养　给予低盐、低热量、高维生素、清淡、易消化饮食，少食多餐，少用或禁用含钠食物或药物；大量利尿需补钾时多进食含钾食物如香蕉、橙汁等。

（二）病情观察

1. 生命体征　严密观察患者体温、脉搏、呼吸、心率、心律、血压、神志变化情况，观察咳嗽、咳痰、呼吸困难的性质和程度，观察颈静脉充盈度等。

2. 持续心电监护　急性左心衰竭可出现各种心律失常，使用强心药物时也可诱发各种心律失常，通过持续心电监护，判断心电活动状态，了解心肌供血情况，及时发现心律失常征兆，以便采取积极治疗措施。

3. 电解质及动脉血气监测　电解质紊乱是利尿剂治疗时常见的并发症，应常规检查，同时监测动脉血氧分压、动脉血二氧化碳分压以判断病情发展。病情严重者 SaO_2（动脉血氧饱和度）显著降低，抢救时应迅速将其升高至 90% 以上。

4. 出入量　准确记录 24 小时出入量，限制水分的摄入，每周测量体重一次。

（三）用药护理

1. 使用洋地黄类药物前应监测心率 1～2 分钟，注意心率及节律，如心室率低于 60 次/分，或节律有明显变化，均不可用药，应及时报告医生。

2. 注射洋地黄制剂时，速度宜慢，密切观察脉搏、心率、心律及血压变化，并注意有无洋地黄中毒的征兆，洋地黄中毒的表现有：①胃肠道表现：恶心、呕吐，食欲不振；②心脏表现：HR < 60 次/分，室性早搏，房室传导阻滞等；③神经系统表现：视物模

糊、黄视、绿视等。一旦出现中毒反应，应立即停药，报告医生给予及时处理。

3.观察利尿效果及不良反应，记录 24 小时出入量，观察患者的精神状态、皮肤弹性、周围静脉充盈度等。

4.静脉滴注血管扩张剂时应注意药液的浓度和滴速，先从小剂量、低速度开始，根据血压变化调节滴速。

5.应用硝普钠时，注意采取避光措施，硝普钠含有氰化物，用药时间不宜连续超过 24 小时。

（四）心理护理

焦虑和恐惧可导致交感神经系统兴奋性增高，使呼吸困难加重。因此，护士在配合抢救时必须保持镇静，操作熟练，使患者产生信任与安全感。加强与患者及家属的交流沟通，给予精神安慰和鼓励，树立战胜疾病的信心。

（五）健康指导

1.生活指导　避免情绪过度激动，气候变化时及时增减衣服，避免受凉、感染。把握合适的活动量，以不出现心悸、气促为度，保证充足睡眠。对于一般轻度心力衰竭的患者，摄入的食盐应限制在 5g/d；中度心力衰竭者，食盐限制在 2.5g/d；重度心力衰竭者，摄入的食盐限制在 1g/d。注意少食多餐，避免过饱，宜进食易消化、富含维生素和蛋白质的食物。

2.疾病知识指导　向患者及家属介绍急性左心衰竭的病因及诱发因素，指导其继续针对基本病因和诱因进行治疗，在静脉输液前应主动向医护人员说明病情，便于在输液时控制输液量及速度。

第二节　急性呼吸窘迫综合征

急性呼吸窘迫综合征（ARDS）是因肺实质发生急性弥漫性损伤而导致的急性缺氧性呼吸衰竭，临床表现以进行性呼吸困难和顽固性难以纠正的低氧血症为特征，属于急性肺损伤的严重阶段。急性呼吸窘迫综合征起病急骤，发展迅速，死亡率高，死亡原因主要与多脏器功能衰竭有关。

知识链接

急性呼吸窘迫综合征与成人呼吸窘迫综合征

成人呼吸窘迫综合征与婴儿呼吸窘迫综合征颇为相似，但其病因和发生机制不尽相同，为示区别，1972 年 Ashbauth 提出成人呼吸窘迫综合征的命名。现在注意到呼吸窘迫综合征亦发生于儿童，故 1994 年欧美学者讨论达成共识，以急性（acute）代替成人（adult），称为急性呼吸窘迫综合征，缩写仍是 ARDS。ARDS 病情凶险，预后差，病死率高达 50%～60%，应引起高度的关注。

一、病因

（一）肺内因素

1.化学性因素　吸入胃内容物、烟雾、腐蚀性气体、可卡因等引起的吸入性肺损伤。

2. 生物性因素 细菌、病毒、真菌引起的严重肺炎。

3. 物理性因素 溺水、放射性肺损伤、肺挫伤等。

（二）肺外因素

严重休克、严重创伤、严重感染、大面积烧伤、大量输血、脂肪栓塞，急性重症胰腺炎、药物或麻醉药品中毒等。

二、发生机制

急性呼吸窘迫综合征的发生机制尚不完全清楚，但上述致病因素可以对肺泡膜造成直接损伤，同时多种炎症细胞（巨噬细胞、中性粒细胞、血小板）及其释放的炎性介质和细胞因子间接介导的肺炎症反应，最终引起肺泡膜损伤、毛细血管通透性增加和微血栓形成；并可造成肺泡上皮损伤，表面活性物质减少或消失，加重肺水肿和肺不张，从而引起肺的氧合功能障碍，导致顽固性低氧血症。

三、护理评估

（一）健康史

详细了解起病情况，是突然起病还是缓慢起病，发病前有无感染，是否在发病前受过创伤或做过手术等。

（二）临床表现

1. 症状 多于原发病起病后 5 天内发生，约半数发生于 24 小时内。除原发病的相应症状和体征外，最早出现的症状是呼吸加快，并呈进行性加重的呼吸困难、发绀，常伴有烦躁、焦虑、出汗等。其呼吸困难的特点是呼吸深快、费力，患者常感到胸廓紧束、严重憋气，即呼吸窘迫，不能用通常的吸氧疗法改善，亦不能用其他原发心肺疾病（如气胸、肺气肿、肺不张、肺炎、心力衰竭）解释。

2. 体征 早期体征可无异常，或仅在双肺闻及少量细湿啰音；后期多可闻及水泡音，可有管状呼吸音。

（三）辅助检查

1. 实验室检查

（1）氧合指数：即动脉血氧分压 / 吸入氧浓度（PaO_2/FiO_2），正常值为 53.3～66.7kPa（400～500mmHg）。ARDS 时≤26.7kPa（200mmHg）（无论 $PaCO_2$ 是否正常或是否应用呼气末正压通气）。

（2）肺小动脉楔压（PAWP）：是反映左心前负荷与右心后负荷的指标。漂浮导管（Swan-Ganz 导管）漂浮在肺小动脉的楔入部位所测得的压力称为肺小动脉楔压，正常值≤0.667～1.60kPa（5～12mmHg）。过低提示血容量不足；大于 2.40kPa（18mmHg）提示输液过量、心功能不全；大于 4.00kPa（30mmHg）提示将出现肺水肿。

2. 影像学检查

（1）X 线胸片：早期无异常或出现边缘模糊的双肺纹理增多，发病 12～24 小时两肺出现边缘模糊的小斑点片状浸润，逐渐融合成大片状阴影，大片阴影中可见支气管征。

（2）胸部 CT：用以确定胸片未见异常，而 CT 能够发现的肺部感染或胸部气压伤的患者。

四、救治措施

急性呼吸窘迫综合征治疗的关键在于原发病的控制和处理,如处理好创伤、尽早找到感染灶并应用敏感的抗生素等,更紧迫的是要及时纠正患者严重缺氧,赢得治疗基础疾病的宝贵时间。

（一）治疗原则

纠正缺氧,克服肺泡萎陷,改善微循环,消除肺水肿,控制原发病。

（二）治疗措施

1. 氧疗　纠正缺氧是抢救 ARDS 的重要措施。如严重缺氧不纠正,会引起重要脏器不可逆的损害。一般需要高浓度（>50%）吸氧,才能使 PaO_2 >60mmHg。因此轻者可选用面罩给氧,重者应辅以机械通气给氧,开始选用间歇正压通气（IPPV）,如血氧分压仍达不到要求水平,应采用呼气末正压通气（PEEP）,应用 PEEP 时患者吸气及呼气均保持在大气压以上,有利于萎陷的肺泡扩张,提高肺顺应性,促进肺间质和肺泡水肿的消退,改善肺循环,提高氧分压。

2. 消除肺水肿,维持体液平衡

（1）控制液体入量：原则是在保证血容量足够、血压稳定的前提下,出入液量呈轻度负平衡（-500～-1000ml）。液体入量一般每日不超过 1500～2000ml。

（2）使用利尿剂：促进水肿消退,常用呋塞米。

（3）使用血清白蛋白：ARDS 后期遵医嘱输入血清白蛋白,以提高胶体渗透压。但ARDS 早期,由于毛细血管通透性增加,胶体液可渗入间质加重肺水肿,应避免使用。

3. 营养支持与监护　ARDS 时机体处于高代谢状态,应补充足够的营养。静脉营养可引起感染和血栓形成等并发症,应提倡全胃肠营养,不仅可避免静脉营养的不足,而且能够保护胃肠黏膜,防止肠道菌群异位。ARDS 患者应入住 ICU,动态监测呼吸、循环、水电解质、酸碱平衡及其他重要脏器的功能,以便及时调整治疗方案。

4. 其他治疗　糖皮质激素、表面活性物质、鱼油和一氧化氮等在 ARDS 中的治疗价值尚不确定。

五、护理诊断

1. 气体交换受损　与呼吸阻力增加、充气过度、肺和胸壁顺应性下降有关。

2. 低效性呼吸形态　与神经肌肉损伤、焦虑、呼吸肌疲劳和气道梗阻有关。

3. 清理呼吸道无效　与呼吸道感染、分泌物过多或黏稠、咳嗽无力及大量液体和蛋白质漏入肺泡有关。

4. 营养失调：低于机体需要量　与高代谢状态及不能正常进食有关。

5. 焦虑　与呼吸困难、插管、疾病严重性、个人控制丧失等有关。

6. 潜在并发症：高碳酸血症、低氧血症、误吸等。

六、护理措施

（一）一般护理

1. 环境　病室要安静,通风良好,室内空气清新,温度适宜,避免烟雾、粉尘污染。

2. 体位护理　协助患者取舒适的卧位,一般取半坐卧位或坐位。

3. 营养护理 给予高热量、高蛋白、高维生素饮食,宜清淡,少食多餐,提倡全胃肠营养。

4. 对症护理 根据血气分析和临床情况合理给氧;鼓励患者咳嗽、咳痰,及时清除口咽部分泌物,保持呼吸道通畅,危重患者需翻身拍背帮助排痰,建立人工气道的患者,应加强湿化吸痰,神志清醒的患者可做雾化吸入。

（二）病情观察

1. 观察口唇、颜面和甲床的颜色,观察并记录呼吸频率、节律及神志状况,判断缺氧程度。如发现吸气时有三凹征,呼吸频率由快变慢,节律不整,经高流量吸氧后,发绀仍进行性加重,应随时通知医生,并协助抢救。

2. 静脉应用呼吸兴奋剂时观察药物的不良反应,如发现面色潮红、抽搐等,应减慢药液滴速,并通知医生。

3. 遵照医嘱随时测定血气分析,根据血氧分压调节呼吸机给氧流量,进行心电图检查以及有关生化送检等,以协助医生监测各生命指标的动态变化。

4. 监测水、电解质、酸碱平衡及血氧饱和度情况,做好液体出入量记录。

（三）用药护理

1. 用药原则 选用合适的药物,以静脉用药为主,避免应用抑制呼吸的药物,体内有感染时可根据细菌培养和药敏试验结果,选择有效抗生素。

2. 常用药物

（1）根据病情酌情选用多巴酚丁胺、多巴胺、毛花苷丙、硝普钠、硝酸甘油等心血管药物;适当使用血管活性药物以维持收缩压在13.3kPa(100mmHg)以上。

（2）糖皮质激素:地塞米松、氢化可的松可减轻炎症反应,但只能短时间用药以免抑制免疫作用。

（3）肺血管舒张剂:一氧化氮(NO)或前列腺素E1(PGE1),既能选择性地扩张肺血管,又有明显的抗炎作用。

（四）心理护理

疏导情志,增强患者战胜疾病的信心,帮助患者克服或减轻恐惧、焦虑情绪,对患者住院后的异常感受从心理上给予理解和疏导,并辅以必要的治疗。可对患者进行积极暗示,在医疗护理中,综合发挥语言、药物和医疗等暗示作用,能收到更好的效果。

（五）健康指导

1. 生活指导 指导患者正确饮食,给予高热量、高蛋白、高维生素饮食,宜清淡,少食多餐,忌辛辣、油腻和荤腥食物。指导教会患者有效呼吸和咳嗽咳痰技术,如缩唇呼吸、腹式呼吸、体位引流、拍背等方法,提高患者的自我护理能力,延缓肺功能恶化。指导并教会患者及家属合理的家庭氧疗方法及注意事项。鼓励患者进行耐寒锻炼和呼吸功能锻炼,如用冷水洗脸等,以提高呼吸道抗感染的能力。避免吸入刺激性气体。告诉患者尽量少去人群拥挤的地方,避免与呼吸道感染者接触,减少感染的机会。进行心理辅导,多与患者沟通,确保患者能立即得到帮助(如呼叫灯随时可用),有助于减轻患者对窒息和死亡的恐惧与焦虑。

2. 疾病知识指导 告知患者急性呼吸窘迫综合征的原因、症状及治疗原则等,向患者说明每项操作(如吸痰、血气分析)的意义,讲解机械通气的必要性及预期效果,取得患者和家属的信任和合作。出院时应将患者使用的药物、剂量、用法和注意事项告诉患者，并写在纸上交给患者以便需要时使用。若有气急、发绀加重等变化，应尽早就医。

第三节 急性肾衰竭

案例分析

患者，男，42岁，于入院1周前因"感冒"服用"复方新诺明"治疗，1天后出现血尿，伴腰痛。24小时尿量少于400ml，大便正常。查体：精神差，食欲不振，口中有氨味。生命体征平稳，心、肺、腹部无明显异常。尿常规：尿蛋白2+，红细胞3+，血肌酐810μmol/L；B超示：双肾实质回声增强，膀胱未见异常。临床初步诊断为急性肾小管坏死、急性肾衰竭。

分析：

1. 复方新诺明属磺胺类药物，易在肾小管、肾盂、输尿管、膀胱等处出现结晶，反复机械性刺激而引起腰痛、血尿、尿路阻塞、无尿等不良反应，最终导致急性肾衰竭。故服用磺胺类药物的患者应多饮水，通过增加尿量来降低尿中药物的浓度以免造成严重后果。

2. 急性肾衰竭的治疗采取去除病因，纠正水、电解质紊乱及酸碱平衡失调、预防感染等原则。

3. 此患者在护理过程中应注意生命体征的观察，精确记录液体出入量、选择无肾毒性药物等。

急性肾衰竭是指各种原因引起的肾功能在短时间内（几小时至几天）内突然下降而出现的临床综合征。临床上以氮质血症和水、电解质和酸碱平衡紊乱为主要特征，常伴有少尿或无尿，也可以无少尿表现。

知识链接

肾脏的生理功能

肾脏是人体的重要器官，它的基本功能是生成尿液，借以清除体内代谢产物及某些废物、毒物，同时经重吸收功能保留水分及其他有用物质，以调节水、电解质平衡及维护酸碱平衡。肾脏同时还有内分泌功能，生成肾素、促红细胞生成素、活性维生素D_3、前列腺素等，同时又是机体某些激素的降解场所和肾外激素的靶器官。肾脏的这些功能，保证了机体内环境的稳定，使新陈代谢得以正常进行。

一、病因

急性肾衰竭根据引起的原因分为肾前性急性肾衰竭、肾性急性肾衰竭和肾后性急性肾衰竭三类。

（一）肾前性急性肾衰竭

肾脏本身无病变，主要由于血液循环障碍，血容量减少，心排血量不足使肾血流量降低而引起。常见的原因有脱水、出血、各种休克、心脏疾病、肺动脉高压、肺栓塞、全身性疾病（如肝肾综合征、严重脓毒症、过敏反应等）、药物等。

（二）肾性急性肾衰竭

是由于各种肾脏疾病损伤了肾实质所致。常见的原因有急性肾小管坏死、急性肾间质病变、肾小球和肾血管疾病。

（三）肾后性急性肾衰竭

主要由于各种原因引起的下尿路梗阻引起。常见于双侧输尿管结石、良性前列腺增生、盆腔肿瘤压迫输尿管等，此类原因如能及时解除，肾功能多可恢复。

二、发生机制

（一）肾前性急性肾衰竭

肾脏本身尚无器质性损害，由于血液循环障碍，血容量减少，心排血量不足使肾血流量降低而引起少尿或无尿。此时肾本身尚无损害，是一种功能性病变，如能迅速改善循环状况，恢复肾血液灌注，可使肾功能迅速改善。若不及时处理，可使肾血流量进行性减少，发展成为急性肾小管坏死，出现急性肾衰竭。

（二）肾性急性肾衰竭

由于各种原因损伤了肾实质所致，病变可以发生在肾小球、肾小管、肾间质、肾血管，而以急性肾小管坏死较常见。

（三）肾后性急性肾衰竭

由于肾以下的尿路梗阻，尿路内压升高，梗阻上方输尿管扩张、尿路积水，尿液形成相对减少所致。

三、护理评估

（一）健康史

详细询问患者有无肾结石、尿路结石及双侧肾盂积水、前列腺增生等疾病，有无严重创伤、大面积烧伤、急性溶血、脓毒症、肾间质或肾实质病变等疾病，有无大出血、心力衰竭、休克及严重脱水等病史。

（二）临床表现

肾衰竭分为少尿型和非少尿型，少尿型急性肾衰竭的临床病程一般分为少尿（或无尿）期、多尿期和恢复期三个阶段；非少尿型急性肾衰竭患者的尿量并不明显减少，尿量可达到500ml/24h以上，病情相对较轻，预后也相对较好。

1. 少尿（或无尿）期　少尿（或无尿）期是病程中最危险的阶段，主要特点是尿量显著减少并伴有水、电解质和酸碱平衡失调。该期病程一般为7～14天，若病程持续超过1个月，肾功能不全则常难以恢复。少尿期越长，病情愈重，预后愈差。

（1）尿量减少：尿量骤减或逐渐减少，出现少尿或无尿。

（2）水、电解质和酸碱平衡失调

1）水过多：少尿或无尿导致体内水分大量蓄积，易发生水过多甚至水中毒，严重时可导致高血压、心力衰竭、肺水肿及脑水肿，出现头痛、恶心、呕吐、心悸、呼吸困难、嗜睡、昏迷等表现。水中毒是急性肾衰竭的主要死因之一。

2）电解质失调：高钾血症是最常见的电解质失调，是急性肾衰竭死亡的常见原因之一。除此以外，尚有高镁血症、低钠血症、高磷血症、低钙血症等。

3）代谢性酸中毒：表现为呼吸深快、呼气带有酮味、颜面潮红、胸闷、气急等症状。

（3）各系统症状

1）消化系统症状：急性肾衰竭时消化系统症状出现最早，表现为厌食、恶心、呕吐、腹胀或腹泻等，严重者可有消化道出血。

2）心血管系统表现：①高血压：由于肾缺血、肾素分泌及水过多等因素引起血压升高，急性肾小管坏死早期血压可不高，但如持续少尿，有 3% 患者发生轻、中度高血压；②急性肺水肿和心力衰竭：主要是由于少尿或无尿期体液潴留所致；③心律失常：高血钾可引起窦房结暂停、窦房传导阻滞、不同程度房室传导阻滞、束支传导阻滞、窦性心动过速等；④心包炎：由氮质血症所致，表现为心包摩擦音和胸痛。

3）血液系统表现：部分急性肾衰竭患者早期可有贫血，其贫血程度与原发病因、病程长短、有无出血并发症等有密切关系。另外，血小板减少、凝血因子Ⅷ功能异常、毛细血管脆性增加等可导致皮下、黏膜、牙龈和消化道出血。

2．多尿期　当急性肾衰竭患者尿量逐渐增多至每日 800ml 以上时，即进入多尿期，说明病情趋向好转。此期一般历时约 14 天，尿量每日可达 3000ml 以上。

（1）体液失衡：患者因排尿增多，除可造成缺水外，尚应谨防出现低钾血症、低钠血症、低钙血症、低镁血症等。

（2）并发感染：因体质虚弱、营养失调、贫血、消瘦、乏力、抵抗力低下等原因，患者极易并发肺部感染、尿路感染等，故应加强护理。

3．恢复期

（1）症状恢复：尿量基本恢复正常，自我感觉良好，体力逐渐恢复。

（2）肾功能恢复：肾小管浓缩功能恢复较慢，血中尿素氮含量逐渐恢复正常，只有少数可遗留永久性肾功能损害。

另外，对于非少尿型急性肾衰竭，血肌酐升高幅度较小，临床表现亦轻，进展缓慢，感染发生率低，且较少出现严重的水、电解质紊乱及酸碱平衡失调、胃肠道出血和神经系统症状，若能得到及时诊断和正确处理，预后相对较好，若治疗不及时，也可转化为少尿型急性肾衰竭。

（三）辅助检查

1．实验室检查

（1）尿液检查：肾前性急性肾衰竭尿液浓缩，尿比重和渗透压升高；肾性急性肾衰竭尿比重多在 1.010～1.014 之间。镜下可见管型、红细胞和白细胞等。

（2）血液检查：血常规检查可有轻中度贫血；肾功能检查可有血肌酐和尿素氮升高；血生化检查可有高钾血症，血钠正常或偏低，血磷升高，血钙降低；血气分析血 pH 常低于 7.35，HCO_3^- 浓度多低于 20mmol/L，甚至低于 13.5mmol/L。

2．影像学检查　主要用于诊断肾后性急性肾衰竭，泌尿系 B 超、X 线平片和 CT 有助于发现病因。

3．肾穿刺活检　对于难以明确病因的肾性急性肾衰竭，如肾小球肾炎、溶血性尿毒症综合征等可做肾脏穿刺活检。

四、救治措施

（一）去除病因

针对能引起急性肾衰竭的病因，进行积极地治疗是抢救成功的关键，如纠正休克、消除毒素、避免应用肾毒性药物、解除尿路梗阻等。

（二）加强液体管理,纠正体液失衡

根据肾衰竭的分期制订具体的治疗方案,如少尿期须限制水、钠摄入,治疗高钾血症,而多尿期则要防止出现脱水和低钾血症等。

（三）控制感染

控制感染是减缓急性肾衰竭发展的重要措施。一般不主张预防性应用抗生素,需应用时应避免使用有肾毒性的药物,并根据半衰期调整用药的量和次数。

（四）肾脏替代治疗

又称为血液净化,是应用人工方法替代肾脏功能清除体内水分和溶质,同时调节水、电解质与酸碱平衡,是目前治疗肾衰竭的重要方法。常用方法包括:血液透析、血液滤过、连续性肾脏替代治疗、腹膜透析等。

五、护理诊断

1. 营养失调：低于机体需要量 与摄入不足和丢失过多有关。

2. 体液过多 与肾功能损害、水钠潴留有关。

3. 有感染的危险 与免疫力低下和反复透析有关。

4. 有皮肤完整性受损的危险 与体液过多及抵抗力下降有关。

5. 潜在并发症：出血、代谢性酸中毒。

六、护理措施

（一）一般护理

1. 环境 安排在安静、清洁的隔离病房中,病房每日用紫外线灯消毒,限制探访人员探视,预防感染。

2. 体位护理 严格卧床休息以增加肾脏血流量,休息时期视病情而定,一般少尿期、多尿期均应卧床休息,恢复期逐渐增加活动;卧位以能够进行最大换气和舒适为标准,如半卧位及坐姿,并使身体前倾。抬高水肿的患肢,避免体液潴留。

3. 营养护理 鼓励通过胃肠道补充营养,如果不能经口进食,可用鼻饲法间歇性灌注,也可经静脉补充葡萄糖、氨基酸、脂肪乳等。

（1）限制蛋白质摄入,可降低血尿素氮,减轻尿毒症症状,还有利于降低血磷和减轻酸中毒。若水肿主要因低蛋白血症引起,在无氮质血症时,给予高生物效价的优质蛋白质及含钾低的食物,蛋白质摄入量以 0.8g/（kg·d）为宜,并适量补充必需氨基酸。

（2）保证热量供给,保持机体的正氮平衡。热量供给一般为 126~188kJ/（kg·d）,主要由糖类和脂肪供给。

（3）维持水平衡,少尿期患者严格记录 24 小时出入液量,坚持"量出为入"的原则补充入液量。多尿期患者应多饮水或遵医嘱及时补液和补充钾、钠等,防止脱水、低钾和低钠血症的发生。

（二）病情观察

1. 监测生命体征 密切观察病情变化,注意体温、呼吸、脉搏、心律、血压等变化。急性肾衰竭常以心力衰竭、心律失常、感染、惊厥为主要死因,应及早发现,并及时与医生联系。

2.监测水、电解质平衡　精确记录液体出入量，注意血钾、血钠和血钙等重要电解质的变化；恢复期患者应注意观察用药不良反应，定期复查肾功能。

（三）用药护理

1.用药原则　严格遵循用药制度，注意药物配伍禁忌和协同作用；选择无肾毒性的药物，以静脉用药为主；重视用药后的反应，注意药物过敏现象的发生；慎用半衰期长的药物，应根据尿量的多少及时调整用药剂量、次数，必要时监测血中药物浓度。

2.常用药物　根据病期选择相应的药物。

（1）高钾血症：可选用11.2%乳酸钠溶液或5%碳酸氢钠溶液100ml静脉滴注；25%～50%葡萄糖溶液100ml加胰岛素6～12U静脉滴注，以促使钾由细胞外转入细胞内；10%葡萄糖酸钙溶液20ml缓慢静脉注射。

（2）代谢性酸中毒：当血浆HCO_3^-浓度低于15mmol/L时应给予碳酸氢钠治疗，同时静脉注入葡萄糖酸钙以防低钙性抽搐。

（四）心理护理

做好患者和家属思想工作，稳定情绪，解释病情及治疗方案，以取得合作，建立良好的护患关系。

（五）透析患者的护理

1.做好透析前的一切准备工作，并向患者说明透析的目的和过程，避免其出现精神紧张。

2.透析过程中应注意观察患者的生命体征和透析设备的运行情况。注意观察有无热源反应和症状性低血压。

3.做动静脉内瘘者，需在穿刺处压迫20分钟以上，以免出血。做动静脉外瘘者，透析完毕时接上连接管，用无菌纱布包扎固定。

4.透析结束时称体重1次，估计体内水分的减少情况，血液透析后还应注意观察动静脉瘘及插管处有无出血、渗出，保持外瘘管肢体位置正确，避免长时间弯曲。并给予患者高热量饮食，增加优质蛋白质摄入。

5.透析后8小时内尽量避免各种穿刺和注射。

（六）健康指导

1.生活指导　少尿期要补充足够的热量以减少蛋白质的分解，热量供给以易于消化的碳水化合物为主，可多食水果，配以麦淀粉面条、饼干或其他麦淀粉点心，加少量米汤或稀粥。补充的蛋白质要求生物学价值高，必需氨基酸含量丰富如牛奶、鸡蛋等。若因饮食单调而难以长期坚持时，可适量交替食用肉类、鸡、虾等动物蛋白质，以调节患者的口味。

2.疾病知识指导　向患者和家属简单介绍急性肾衰竭的有关知识，加强患者自我认知，减轻焦虑；讲解限制液体及饮食的目的；讲解透析的必要性及预期效果；适当让家属参与护理，有助于家属在患者出院后实施护理计划；随时评估患者情绪状态，及时疏导不良情绪，给予精神及心理支持；提高患者的自我保健意识。

第四节 急性肝功能衰竭

案例分析

患者，男，48 岁，10 年前曾患乙型肝炎，经治疗后一直从事正常工作。近期因劳累，饮食不当，出现意识障碍而急诊入院。查体：患者呈嗜睡状态，体温 37.3℃，脉搏 100 次 / 分，呼吸 20 次 / 分，血压 100/60mmHg。全身皮肤、巩膜中度黄染，胸前可见数枚蜘蛛痣，腹部膨隆，移动性浊音阳性，瞳孔等大等圆，对光反应灵敏，可引出扑翼样震颤，随后患者出现昏迷，疼痛反射消失，对光反应迟钝。急查血氨 3ng/L，B 超显示肝硬化，大量腹水，脾大；肝功能显示 ALT/AST 63/130U/L，ALB 24.2g/L。诊断为急性肝功能衰竭、肝硬化、肝性脑病。给予新鲜血浆、白蛋白以提高胶体渗透压，食醋加温开水灌肠，减少肠内毒物的生成和吸收，给予新霉素、甘露醇治疗。

分析：

1. 急性肝功能衰竭常见的临床表现有黄疸、肝性脑病等，乙型肝炎是其病因之一。

2. 治疗上，重点是预防和及时处理并发症，维持各脏器功能，为肝细胞再生创造条件和时间。

3. 当发生肝性脑病时，注意保护患者安全，必要时用床档或约束带，防止坠床，应严格限制蛋白质的摄入，防止血氨升高加重昏迷。

急性肝功能衰竭是由多种病因导致肝细胞大量坏死或功能障碍，并在首发症状出现后 8 周或黄疸出现后 10 天内发生肝性脑病的一种综合征。本病起病急，病情危重，临床表现为黄疸、凝血功能障碍和肝性脑病，病死率可达 80% 以上。

一、病因

（一）病毒性肝炎

病毒性肝炎是引起急性肝衰竭的主要原因。乙肝最常见，其他还有甲、丙、丁、戊、庚型肝炎病毒，EB 病毒，巨细胞病毒等。

（二）代谢紊乱

常见的有妊娠急性脂肪肝、肝豆状核变性、Reye 综合征（脑病 - 脂肪肝综合征）等。

（三）药物中毒

常见的药物有异烟肼、利福平、四环素、对乙酰氨基酚、酒精、铅及抗癌药物均可损伤肝细胞。

（四）工业毒物

硝基苯、四氯化碳、三氯乙烯、氯仿、磷、锑等可引起严重的肝损害。

（五）缺血缺氧

各种休克、肝静脉阻塞综合征、门静脉血栓形成等，导致肝细胞缺血、坏死。肝癌、肝动脉栓塞治疗也可引起急性肝衰竭。

（六）其他

自身免疫性肝炎、肝原发性或转移性肿瘤、中暑、脓毒血症等。

二、发生机制

各种致病因素作用于肝脏,由于肝细胞缺血缺氧(如休克、肝血管阻塞)、药物对肝细胞的毒性作用、病毒性肝炎、细胞因子及炎症介质等造成肝细胞变性坏死和肝功能障碍,引起一系列代谢紊乱。

三、护理评估

(一)健康史

详细了解既往有无肝炎病史、毒物接触史、药物服用史等,是否存在严重感染、妊娠等,有无肝功能异常、出血倾向,有无性格、行为改变等。

(二)临床表现

1. 症状 急性肝衰竭的临床表现因病因不同而各异,但多数起病急、进展快、全身乏力明显,且呈进行性加重,其主要表现如下:

(1)巩膜及皮肤黄疸:是急性肝功能衰竭的主要症状。一般由数日至2~3周达到高峰。一些急性重症肝炎的患者刚发病时以精神神经症状为主,黄疸尚不明显,随着病情的进展,黄疸逐渐加深。

(2)肝性脑病:是急性肝功能衰竭的严重症状。急性肝功能衰竭起病急,一般在10天内出现进行性神经、精神改变,语言重复,烦躁,定向力和计算力障碍,躁动不安,甚至昏迷。

(3)肝肾综合征:是发生肝功能不全后引起的肾功能不全。表现为尿少、尿闭、尿素氮上升,出现尿毒症、酸中毒等。

2. 体征 腹胀明显;黄疸进行性加深,肝脏进行性缩小,部分患者有腹水,且常为少量,同时伴肠鸣音减弱。

(三)辅助检查

1. 病毒学检查 大多数患者可检测到乙型肝炎病毒。

2. 肝功能 可出现氨基转移酶和胆红素均迅速、明显升高,白球比例倒置,血氨升高。

3. 生化 可出现低血糖,血胆固醇降低,电解质紊乱包括低钾、低钠、低镁等改变。

4. 血气分析 早期呈呼吸性碱中毒,低钾可致代谢性碱中毒,肝肾综合征时出现代谢性酸中毒。

5. 凝血分析 急性肝功能衰竭合并 DIC 时,凝血酶原时间 >15 秒,纤维蛋白原 $<1.25g/L$,血小板 $<50×10^9/L$。

四、救治措施

(一)一般治疗

绝对卧床休息,低脂、低蛋白、高碳水化合物饮食,每日或隔日输新鲜血浆、白蛋白。

(二)保肝治疗

1. 细胞活性药物 如 ATP、CoA、肌苷、1,6- 二磷酸果糖等。

2. 胰岛素 - 胰高血糖素疗法 胰高血糖素 1mg、普通胰岛素 10U 加入液体静脉滴注。

3. 促肝细胞生长素　100～120mg/d。

4. 前列腺素 E。

（三）对症治疗

1. 肝性脑病

（1）减少肠道毒物的产生和吸收：生理盐水清洁灌肠，白醋 30～50ml 保留灌肠，禁用肥皂水灌肠。

（2）导泻剂：如口服 33% 硫酸镁 30～60ml/d 或甘露醇 25～50g。

（3）乳果糖：每次 5g，3～4 次 / 日。

（4）抗生素：新霉素 0.5g 或甲硝唑 0.2g，4 次 / 日。

（5）促进毒物代谢：常用谷氨酸钠、谷氨酸钾、精氨酸。

（6）纠正氨基酸谱紊乱：如支链氨基酸 500ml 每日静脉滴注 1 次。

2. 出血

（1）预防应激性溃疡。

（2）补充维生素 K、新鲜血浆、纤维蛋白原、凝血酶原复合物等。

（3）合并 DIC 者早期应用肝素治疗，继发纤溶亢进时加用抗纤溶药物。

3. 维持水、电解质平衡。

4. 脑水肿、肝肾综合征按相应治疗。

5. 预防感染　全身使用有效抗生素预防肠道、腹腔、肺部感染。

（四）其他

通过血浆置换、血滤等血液净化疗法排出代谢毒物，若肝细胞破坏广泛或终末期肝病，可进行肝移植。

五、护理诊断

1. 营养失调：低于机体需要量　与肝功能减退、消化吸收障碍有关。

2. 活动无耐力　与肝功能减退、营养摄入不足有关。

3. 有感染的危险　与长期卧床、营养失调、抵抗力低下有关。

六、护理措施

（一）一般护理

1. 体位与休息　协助患者取舒适的卧位，一般取半卧位，保证患者充足睡眠。

2. 饮食　给予充足的热量、高维生素、低脂肪且易消化的食物为宜，适当限制动物性蛋白质的摄入，禁酒，避免进食粗糙、坚硬或刺激性食物，不进食增加肝脏解毒负荷的食物和药物。

3. 皮肤护理　有腹水或水肿的患者，保持皮肤清洁卫生，水肿部位防止受压，可用海绵垫垫起受压部位，皮肤瘙痒者应及时给予止痒处理。

4. 安全防护　对兴奋躁动不安者采取加床挡、约束带约束等安全防护措施，避免发生意外。

（二）病情观察

密切观察患者意识状态、体温、血压、出入量，并做好记录；观察有无感染，及时发现自发性腹膜炎等并发症；观察皮肤有无出血、瘀斑；注意患者性格的突然异常改变及其他神经体征，谨防肝性脑病的发生。

（三）用药护理

1. 新霉素长期服用对听力和肾脏有损害，服用时间不宜超过1个月，服用期间应监测听力和肾功能。

2. 应用乳果糖时从小剂量开始，以避免在肠内产气较多，引起腹胀、腹绞痛、恶心、呕吐及电解质紊乱等。

3. 应根据血清钾、钠浓度和病情来确定应用谷氨酸钾、谷氨酸钠的比例，患者尿少时少用钾剂，明显腹水和水肿时慎用钠剂。

4. 大量输注葡萄糖时，警惕低钾血症、心力衰竭和脑水肿。

5. 应用精氨酸时，滴注速度不宜过快，以避免出现流涎、呕吐、面色潮红等反应。精氨酸呈酸性，含氯离子，不宜与碱性溶液配伍使用。

（四）心理护理

以娴熟的护理操作，认真的工作态度，积极配合抢救，减轻患者及家属的恐惧，指导家属理解和关心患者，给予精神支持和生活照顾，帮助患者树立战胜疾病的信心。

（五）健康指导

1. 生活指导　生活起居有规律，睡眠应充足。患者应注意情绪的调节和稳定，树立战胜疾病的信心，保持愉快心情。指导患者及家属避免发生肝性脑病的诱发因素，如限制蛋白质的摄入，不滥用对肝有损害的药物，保持大便通畅，避免各种感染。

2. 疾病知识指导　向患者和家属介绍急性肝功能衰竭的有关知识，指导其认识肝功能损害的各种病因。细心观察、及早识别病情变化，例如当患者出现性格、行为改变等可能为肝性脑病的前驱症状时，或消化道出血等其他并发症时，及时就诊。指导患者遵医嘱服药，了解药物的主要不良反应，定期随访复诊。

第五节　休　　克

案例分析

患者，男，26岁，下午4时左右骑自行车时被汽车撞伤，伤后感左季肋区疼痛，头晕、无力，半小时后被急送到医院。入院查体：体温36℃，脉搏58次/分，呼吸10次/分，血压80/55mmHg，血氧饱和度90%。痛苦面容、面色苍白、表情淡漠、四肢湿冷。腹胀、全腹轻度压痛、反跳痛和肌紧张，以左上腹明显，移动性浊音阳性，肠鸣音减弱，其他查体未见异常。辅助检查：腹腔穿刺抽出不凝固的血液。

分析：

1. 患者生命体征及体格检查提示发生脾破裂，失血量为1500ml以上，引起低血容量性休克，病情危重，如不及时抢救，死亡率高。

2. 目前治疗应抗休克治疗和外科手术治疗同时进行。

3. 密切观察生命体征，以便及时发现病情变化予以抢救。

休克是机体在受到各种有害因子作用后发生的，以有效循环血量急剧降低和机体真毛细血管网内严重灌注衰竭为特征，并导致各重要器官功能代谢紊乱和结构损害的全身性病理过程。休克按病因可分为：低血容量性、感染性、过敏性、心源性和神经源性休克五类。

一、病因

休克的发生可由一种或两种以上因素引起，临床常见的病因有以下几种：

1. 血容量不足 由于大量失血（内出血或外出血）、失水（如严重呕吐、腹泻、尿量异常增多、大量排汗）、血浆丢失（如大面积烧伤、创伤、炎症）等原因，引起血容量急剧减少，称为低血容量性休克。

2. 感染 见于细菌、真菌、病毒、立克次体、衣原体、原虫等所致的严重感染，也称为中毒性休克，其中以革兰氏阴性杆菌产生的内毒素所致的休克最为多见。

3. 过敏 由于机体对某种药物（如青霉素等）或生物制品发生过敏反应所致。致敏原和机体作用，使致敏细胞释放出组胺、缓激肽等物质，引起周围血管扩张、血管通透性增加、血浆渗出，血容量相对不足。

4. 心源性因素 常见于急性心肌梗死、心肌炎、心包填塞、严重心律失常等，使心脏泵功能严重障碍，心输出量急剧减少，有效循环血量下降和组织灌注不足，称为心源性休克。

5. 神经源性因素 由于外伤、剧痛、麻醉意外、脑脊髓损伤等引起，通过影响交感神经的缩血管功能，降低血管紧张性，使外周血管扩张，有效血容量相对减少，血压下降，从而引起神经源性休克。

二、发生机制

有效循环血容量降低及组织灌注不足是各类休克共同的发病基础，休克时体内微循环会发生一系列变化，据此可将休克过程分为 3 个时期：微循环缺血期、微循环淤血期、微循环衰竭期。

1. 微循环缺血期 受致病因素刺激，交感 - 肾上腺髓质系统兴奋，儿茶酚胺大量释放，引起全身小血管收缩，使毛细血管阻力增大，微循环灌注量急剧减少，且儿茶酚胺刺激 β 受体，引起大量动静脉短路开放，使脏器微循环的血液灌流更少，出现"少灌少流，灌少于流"的情况。此期是机体的代偿期，主要表现为维持动脉血压稳定，使全身血液重新分布，优先保证心、脑等重要器官的血液供应及生理功能。

2. 微循环淤血期 又称休克期或失代偿期，微循环持续的缺血缺氧使乳酸堆积，发生酸中毒，使平滑肌对儿茶酚胺的反应性降低，缺血、缺氧还使组织局部扩血管物质释放增多，毛细血管扩张，血液大量涌入真毛细血管。由于微静脉端血流缓慢，血细胞聚集并黏附在血管，血液黏度增加使毛细血管的后阻力大于前阻力，大量血液淤积在微循环中，出现"灌而少流，灌大于流"的情况。组织细胞缺血缺氧进一步加重，由于微循环血管床的大量开放，血液被淤滞在内脏器官，造成有效循环血量锐减，回心血量减少，静脉萎陷，心排血量和血压进行性下降。

3. 微循环衰竭期 由于血液进一步浓缩，血细胞聚集，血液黏滞度增加，血液处于高凝状态，再加上血流缓慢，酸中毒愈发严重，可发生 DIC。微循环中有大量微血栓形成，堵塞微循环，激活纤溶系统，出现出血、微循环血流停止，导致"不灌不流"的情况。该期为休克的不可逆阶段，组织得不到足够的氧和营养物质，使血流动力学障碍和细胞损伤越来越严重，各重要器官包括心、脑、肝、肺、肾等脏器的代谢相继出现严重障碍。

三、护理评估

（一）健康史

了解患者既往史，询问休克症状发生的时间，程度及经过，是否进行过抗休克治疗，是否使用过升压药物（药物名称、剂量、用药反应）等。注意询问伴随症状，出现的时间及程度。

（二）临床表现

1. 休克代偿期　表现为精神紧张、兴奋或烦躁不安、面色苍白、四肢厥冷、出冷汗、脉压减小、脉搏细速、呼吸加快、尿量减少等症状。由于心脑灌注可以保持正常，患者神志一般是清楚的。该期为休克的可逆期，及时采取积极措施恢复有效循环血量，则休克容易恢复，如果休克的原发病因未能及时消除，将发展到休克期。

2. 休克期　表现为血压进行性下降，可低于 6.67kPa（50mmHg），脉搏细速，脉压小于 2.67kPa（20mmHg）；表情淡漠，意识可变模糊，甚至出现昏迷；皮肤发绀，表浅静脉血管萎陷；尿量减少到每小时 20ml 以下，甚至无尿。

3. 休克晚期　此期患者神志不清，皮肤、黏膜发绀，四肢厥冷，脉搏细弱，血压低或测不到，全身及内脏出血倾向，无尿，出现多系统脏器功能衰竭。该期为休克的不可逆阶段，微循环栓塞使回心血量锐减，出现 DIC 时，血量进一步减少，加重了器官的急性功能衰竭，给治疗造成极大困难。

（三）辅助检查

血、尿、便常规，血型，凝血功能，血细胞比容，血气分析，血清电解质，血肌酐，血尿素氮，心电图、X 线、B 超、超声心动图以及血和分泌物细菌学检查，毒理学检查等。

四、救治措施

（一）积极治疗原发病

积极防治引起休克的原发病，外出血给予止血，内出血及早行急诊手术止血。早期应用足量有效抗生素是抢救感染性休克的关键，心源性休克应积极地改善心功能，遇到过敏性休克时必须立即停用过敏药物,立即注射肾上腺素、糖皮质激素、升压药物及脱敏药等。

(二)补充血容量

补充血容量是纠正休克引起的组织低灌注和缺氧的关键。必须迅速建立静脉通道,如果周围静脉萎陷而穿刺有困难时,可考虑做锁骨下或锁骨上静脉及其他周围大静脉穿刺插管,亦可做周围静脉切开插管。所用液体首先采用晶体液和人工胶体液复苏,必要时进行成分输血。补液时,原则上先快后慢,持续动态监测血压、尿量、脉搏、中心静脉压等,可作为控制输液量和速度的参考指标。

(三)纠正酸碱平衡失调

休克时易出现代谢性酸中毒,可抑制心肌收缩力并可造成毛细血管麻痹性扩张,促发 DIC,所以必须应用碱性药物纠正代谢性酸中毒。注意测定血钾、钠、钙和氯化物,按情况予以补充或限制。

(四)应用血管活性药物

在充分进行血容量复苏的前提下应用血管活性药物,可迅速改善循环、升高血压,改善心脏和脑血管灌注,改善肾和肠道等内脏器官血流灌注。血管活性药物按其作用可分为血管扩张剂和血管收缩剂。血管扩张剂在临床上主要应用于休克早期微血管痉挛收缩期,以扩张血管改善微循环,提高组织器官的血液灌注量,使血压回升,常用药物有多巴胺、酚妥拉明、肾上腺素、异丙肾上腺素等。血管收缩剂在临床上主要用于休克时微循环扩张阶段,以增加外周阻力,增加回心血量,使血压升高,常用药物有去甲肾上腺素、间羟胺(阿拉明)、肾上腺素等。

(五)治疗 DIC,改善微循环

对诊断明确的 DIC,可用肝素抗凝,有时还使用抗纤溶药如氨甲苯酸等,抗血小板聚集和黏附的药物如阿司匹林、双嘧达莫和低分子右旋糖酐。

(六)肾上腺皮质激素的应用

可用于感染性休克和其他较严重的休克。其作用主要是改善微循环、保护细胞内溶酶体、增强心肌收缩力、增加冠状动脉血流量等。

(七)休克的监护

1. 中心静脉压 正常值为 5～12cmH$_2$O,当中心静脉压 <5cmH$_2$O 时,表示血容量不足;>15cmH$_2$O 则表示心功能不全、静脉血管床过度收缩或肺循环阻力增加;>20cmH$_2$O 提示充血性心力衰竭。

2. 肺动脉楔压 可反映肺静脉、左心房和左心室舒张末期的压力,以此了解患者血容量及肺循环阻力的情况。正常值为 6～15mmHg,增高表示肺循环阻力增高。肺水肿时,肺毛细血管动脉楔压 >30mmHg。当动脉楔压已升高,即使中心静脉压无增高,也应避免输液过多引起肺水肿。

3. 肾功能监测 休克时,应动态监测尿量、尿比重、血肌酐、血尿素氮等。尿量是反映肾功能血液灌注的指标,同时也能反映临床补液及应用利尿、脱水药物是否有效。尿少通常是早期休克和休克复苏不完全的表现,尿量少于 17ml/h 应警惕发生急性肾衰竭,尿量稳定在 30ml/h 以上时,提示休克已纠正。尿比重主要反映肾血流与肾小管功能,抗休克后血压正常,但尿量少且比重增加,表示肾血管仍有收缩或存在血容量不足。

4. 呼吸功能监测　监测指标包括呼吸的频率、幅度、节律、动脉血气指标等，机械通气者根据动脉血气指标调整呼吸机使用。

5. 生化指标监测　休克时，应监测血电解质、血糖、丙酮酸、乳酸、血清转氨酶、氨等血液生化指标。血清转氨酶升高提示肝细胞功能受损严重，血氨增加提示出现肝功能衰竭。此外，还应监测弥散性血管内凝血的相关指标。

五、护理诊断

1. 体液不足　与大量失血、失液有关。

2. 心排血量减少　与液体量不足、回心血量减少、心功能不全有关。

3. 组织灌注量改变　与微循环障碍有关。

4. 气体交换受损　与肺循环灌注不足，造成肺泡与微血管之间气体交换减少有关。

5. 有感染的危险　与休克患者免疫功能异常、体液失衡、机体抵抗力下降有关。

六、护理措施

(一) 一般护理

1. 病室环境　严重休克患者应安置在 ICU 内监护，病室要安静，室温 22～28℃，湿度在 50%～60% 左右，通风良好，室内空气清新。

2. 体位　患者采取休克体位，头和躯干抬高 10°～20°，下肢抬高 20°～30°，以增加回心血量。

3. 营养支持　不需禁饮食者首选经胃肠道补充营养，指导患者进食营养丰富、富含高蛋白和维生素、易消化的食物；若不能经口进食，可经鼻胃管或鼻肠管补充肠内营养制剂或食物；也可经静脉补充葡萄糖、氨基酸、脂肪乳等。

4. 对症护理　注意保暖，危及生命的伤情应优先处理，包括创伤制动、大出血的止血等。尽快建立静脉通道，有条件最好采用中心静脉置管，快速补充血容量。

(二) 病情观察

1. 意识状态　意识状态能够反映脑组织灌注情况。患者神志淡漠或烦躁、头晕、眼花或从卧位改为坐位时出现晕厥，常表示循环血量不足，存在休克。

2. 肢体温度、色泽　肢体温度和色泽能反映体表灌流的情况。四肢温暖、皮肤干燥，轻压指甲或口唇时局部暂时苍白而松压后迅速转为红润，表示外周循环已有改善；四肢皮肤苍白、湿冷、轻压指甲或口唇时颜色变苍白而松压后恢复红润缓慢，表示末梢循环不良，休克依然存在。

3. 脉搏　休克时脉搏细速出现在血压下降之前。休克指数即脉率与收缩压之比，是临床上常用的判断是否存在休克及其轻重程度的指标。休克指数为 0.5，提示无休克；>1.0～1.5，提示存在休克；>2.0，提示休克严重。

4. 血压　在休克代偿期，血压正常或稍高，脉压变小；失代偿后患者血压下降。若血压回升，脉压增大，表示休克好转。

5. 尿液　在休克代偿期尿量可正常，尿比重增高，随病情发展尿量减少甚至无尿。尿量 <25ml/h、比重增加者表明仍存在肾血管收缩和供血量不足；血压正常但尿量仍少且比重偏低者，提示急性肾衰竭可能。

（三）用药护理

1. 血管收缩剂　如多巴胺、去甲肾上腺素和间羟胺等。

2. 血管扩张剂　①α受体阻滞剂：酚妥拉明、酚苄明等；②抗胆碱能药：如阿托品、山莨菪碱和东莨菪碱。

3. 强心药　包括兴奋 α 和 β 肾上腺素能受体兼有强心功能的药物，如多巴胺和多巴酚丁胺等，其他还有强心苷类如毒毛花苷 K 等。

4. 其他药物　如 5% 碳酸氢钠溶液用以纠正酸中毒；地塞米松用以抢救感染性休克；吗啡类拮抗剂纳洛酮可改善组织灌流和防止细胞功能失常。

（四）心理护理

休克患者由于创伤、疼痛和失血等刺激，常表现为焦虑、烦躁不安，应提供安静、舒适的环境，避免外界刺激。医务人员要以高度的责任感关爱患者，给予患者精神上的支持，让患者产生安全感。鼓励患者讲述内心的忧虑与恐惧，建立良好的医、护、患关系赢得患者及家属的信任与合作。

（五）健康教育

告知患者及家属休克发生的原因、症状和可能出现的并发症及治疗措施，缓解患者焦虑、恐惧等不良情绪。向患者说明实验室检查及其他检查和治疗措施的意义，取得患者和家属的信任和合作，有助于各种医疗护理措施的实施。

第六节　多器官功能障碍综合征

案例分析

患者，女，35 岁。因地震时为了掩护学生被压在房屋下，经 27 小时之后被营救，送往医院。查体：意识障碍，体温 39℃，脉搏 58 次 / 分，呼吸 8 次 / 分，血压 80/50mmHg。全身皮肤黏膜出血，右侧上下肢明显肿胀，见张力性水疱。患者右侧下肢严重肿胀、麻木，尿少，呈洗肉水色。生化检查：血尿素氮 18.8mmol/L，血肌酐 862μmol/L，天门冬氨酸氨基转移酶 1700U/L，丙氨酸氨基转移酶 801.8U/L。血气分析示血氧饱和度 60%。诊断为"多器官功能障碍综合征"，抢救治疗无效，于 8 小时后死亡。

分析：

1. 肢体损伤可引起急性肾衰、急性呼吸衰竭、DIC 等多个器官功能衰竭。

2. 护理过程中必须密切监护生命体征的变化，及时发现异常予以救治。

多器官功能障碍综合征（MODS）是指机体遭受严重创伤、休克、感染等急性损伤 24 小时后同时或序贯出现的两个及两个以上脏器功能障碍或衰竭，即急性患者因多个器官功能障碍而无法维持内环境稳定的临床综合征。该病发病急，进展快，死亡率高。在概念上强调：①原发致病因素是急性的；②表现为多发的、进行的、动态的器官功能不全；③器官功能障碍是可逆的，可在其发展的任何阶段进行干预治疗，功能可望恢复。

一、病因

1. **严重感染** 占 MODS 的 70%。包括肺内感染、腹腔内脓肿、肠源性感染或创面感染等,均可引起全身炎症反应综合征和脓毒血症,进而导致 MODS 的发生。

2. **创伤** 包括严重多发伤、多处骨折、大面积烧伤或大手术、手术合并大量失血、休克等均可因有效循环不足而影响各器官的灌注,导致组织细胞缺血、缺氧,代谢产物蓄积而损害各器官的功能,逐渐进展而发生 MODS。

二、发生机制

发生机制非常复杂,涉及神经、体液、内分泌和免疫等诸多方面,现在主流的看法认为失控的全身炎症反应综合征很可能在多器官功能障碍综合征发生中起主要作用。失控的全身炎症反应的发生机制有缺血 - 再灌注损伤假说、炎症失控假说,肠道细菌、毒素移位假说,两次打击和双项预激假说以及应激基因假说等。

三、护理评估

(一)健康史

收集患者资料,询问既往史,评估患者是否有较重的原发疾病,如感染、外伤、炎症、窒息、中毒、低氧血症、低灌注和再灌注损伤等可诱发全身性炎症反应综合征的因素存在。

(二)临床表现

根据基础疾病、感染部位、器官代偿能力、治疗措施等的不同而使器官功能障碍的临床表现各异。在受损的最初 72 小时,常首先发生呼吸衰竭,接下来可能会依次发生肝功能衰竭、胃肠道出血和肾衰竭。肾脏是 MODS 最后衰竭的器官,在原先没有慢性肾功能不全基础上出现急性肾衰竭常意味着病情已进入晚期。

1. **肺和呼吸功能** 是 MODS 发生率最高(占 83%～100%)和最早受到损害的器官。轻者出现急性肺损伤,重者发生急性呼吸窘迫综合征。临床上主要表现为进行性低氧血症和呼吸困难或呼吸窘迫,动脉血 PaO_2 < 50mmHg。

2. **心血管功能** 心源性休克或休克中、晚期等原发性和继发性因素均可导致心肌细胞损害和心功能障碍。由于机体的内在调节机制和心脏本身较大的储备能力,心功能障碍大多在休克晚期才趋明显。主要表现为循环需求量增高、心率加快、水肿、休克等。

3. 肾功能　主要是肾血流改变导致肾功能不全的表现（占 40%～55%）。临床表现为少尿或无尿、氮质血症、血尿素氮和肌酐升高，水、电解质和酸碱平衡紊乱如高钾血症或酸中毒等。

4. 肝功能　休克时可引起肠屏障功能减弱和肝功能严重受损，内毒素进入血液后引起肠源性内毒素血症、酸中毒和 DIC，这些因素又可加重休克而造成恶性循环，最终导致肝功能不全（占 95%）或肝功能衰竭（较少见，发生率＜10%）。临床表现主要有黄疸、转氨酶和胆红素升高、肝性脑病和凝血障碍等。

5. 胃肠道功能　休克、严重感染和创伤可导致胃肠道缺血、缺氧，引起胃肠道屏障功能减弱，而酸中毒、DIC 等可进一步加重胃肠功能紊乱而出现应激性溃疡。临床上有腹痛、腹胀、消化不良、呕血、黑便、肠梗阻及消化道出血等表现。

6. 其他　血液系统表现有血小板减少、凝血障碍、白细胞增加或减少以及微循环障碍；免疫系统的表现为免疫麻痹和炎症与抗炎失衡；内分泌系统可出现高分解代谢、胰岛素抵抗、脂肪代谢障碍和相对肾上腺皮质功能不全等；神经系统可有精神恍惚、嗜睡、谵妄甚至昏迷等表现。

（三）辅助检查

检查内容及方法可根据累及脏器的性质而定。

四、救治措施

随着对 MODS 发生机制的研究进展，现在已经认识到 MODS 的发病基础是全身炎症反应综合征（SIRS），也可由非感染性疾病诱发，该综合征如果能得到及时合理的治疗，仍有逆转的可能。

（一）纠正休克，防止缺血 - 再灌注损伤

休克过程中缺血 - 再灌注损伤是不可避免的现象，也是导致后续病程中发生脓毒症和多器官功能障碍综合征的重要诱因之一，因此及时补充血容量，保持有效循环血量非常重要。

（二）防治病因，控制感染

合理应用抗生素，尽量减少侵入性诊疗操作，加强病房管理，降低医院感染发生率，提高患者的免疫功能，对有手术指征的患者要早期外科处理。目前基于肠源性感染对高危患者构成威胁的认识，对创伤或休克复苏后患者、急性重症胰腺炎患者等进行消化道去污染，控制肠道这一人体最大的细菌库，已在一定程度上取得确定的效果。

（三）加强各重要脏器的功能支持

1. 循环支持　维持有效血容量，支持有效心脏功能，在扩容基础上联合使用多巴胺、多巴酚丁胺和酚妥拉明加硝普钠，对血压很低患者加用间羟胺，对感染性休克早期患者可用去甲肾上腺素。

2. 呼吸支持　保持气道通畅，尽早使用呼吸机辅助呼吸，加用 PEEP 时寻找最佳值，避免对心脏、血管、淋巴系统的影响，压力宜渐升缓降。避免使用呼吸兴奋药，合理应用激素、利尿剂、支气管解痉剂和血管扩张剂。

3. 肾功能支持　少尿期要维持内环境的稳定，多尿期应加强支持治疗，恢复期以加强营养为主。

4．肝功能支持　补充足够的热量及能量合剂、控制感染、肝脏支持疗法,有条件的医院可开展人工肝透析、肝移植。

5．营养和代谢支持　目前普遍使用的主要是"代谢支持",总的原则和方法是:①增加能量总供给:通常需要达到普通患者的 1.5 倍左右,用间接测热仪测量;②提高氮与非氮能量的摄入比;③尽可能地通过胃肠道摄入营养。

五、护理诊断

1．清理呼吸道无效　与患者咳痰无力、分泌物蓄积、意识水平下降、人工气道使用等有关。

2．体液不足　与大量失血、失液有关。

3．有皮肤黏膜完整性受损的危险　与患者长期卧床、免疫功能低下、内环境紊乱有关。

4．有感染的危险　与患者免疫功能异常、体液失衡、机体抵抗力下降有关。

5．潜在并发症:出血;脑水肿;脑疝等。

六、护理措施

（一）一般护理

1．病室环境　安排在安静、清洁的重症监护病房中,空气要经常流通,定时消毒,禁止无关人员入内,预防感染。

2．体位护理　一般采取卧位,如有心衰应采取半卧位或坐姿以减轻心脏负担;有双下肢水肿应抬高患肢;长期卧床的患者要进行适当的床上活动。

3．营养护理　加强营养支持,补充足够的热量和优质蛋白质。不能进食者如胃肠功能尚好给予肠内营养;如胃肠功能差可以通过肠外营养补充葡萄糖、氨基酸、脂肪乳、微量元素和维生素等。

4．对症护理　呼吸困难者要吸氧或者机械通气;尿少的患者要利尿;心衰的患者给予强心治疗;DIC 的患者给予抗凝、降纤、止血等治疗。

（二）病情观察

1．监测生命体征　如患者呼吸快、心率快,应警惕发生心、肺功能障碍;血压下降则要考虑周围循环衰竭;如体温高达 40℃ 以上或低于 35℃,提示病情十分严重,常是危急或临终表现。

2．心电监测　能很好地观察心率、心律和 ECG 变化并及时处理,尤其注意观察心律失常的心电图表现。

3．意识　注意观察意识状况及昏迷程度,昏迷患者给予格拉斯哥评分。MODS患者病情危重,时有烦躁,做好安全护理。

4．尿　注意尿量、色、比重、酸碱度和血尿素氮、肌酐的变化,警惕非少尿型肾衰竭。

（三）用药护理

1．用药原则

(1)用药过程中应注意药物的副反应,如洋地黄制剂有恶心、呕吐,黄、绿视,心电图的变化等;利尿剂易发生电解质失衡,尤其钾的改变。

（2）应用血管扩张剂时，必须首先判断血容量是否补足，静滴宜从小剂量开始，根据血压变化调整滴速，防止"首剂综合征"的发生。

2. 常用药物 根据相应脏器出现的功能障碍，选择适当的用药，如强心苷类有毛花苷丙、毒毛花苷 K 等；血管扩张剂有酚妥拉明、酚苄明、阿托品等。

（四）心理护理

强调多与患者交流，了解其心理状况和需求后给予相应的护理措施，建立良好的护患关系；护士要具备过硬的业务技术水平和高度的责任心，能获得患者的信任，使患者树立战胜疾病的信心，积极配合治疗和护理。

（五）健康教育

多器官功能障碍综合征是一种危重的全身性疾病，医护人员应及时与患者和家属沟通，向患者和家属告知疾病可能的病因、临床表现和预后，并详细告知病情。患者处于高代谢状态，体内能量消耗很大，因此保证营养甚为重要。患者免疫功能低下，杜绝各种可能污染的机会。经常给患者翻身，防止压疮的发生。

（屈晓敏 戈云芳）

扫一扫
测一测

复习思考题

1. 急性左心衰竭的临床表现有哪些？
2. 请总结出急性肾衰竭的发生病因。
3. 透析患者的护理措施有哪些？
4. 急性肝衰竭的患者出现肝性脑病时治疗措施有哪些？
5. 休克患者怎样进行救治？
6. 休克患者监测生命体征有何临床意义？
7. 简述 MODS 发病的病因。
8. 叙述 MODS 的救治要点。

第七章

常用急救设备及应用

 学习要点

1. 心电监护仪、电除颤器、呼吸机、简易人工呼吸器、亚低温治疗仪、电动洗胃机的适应证、禁忌证、操作技术要点。

2. 心电监护仪、电除颤器、呼吸机、简易人工呼吸器、亚低温治疗仪、电动洗胃机的使用方法、故障排除。

第一节　心电监护仪

 案例分析

患者，男，65岁，因与家人争吵情绪激动突发心前区剧烈压榨性疼痛，并向左肩、左上肢内侧放射，舌下含服硝酸甘油3片，疼痛无缓解，并持续约1小时，急诊入院。入院时神志清楚，呈痛苦面容，查体：体温36.7℃，脉搏62次/分，呼吸20次/分，血压150/100mmHg。心电图检查示：V1～V5导联可见病理性Q波，ST段弓背向上抬高，T波倒置。既往有高血压、心绞痛史，诊断：急性广泛前壁心肌梗死。请问其需要采取的护理措施是什么？

分析：

1. 患者，65岁，突发心前区压榨性疼痛，并向左肩、左上肢内侧放射，舌下含服硝酸甘油3片，疼痛无缓解，并持续约1小时，呈痛苦面容。查体：体温36.7℃，脉搏62次/分，血压150/100mmHg。心电图检查示：V1～V5导联可见病理性Q波，ST段弓背向上抬高，T波倒置。既往有高血压史，心绞痛史，符合急性广泛前壁心肌梗死的诊断。

2. 应立即进行心电监护、监测心率、呼吸、血压、体温和血氧饱和度，输氧，止痛，溶栓等。

　　心电监护仪是指对被监护者进行连续或间歇心电监测，及时反映心电改变，及时发现和识别心律失常的医用仪器设备。心电监护系统通常配置于重症监护病房内，是由一台中央监护仪和4～6台床旁监护仪组成，可持续显示和记录24小时心电波形、心率、呼吸、血压、体温和血氧饱和度等多参数监测数据，为医务人员及时了解和分析病情起重要的作用。

一、适应证与禁忌证

（一）适应证

1. 心血管系统疾病　心肌梗死、严重的心律失常、心搏骤停、冠状动脉供血不足引起的恶性心绞痛、心肌病和心力衰竭等。

2. 手术患者的监护　全身麻醉后复苏期的监护、中老年危重症患者术前或术中的常规监护、器官移植术后和各种危重衰竭患者急诊手术前的监护。

3. 其他　各种类型的休克、脑血管意外、张力性气胸、哮喘持续状态、严重的电解质紊乱、严重创伤和慢性阻塞性肺部疾病等。

凡是病情危重需要进行持续不间断的监测心搏的频率及节律、体温、呼吸、血压、脉搏及经皮血氧饱和度等的患者，都可使用心电监护仪。

（二）禁忌证

心电监护仪的使用无绝对禁忌证。

知识链接

心电监护电极安放位置

1. 五电极　右上（RA）：右锁骨中线第 1 肋间或靠右肩；左上（LA）：左锁骨中线第 1 肋间或靠左肩；右下（RL）：右锁骨中线剑突水平处或右下腹；左下（LL）：左锁骨中线剑突水平处或左下腹；胸导（C 或 V）：胸骨左缘第 4 肋间。

2. 三电极　负极（红）：右锁骨中点下缘；正极（黄）：左腋前线第 4 肋间或左侧胸大肌下方；接地电极（黑）：右侧胸大肌下方。

二、使用方法

（一）基本结构

由主机、显示器、各种传感器及连接系统等四部分组成。常用监护参数有心电图、心率、呼吸、血压、血氧饱和度等。

（二）操作步骤

1. 物品准备　心电监护仪、心电血压插件联接导线、电极片、75% 乙醇棉球、配套的血压袖带等。

2. 携用物至床旁，查对解释。

3. 安置患者于舒适体位　平卧位或半卧位。

4. 将导联线与监护仪的心电、呼吸监护模块连接，连接电源，打开主机开关。

5. 选择导联和监护模式　①心电、呼吸监测：暴露胸部，正确定位，用 75% 乙醇清洁皮肤，粘贴电极片，正确安放电极位置，连接心电导联线，选择 P、QRS、T 波导联，调节振幅。常用 5 导联法，有时也用 3 导联法（图 7-1）；②无创血压监测：将袖带测压管与监护仪无创血压模块连接，将袖带按血压测量要求缠于上臂，袖带气囊中间部位正好压住肱动脉，气囊下缘应在肘弯上 2～3cm；③血氧饱和度监测：将血氧饱和度探头连线与血氧饱和度监测模块连接，将血氧饱和度传感器安放在合适的部位

（图 7-2），如手指、脚趾、耳垂等；④呼气末二氧化碳监测：将二氧化碳监测模块与监护仪连接，气体采集管和监测模块连接。将呼出气采集管的患者端置于患者的鼻孔，并加以固定。

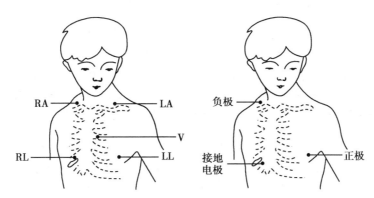

图 7-1　心电监护仪电极安放位置

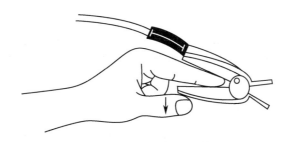

图 7-2　血氧饱和度探头安放位置

6. 根据患者病情，设定各报警参数，开始有关指标的监测。

7. 调至主屏，监测异常心电图。

8. 安置好患者，整理床单位，清理用物。

9. 洗手，记录。

三、注意事项

1. 电极片放置部位准确，尽量避开除颤时放置电极板的位置，出汗时随时更换，各种导线妥善固定，不得折叠、扭曲、相互缠绕，不宜从腋下穿过。

2. 血氧饱和度（SpO_2）、血压袖带放置位置正确（健侧），松紧适宜（1 指），SpO_2 探头有灯泡一侧，置于指甲背面，最佳部位是食指，电缆线应沿手背放置。每 2 小时更换部位，尽量不要与袖带放在同一肢体上测量，以免影响效果。

3. 及时处理异常监测值，如认真分析心电图突然改变或变成一条直线的原因。

4. 定期维修和保养，每周用 95% 乙醇棉球擦拭显示器，定期消毒袖带、导线等。

5. 停止监护　向患者解释，关闭监护仪，撤除导联线电极、血压计袖带等；清洁皮肤，安置患者。

四、故障排除

监护仪故障包括机器自身故障和机器以外原因造成的故障，即功能性故障和非功能性故障。功能性故障属于设备维修范畴，非功能性故障则应认真学习（表7-1）。

表7-1　心电监护仪常见故障及排除方法

故障类型	故障现象、可能原因	检查方法	排除、解决方法
开机无显示	开机屏幕无显示，指示灯不亮；可能原因是电源不能正常供电	断开交流电，检查电池电量是否耗尽或损坏；接通交流电，检查电源插座与仪器接触是否良好、是否断路、是否有交流电输出	将所有连接部位连接可靠，接交流电充电
无心电波形	连接导联线而无心电波形，显示"电极脱落""无信号接收"；可能原因是心电信号采集存在问题	电极片与人体接触不良、导联线是否脱落、断路（与人体相接触的3/5根延长线到心电插头相应3/5根触针间应导通，若电阻为无穷大表明导联线断路，应更换导联线）	检查所有心电导联外接部位；心电测量模块与主机通讯有问题，关机再开机后仍有此提示，需请专业人员处理
心电基线漂移	心电扫描基线上下漂移，漂出显示区域可能原因是机器受潮，性能不稳定；电极片与人体接触不良	环境是否潮湿，仪器内部是否受潮；检查电极片质量如何、电极片与皮肤接触是否良好、人体接触电极片部位是否清洗干净	将仪器连续开机24小时，自身排潮更换良好电极片、清洗人体接触电极片的部位
心电波形杂乱	心电波形太大，无法看到整幅波形；可能原因为波幅设置不当	心电设置中心电幅度是否设置太大，心电波形溢出	将心电幅度调到合适值，即可观察到整幅波形
呼吸波形过低	呼吸波形显示过低可能原因为呼吸监测两电极片相距太近	心电电极片是否放置正确、电极片质量如何、接触电极片部位是否清洁	清洁接触部位，选择质量良好电极片并正确安放
血压计充气不足	血压计袖带压力无法升到20.0kPa（150mmHg）；可能原因是袖带与充气泵管脱落或漏气	检查血压计袖带是否脱落、是否破裂	重新连接袖带，袖带破裂应予更换
血压测量值不准确	血压值误差超过允许范围；可能原因是袖带捆绑不当或过松	检查血压计袖带安放部位是否正确，松紧是否合适	重新正确捆绑血压计袖带
血氧饱和度数值显示中断	血氧饱和度数值显示不稳定。可能原因是患者不配合，探头与探测部位接触不良	患者是否烦躁不安；血氧饱和度探头连线是否损坏	尽量让患者保持安静；若血氧饱和度探头的连接线损坏，应予更换
血氧饱和度数值不显示	无血氧饱和度波形和数值显示；可能原因是探头脱离探测部位、动脉受压	手指探头有无红色光闪亮、探头是否离开正常探测部位、被检者手臂是否受压迫、监护室内温度是否太低	重新安放探头；避免手臂暴露；避免同侧手臂测量；更换血氧饱和度模块

第二节 电除颤器

电除颤器指用高能脉冲电流，经过胸壁或直接作用于心脏，清除各类异位快速心律失常，使之恢复为窦性心律的一种医用设备。其目的是消除心脏任何部位的异位兴奋灶，重建窦性心律。

一、适应证与禁忌证

（一）适应证

主要适用于心室颤动、心房颤动及心房扑动、阵发性室上性心动过速及室性心动过速等。

1. 同步电除颤 适用于心房颤动及心房扑动经药物治疗无效者，室上性心动过速及室性心动过速。

2. 非同步电除颤 心室颤动、心室扑动、尖端扭转型室速。

（二）禁忌证

1. 洋地黄中毒所致心律失常。

2. 重症低钾血症、低镁血症所致的心律失常。

3. 病窦综合征。

4. 心房颤动合并明显心脏扩大。

5. 伴有高度或完全性房室传导阻滞的异位性快速心律失常。

6. 心房颤动患者年龄较大（>60 岁）而心室率不快者。

7. 严重心功能不全者。

1947年,德国医生鲍克在1例开胸手术中,患者心脏出现室颤,鲍克尝试电击临床应用,成功使心脏室颤患者心跳恢复。

1960年,德国医生朱尔(Zoll)对除颤器做了重大改进,达到不开胸除颤。

1980年以后,电复律技术和方法被医学界公认为是终止室颤的最有效方法。

二、使用方法

(一)基本结构

由电极、除颤充电、除颤放电、控制电路、监视装置及电源等六部分组成。

(二)操作步骤

1. 备物携至床旁,查对,安置患者去枕平卧于硬板床上。

2. 接好除颤仪电源线,连接心电导联线。必要时建立心电监护。

3. 打开除颤电源开关,去除导电物质,松解衣扣,暴露胸部。确定电击部位,擦净皮肤。

4. 先在电极板涂上适量导电糊或包以数层盐水浸过的纱布,保证电极板与患者皮肤接触良好。

5. 选择电复律方式,心脏停搏、室颤则选用非同步电除颤;房扑、室上性心动过速等选用同步电复律。

6. 选择所需电能,将按钮"非同步"或"同步"选择键调至所需除颤能量充电。成人除颤电能可为:单相波除颤用360J,直线双相波用200J;儿童能量选择:首次2J/kg,第2次2~4J/kg,第3次4J/kg。

7. 将电极板分别置于胸骨右缘第2肋间及左腋前线第5肋间位置(图7-3),确认没有人接触床边,并用力按紧,双手同时按下放电按钮进行放电,在放电结束之前不能松动,以保证低阻抗,有利于除颤成功。

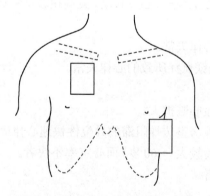

图7-3 体外电除颤电极标准位置

8. 放电后立即观察患者心电示波,了解除颤效果。如除颤未成功,可再次除颤,同时寻找失败原因,并采取相应措施。

9. 操作完毕,关闭能量开关回复至零位,电极板放回原处。

10. 清洁皮肤,安置好患者;监测患者心率、心律。

11．整理床单位，清理用物。

12．洗手，记录。

自动体外除颤仪（AED）

自动体外除颤器（AED），是一种便携式、操作简单，专为现场急救设计的急救设备。

AED 有别于传统除颤器，可以经内置电脑分析和确定发病者是否需要予以电除颤。除颤过程中，AED 的语音提示和屏幕显示使操作更为简便易行。AED 使用步骤：①打开 AED 的盖子，依据视觉和声音的提示操作；②给患者贴电极，右胸上部和左胸左乳头外侧；③将电极板插头插入 AED 主机插孔；④开始分析心律，在必要时除颤分析完毕后，AED 将会发出是否进行除颤的建议，当有除颤指征时，不要与患者接触，同时告诉附近的其他任何人远离患者，由操作者按下"放电"键除颤；⑤一次除颤后未恢复有效灌注心律，进行 5 个周期 CPR；在患者胸部适当的位置上，紧密地贴上电极。然后再次分析心律，除颤，CPR，反复至急救人员到来。

三、注意事项

1．严格按照要求做好除颤准备，保证除颤安全有效。

2．按要求放置电极板，电极板盐水纱布浸湿以不滴水为宜，防止电能流失或灼伤皮肤。

3．电击时任何人不得接触病床，以免触电；开胸除颤时，电极板安放在心脏前后壁，除颤能量 10～20J；若未成功，每次再增加 10J，但不能超过 60J。

4．除颤后紧接着 5 个循环的 CPR，再评估节律，按需要决定是否再除颤。

5．除颤器用后及时擦拭干净。用常用擦洗消毒剂对仪器表面、导联线等进行消毒，每周 1 次。注意保护屏幕。

四、故障排除

除颤器属国家强检医疗器具。因此，除颤器故障需由具有相应专业技术水平工程师进行检修维护，且检修后由持国家或军队颁发的计量检定员资格证的专业人员检定后方可使用（表 7-2）。

表 7-2　除颤器常见故障及排除方法

故障类型	故障现象	判断分析	排除、解决方法
低压电源（或电池）问题	监视器黑屏 不能除颤 不能记录	低压电源有问题 电池充电不足 电池失效	使用交流电或电池 查看电池容量指示器 专业技术人员解决
监器或记录器问题	监视器显示一条直线 无 ECG 显示	电极接触不良、脱落 ECG 门限设置不当 导联线有断点电路 监视器电路故障	无 ECG 显示，又无法记录 ECG 波形，则人为操作引起或记录器故障； 无 ECG 显示，可记录 ECG 波形，则为显示器电路故障需专业技术人员解决

续表

故障类型	故障现象	判断分析	排除、解决方法
除颤单元问题	无法进行除颤或充电与电击循环速度很慢	高压充放电路故障储能元件问题	若电击正常,只是充电速度慢,多为充电电路故障;若可充电,但不能施行电击,则放电回路有问题,需专业技术人员解决
信号处理单元(母板)问题	功能紊乱 按键无作用 参数无法设置和改变等	中央控制单元、主板或母板故障	更换主板或母板,专业技术人员解决
电磁干扰问题	屏幕显示波形紊乱,字符抖动	电磁干扰、高频医疗设备,无线电或电视发射系统	判断干扰来源 采取屏蔽、隔离措施 专业技术人员解决

第三节　简易人工呼吸器

案例分析

患者,女,68 岁,因摔倒后呼吸困难半小时由 120 送入院。入院时查体:体温 36.2℃,脉搏 135 次/分,呼吸 42 次/分,血压 100/67mmHg,患者神志清楚,痛苦面容,口唇发绀,呼吸急促,急诊 CT 示脑出血,其护理措施有哪些?

分析:

1. 患者临床表现为神志清楚,痛苦面容,口唇发绀,呼吸急促。

2. 急诊 CT 示脑出血。

3. 立即给予简易人工呼吸器,改善组织缺氧状态。

简易人工呼吸器又称加压给氧气囊(AMBU),可进行简易人工通气。与口对口人工呼吸比较供氧浓度高,且操作简便。尤其是病情危急,来不及气管插管时,可利用加压面罩直接给氧,其目的是辅助或取代自主呼吸,维持和增加机体通气量,纠正缺氧和二氧化碳潴留。

一、适应证与禁忌证

(一)适应证

适用于各种原因引起的呼吸停止而现场无氧情况。

1. 急诊患者　病情危急来不及连接呼吸机或急救现场无法安装呼吸机的患者。

2. 临时替代呼吸机　常规机械通气机出现故障时临时替代。

3. 协调呼吸机　应用呼吸机治疗前,采用简易呼吸器进行人为过度通气,以抑制自主呼吸,是安全有效的机械通气协调方式。

4. 搬运患者　当患者急需做某些检查,而又无法脱离机械通气时,可用简易呼吸器暂时替代呼吸机。

（二）禁忌证

目前临床使用尚无明显的禁忌证。

简易人工呼吸器基本原理

氧气进入球形气囊和贮气袋或蛇形管，人工指压气囊打开前方活瓣，将氧气压入与患者口鼻贴紧的面罩内或气管导管内，以达到人工通气的目的。

二、使用方法

（一）基本结构

主要由弹性呼吸囊、面罩、储气袋、输氧管四部分组成（图7-4）。

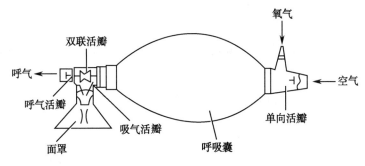

图7-4 简易人工呼吸器

（二）操作步骤

1．备物携至床旁，核对，安置患者仰卧位，去枕、头后仰，托起下颌，保持气道通畅。

2．操作者站在患者头顶端，开放气道，插入口咽通气管，防止舌咬伤和舌后坠。

3．连接面罩、呼吸囊及输氧管，调节氧气流量6～10L/min。

4．将面罩罩住患者口鼻，按紧不漏气，一手以"CE"手法固定面罩，另一手挤压呼吸囊，将气体送入肺中，每次送气400～600ml。成人挤压频率为：心肺复苏按压与呼吸比30：2，无呼吸有心率为10～12次/分；儿童挤压频率为14～20次/分。

5．单人操作时，以左手按压呼吸器，右手固定面罩，用中指、无名指、小指抬高下颌，拇指及示指放在面罩上部向下用力按压，使面罩紧贴皮肤，保证有效通气。两人操作时，一人固定面罩，另一人按压呼吸器，拇指及示指两边向下按压，其他三指分别放置下颌角边，抬高下颌，保持气道通畅和增加面罩紧密度。

6．挤压过程中观察患者胸廓起伏情况，面色、甲床、末梢循环情况；监测血氧饱和度情况；呼吸时面罩内是否呈气雾状等。

7．操作完毕，整理床单位，清理用物。

8．洗手，记录。

三、注意事项

1. 连接正确。注意保持呼吸道通畅。对颌面部骨折、舌根后坠造成上呼吸道阻塞者,可放置口咽通气管后再行人工通气。

2. 面罩紧贴口鼻部,保持面罩密闭性,防止漏气。

3. 挤压呼吸囊时,压力不可过大,约挤压呼吸囊的 1/3～2/3 为宜,亦不可时快时慢,以免损伤肺组织,造成呼吸中枢紊乱,影响呼吸功能恢复。

4. 患者有自主呼吸,自主呼吸应与人工呼吸同步化,挤压吸呼比为 1:(1.5～2)。

5. 挤压过程中观察患者胸廓起伏情况,面色、甲床、末梢循环情况。

6. 呼吸器使用后要注意保存,拆开、擦洗、冲净、晾干后装配好备用。

四、故障排除

简易人工呼吸器尽管操作简单,但对于救治患者有时必不可少,所以出现故障应及时排除,以免贻误救治(表7-3)。

表7-3　故障现象、故障原因及处理方法

故障现象	故障原因	处理方法
活瓣问题漏气	简易呼吸器活瓣漏气,患者得不到有效通气	定时检查、测试、维修和保养
呼吸囊问题	呼吸囊充气不足漏气	及时更换

第四节　呼　吸　机

案例分析

患者,男,48 岁,因车祸致胸部外伤,呼吸困难 1 小时送入医院。查体:体温 36.2℃,脉搏 138 次/分,呼吸 42 次/分,血压 110/67mmHg,脉搏血氧饱和度(SpO₂)0.76。神志清楚,痛苦面容,口唇发绀,呼吸急促,左侧胸廓饱满、肋间隙增宽,左肺呼吸音低,股动脉血气分析(在呼吸空气下):pH 7.23,动脉血二氧化碳分压($PaCO_2$)28.5mmHg,动脉血氧分压(PaO_2)46mmHg,碱剩余(BE)−6mmol/L。面罩吸氧 5L/min,氧合指数:PaO_2/FiO_2 < 199.5mmHg。X 线胸片示:左肺压缩 1/3,且两肺有斑片状阴影,边缘模糊。请问其需要采取的治疗和护理措施是什么?

分析:

1. 根据患者临床表现、血气分析判断患者严重胸部创伤,肺损伤并发急性呼吸衰竭。符合机械通气的呼吸生理指标。

2. 患者胸部创伤同时合并气胸。应先处理气胸,放置胸腔闭式引流,方可机械通气治疗。

呼吸机是指在临床医疗中进行肺通气的机械通气装置,是重症监护病房必备设备之一,其主要功能是借助呼吸机产生的机械动力,维持机体适当通气量,改善通气、换气功能,纠正缺氧或二氧化碳潴留,减轻呼吸肌做功。

一、适应证与禁忌证

（一）适应证

1. 气体交换功能障碍　各种原因引起的急性呼吸窘迫综合征、心力衰竭、肺水肿等。

2. 呼吸肌活动障碍　神经肌肉疾病、中枢神经功能障碍或药物中毒等。

3. 全身麻醉及手术呼吸功能支持。

4. 心肺复苏呼吸功能支持。

（二）禁忌证

严格说来，呼吸机治疗无绝对禁忌证，下列仅为相对禁忌证。

1. 中度以上的活动性咯血。

2. 重度肺囊肿或肺大泡。

3. 支气管胸膜瘘。

4. 未减压或引流的气胸或大量胸腔积液。

5. 心肌梗死或严重的冠状动脉供血不足。

6. 血容量未补足前的低血容量性休克。

（三）应用指征

1. 临床指征　呼吸频率<5次/分或>35次/分且显著缺氧，经吸氧等处理后缺氧症状仍无改善者。

2. 血气分析指征　急性呼吸衰竭，$PaCO_2>6.67kPa$（50mmHg），$PaO_2<8.00kPa$（60mmHg）；慢性呼吸衰竭，$PaCO_2>9.33\sim10.7kPa$（70~80mmHg），$PaO_2<6.67kPa$（50mmHg），且 pH<7.25。

知识链接

呼吸机发展简史

1743年，英国牧师和生理学家 Stephen Hales 发明了第一台"呼吸机"；1926年，DrinKer 发明了箱式体外负压通气机；1940年，第一台间歇正压通气（IPPV）麻醉机被应用于胸外科手术患者；1950年，瑞典 Engstrom 研制出第一台容量转换型呼吸机，标志着第二代现代呼吸机的诞生。20世纪80年代，研制出多种第三代呼吸机，20世纪90年代以后，呼吸机设计向着智能化发展，使机械通气更接近人体生理状态。

二、使用方法

（一）基本结构（图7-5）

1. 主机部分　包括控制部分和面板，控制部分有气控、电控和计算机控制3种类型；面板包括监测系统（显示屏）和调节功能区（控制部分）。

2. 供气部分　外配空气压缩机或为主机内配涡轮气泵。

3. 辅助装置　通常有湿化器、空气混合器、雾化装置、支架、管路、集水罐、安全阀等。

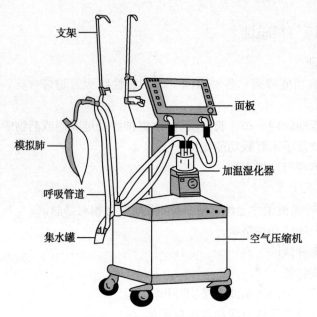

图 7-5 呼吸机的整体结构图

（二）呼吸机类型

1. 常频呼吸机 有定压型、定容型和多功能型三大类型。

（1）定压型呼吸机：进行压力切换，机械通气机产生正压，气流进入肺内，当达到预定压力值后，气流中断，呼气阀打开，产生呼气，当压力下降到某预定值时，可产生正压重新送气。

（2）定容型呼吸机：进行容量切换，将预定容积的气体在吸气期输给患者，然后转为呼气相，经过一定间歇，再转为吸气相。

（3）多功能型呼吸机：随着科学技术的发展，呼吸机已日趋倾向于多功能型，兼容压力、容量两种呼吸机的功能。

2. 高频呼吸机 是近年来机械通气中发展的一种新技术，具有高呼吸频率、低潮气量、非密闭气路、对心脏循环影响小的特点，在改善通气/血流比例方面优于常频呼吸机。

（三）选择呼吸模式

1. 自主呼吸（SPONT） 患者自主呼吸好，可辅助患者呼吸，增加氧气吸入，降低呼吸肌做功。

2. 间歇指令通气（IMV）是为停用呼吸机而设计的。在患者自主呼吸的同时，给患者有间歇、有规律地将气体强制性送入气道，提供患者自主呼吸的不足部分。

3. 同步间歇指令通气（SIMV） 是一种容量控制通气与自主呼吸相结合的特殊通气模式，两种通气共同构成每分通气量，多用于撤机前的训练。

4. 机械辅助呼吸（AMV） 指在自主呼吸的基础上，呼吸机补充自主呼吸不足的通气量部分。

5. 机械控制呼吸（CMV） 指呼吸机完全取代自主呼吸，提供全部通气量，是患者无自主呼吸时最基本、最常用的支持通气方式。

6. 持续气道正压（CPAP） 在自主呼吸的基础上，无论吸气还是呼气均使气道内保持正压水平的一种特殊通气模式，可用于患者撤机前。

7. 呼气末正压通气（PEEP） 在呼气末维持呼吸道一定正压的呼吸方式，目的是在呼气终末时保持一定的肺内压，防止肺泡塌陷。通常所加 PEEP 值为 0.490～1.47kPa（5～15cmH$_2$O），使用时从低 PEEP 值开始，逐渐增至最佳 PEEP 值。"最佳 PEEP 值"是指既改善通气、提高 PaO$_2$，又对循环无影响的 PEEP 值。

（四）呼吸机参数设置

1. 潮气量 一般按理想体重 8～10ml/kg 计算，可直接设置或通过流速（flow）×吸气时间（time）设置。

2. 吸氧浓度（FiO$_2$） 通常设置为 40%～50%，根据血气结果进行调节。既改善低氧血症，也避免出现氧中毒。若 FiO$_2$ > 60%，时间超过 24 小时，可引起氧中毒、肺损伤及婴幼儿晶状体纤维组织形成。

3. 呼吸频率 接近生理呼吸频率。成人一般为 16～20 次 / 分，新生儿为 30～40次 / 分，可依据患者呼吸状态进行设定。

4. 吸呼时比 一般为 1:1.5～1:2；慢性阻塞性肺病（COPD）比例可达 1:3；肺水肿及 ARDS 患者需增加吸气时间，吸呼时比可调节为 1:1～1:1.5；可依据患者呼吸病理学的改变来设置。

5. 呼吸末正压 一般为 0.490～0.981kPa（5～10cmH$_2$O），呼吸末正压可以增加功能残气量，防止肺泡萎陷，过高则影响循环功能。

6. 湿化器温度 一般湿化器的温度设置在 32～35℃。

7. 触发灵敏度 根据患者自主呼吸的强度的大小调节。一般压力触发为 −1～−0.5cmH$_2$O），流量触发为 1～3L/min。

（五）操作步骤

1. 建立人工气道。

2. 备物携至床旁，核对患者并向清醒者解释，安置体位。

3. 呼吸机准备。湿化器内加入无菌蒸馏水，连接好呼吸机管道、电源、氧气各部件，连接模拟肺；开机并进行机器自检；使呼吸机处于备用状态，确认机械辅助呼吸的模式。

4. 设置呼吸机工作和报警参数：通气模式、潮气量、呼吸频率、吸入氧浓度、触发灵敏度等。

5. 连接模拟肺，开机检查呼吸机各连接处是否漏气，工作是否正常，各指标的显示状态。

6. 取下模拟肺，将呼吸机与患者的人工气道相连，听诊患者两肺呼吸音，检查通气效果，监测有关参数。

7. 根据患者病情变化和血气分析结果调整通气模式和各项参数。

8. 严密监测生命体征、血氧饱和度、呼吸同步情况等，必要时吸痰。

9. 30 分钟后做血气分析，遵医嘱调整有关参数，并记录。

10. 当患者自主呼吸恢复，缺氧状态改善后遵医嘱停机。

11. 安置好患者，整理床单位，清理用物。

12. 洗手，记录。

（六）呼吸机的撤离

1. 撤机指征 患者一般情况已经改善，自主呼吸稳定，即可开始撤机，但必须具备下列临床参数：①呼吸衰竭的诱因或机械通气原因已经消除或显著改善；②患者神志、睡眠恢复正常；③心血管系统状态稳定；④吸氧浓度＜40%、PEEP＜0.490kPa（5cmH$_2$O）时，PaO$_2$≥8.00kPa（60mmHg），PaO$_2$/FiO$_2$≥200。

2. 撤机方法 根据病情选择适当的撤机方式。①直接撤机：适于病情较轻、机械通气时间短的患者；②SIMV法：先采用较高的呼吸频率（＞10次/分），此后随着患者呼吸功能的恢复逐渐减少呼吸的次数，直至最后停机；③IMV法：通过逐渐降低IMV频率，使自主呼吸次数增加，待IMV频率降至2次/分，且患者呼吸平稳、血气大致正常，即可停用呼吸机。

停用呼吸机之后不能马上拔管，可继续让患者通过气管插管或气管切开套管吸入氧气，确保不再需要机械通气治疗时方可拔管。对停用呼吸机无困难者只需观察1小时左右，而长期通气治疗者在停用呼吸机后至少观察24小时以上。

三、注意事项

1. 呼吸机管路连接正确、参数调试合理。

2. 开关呼吸机顺序正确

（1）开机顺序：空气压缩机→湿化器→主机。

（2）关机顺序：主机→湿化器→空气压缩机。

3. 及时观察处理各种报警，无法处理的报警应立即使患者脱机，并给予吸氧或人工辅助通气，视情况更换呼吸机。

4. 采取有效措施预防机械辅助呼吸常见并发症：呼吸机相关性肺炎、气压伤、呼吸机依赖等。

5. 保持口腔清洁，每日2～3次口腔护理，防止发生口腔感染。

6. 监测湿化器的温度和水量。防止温度过高灼伤呼吸道，水量不足影响加湿效果。

知识链接

呼吸机相关性肺炎

呼吸机相关性肺炎（VAP）是指机械通气48小时后至拔管后48小时内发生的院内获得性肺炎。VAP与口咽部的分泌物和胃肠内容物反流误吸密切相关。预防措施主要有：①半卧位，床头抬高30°～45°；②防止误吸口咽部和胃内容物；③呼吸机回路管道连续使用48小时后应予更换；④回路管道上的冷凝水细菌浓度极高，清理时避免倒流入气道；⑤监护室内可设置空气净化装置；⑥呼吸机上的雾化器液所调温度不应低于45℃以减少细菌污染，使用后须彻底消毒；⑦严格手消毒等。

四、故障排除

呼吸机故障包括机器自身功能性故障和机器以外原因造成的非功能性故障，如出现功能性故障，由专业技术人员检查维修，机器不能继续使用。在此主要学习呼吸机非功能性故障,发生非功能性故障,呼吸机可产生声响报警(表7-4)。

表7-4 呼吸机故障现象、故障原因及处理方法

故障现象	故障原因	处理方法
呼吸机断电	电源线插头接触不良或脱离主电源断电	插好电源插头
	内部电池未充电	使用简易呼吸器代替
	保险丝、电源开关、电容器烧坏	专业人员维修或更换
分钟通气量上限报警	设置不合理	合理设置报警区限
	患者缺氧、中枢性呼吸兴奋、疼痛刺激等导致呼吸过快	针对原因处理
	流量传感器故障	更换流量传感器
分钟通气量下限报警	设置不合理	合理设置报警区限
	呼吸回路漏气	查漏气原因,及时处理
	自主呼吸未完全恢复,呼吸机支持力度不够,通气量减少	判断患者呼吸状况,不要过早撤除呼吸机辅助
气道压力上限报警	呼气回路阻塞和(或)打折	消除气道阻塞原因
	呼吸道和(或)人工气道阻塞参数设置不当	重视呼吸道和(或)人工气道的护理
	参数设置不当	合理设置报警区限
	胸内压增高(气胸、胸腔积液)	引流减压
气道压力下限报警	呼吸回路漏气	查漏气原因,及时处理
	送气的流速低于患者所需	增加流量补偿
	参数设置不当	合理设置报警区限
窒息报警	患者停止自主呼吸	自动开始控制通气
	气道狭窄	查机器管道和患者气道
	流量传感器未校正或出现故障	校正流量传感器,必要时更换
氧浓度低限报警	氧气供应不足	予充足氧供
	氧电池耗尽或插入不合适	更换氧电池
	新更换氧电池未能与充足的氧气接触(一般在24小时内)	新氧电池使用前,可先接触空气24小时
	低限报警设置值太高	合理设置低限报警值
氧浓度高限报警	压缩空气压力不足	调整压缩空气的压力
	空气和(或)氧气压力不符合呼吸机工作压力	调整空气、氧气的压力
	高限报警设置值太低	重新设置高限报警值

第五节 亚低温治疗仪

案例分析

患者,女,68岁,因"神志不清,鼾睡5小时"入院。代述昨晚7:00,患者诉劳累睡下,夜12:20其女儿发现患者呼之不应,多汗,小便失禁,急送医院。患者既往有高血压病史12年。入院后测体温39.5℃,心率130次/分,呼吸26次/分,血压28.0/14.0kPa(210/105mmHg),右侧肢体无力。拟诊"脑出血"。

分析：

1．按医嘱给予氯丙嗪 100mg、异丙嗪 50mg 及哌替啶 50mg，加 0.9% 生理盐水稀释到 50ml，使用微量注射泵以 5ml/h 速度静脉注入。

2．患者逐渐进入冬眠状态后，按医嘱给予亚低温治疗仪治疗。

3．观察患者皮肤和肢端温度、颜色。

4．观察患者生命体征变化，特别注意观察血压、心率的变化。

亚低温治疗仪是近年来脑外科 ICU 不可缺少的一项新技术，是指通过亚低温（体温降至 30～35℃）治疗脑缺血和外伤性脑损伤、颅内压增高及高热、昏迷、中毒等疾病。它对防止脑水肿、降低颅内压、降低脑的基础代谢率、提高缺氧性脑损害的存活率均有显著的疗效。

一、适应证与禁忌证

（一）适应证

主要适合于严重颅脑外伤、心肺脑复苏术后仍昏迷及其他原因高热需降低体温患者。

1．各种原因引起的心搏骤停复苏后脑病，如电击伤、一氧化碳中毒、溺水、窒息。

2．重型蛛网膜下腔出血。

3．严重的颅脑外伤。

4．难于控制的颅内高压。

5．中枢性高热。

（二）禁忌证

1．年老且伴有严重心功能不全或心血管疾病者。

2．合并休克，尚未得到彻底纠正者。

3．全身衰竭者。

4．严重缺氧尚未纠正者。

知识链接

亚低温治疗仪发展简介

早在 20 世纪 80 年代，国外大量实验研究发现，脑缺血前、缺血过程中或缺血后早期开始亚低温治疗，能明显减轻脑缺血后脑组织病理形态学损害程度，促进脑缺血后神经功能的恢复。亚低温能显著降低颅内压、降低脑氧耗量，并不影响脑灌注压和心排血量。目前，国外很多医院已经将亚低温方法应用于治疗重型颅脑伤和缺血性脑卒中患者，取得了满意的临床效果。

二、使用方法

（一）基本结构

主要由主机（制冷压缩机组、水泵水池）、管道系统、温度传感和控制系统、监测和报警系统、降温毯和冰帽 5 部分组成。

（二）操作步骤

1. 备物携至床旁，核对并向清醒患者解释，安置体位。实施前静脉注入冬眠合剂，患者进入冬眠状态后方可进行治疗。

2. 连接管道，将主机与毯子相连，传感器与患者相连，并保证连接良好。

3. 使用前先检查水箱水位计液面达到标线，插好电源，接通开关，检查仪器是否正常工作。

4. 铺毯　将降温毯平铺于患者病床上，毯子上面，自下而上铺橡胶单和中单，一次性尿垫置于臀部下方，皮肤不可直接接触橡胶单。将毛巾平铺于冰帽中，并将患者头部置于其中，双耳用毛巾包裹，防止冻伤。

5. 连接传感器　将温度传感器一端插入主机接口，另外一端夹于腋窝或插入肛门测量体温。

6. 打开电源开关，指示灯亮，水温表和体温表通过自检程序后开始工作，两者所显示的温度均为开机时实测温度。

7. 设定机温和水温。

（1）设定机温：按压温度调节键设定开机和停机温度。当体温下降达到设定温度时，水循环系统和压缩机均停止运行；当体温高于设定温度 0.3～0.5℃时，机器重新开始工作。

（2）设定水温：按压水温调节键设定水温。水温设定范围为 3～20℃。当实测水温达到设定水温时，压缩机工作；当毯内水温高于设定水温 1～3℃时压缩重新启动工作。

8. 设置体温下限报警值　体温下限报警设置值（31.5℃）比机温设定值低 1～2℃。

9. 观察患者病情变化，皮肤颜色、肢端温度及生命体征变化。

10. 关机结束　将电源开关置于"0"位置，切断电源。

11. 整理用物，记录。

三、注意事项

1. 严格掌握适应证及禁忌证，避免滥用。

2. 温度控制要恒定，应避免忽冷忽热。复温宜慢，一般每 1 小时上升不能超过 0.1℃，达到 35～36℃时停留 24 小时，切忌过快。

3. 亚低温疗程不宜太长，治疗时间一般为 3～5 天，最长不超过 7 天，长疗程的亚低温不但无保护脑组织的作用，反而会加重脑组织的损害，以及可能导致心、肺并发症、出血倾向，以及增加细菌感染的机会。

4. 撤机时，注意先拔掉主机电源插头，再将传感器、水路连接管从机器上取下，水路口用密封盖拧紧，放净毯子中的水，妥善保管好所有配件。

四、故障排除

亚低温治疗仪故障排除（表7-5）。

表7-5 常见故障及排除、解决方法

故障分类	故障现象	排除方法	解决方法
缺水报警	水位在水位计标线以下	检查水位计	切断电源,加水至水位计标线
毯子内水流被阻	主机水流指示器小转轮停止转动	检查管道插口连接是否紧密,管道是否扭曲,毯子是否折叠	重新插管,理顺管道,铺平毯子
传感器插头脱出报警	体温监测屏幕无数值显示,可能原因是体温探头脱落	检查体温探头有无脱出肛门,探头与仪器接口是否松脱	关掉报警开关,将探头插入肛门,插入传感器插头,打开开关,恢复正常运行

第六节 电动洗胃机

案例分析

患者,女,42岁,因剧烈呕吐,神志不清半小时入院。体格检查:体温37℃,脉搏150次/分,呼吸36次/分,血压80/62mmHg。昏迷,呼之不应,面色苍白,口吐白沫,可闻及大蒜味,皮肤出汗,瞳孔针尖样大小,对光反射消失,满肺湿啰音,肌肉有震颤。双膝反射减弱,无病理反射征。追问病史发病前有与人口角史,既往体健。诊断:有机磷杀虫剂中毒。请问其需要采取的护理措施是什么?

分析:

1. 患者,女,42岁,因剧烈呕吐,神志不清半小时入院。体格检查:体温37℃,脉搏150次/分,呼吸36次/分,血压80/62mmHg。昏迷,呼之不应,面色苍白,口吐白沫,可闻及大蒜味,皮肤出汗,瞳孔针尖样大小,对光反射消失,满肺湿啰音,肌肉有震颤。追问病史发病前有与人口角史,既往体健。符合有机磷杀虫剂中毒的诊断。

2. 立即洗胃、给予碘解磷定及阿托品特异性解毒药、进行生命体征及意识状态的监护、保持呼吸道通畅等。

洗胃术是指将一定成分的液体注入胃腔内,混和胃内容物后再抽出,如此反复多次直至抽出液澄清。临床上将其分为口服催吐洗胃法和插管洗胃法。前者适用于神志清醒能配合操作者,后者适用于口服催吐失败或意识障碍或不合作者。本节介绍电动洗胃机洗胃法。

一、适应证与禁忌证

(一) 适应证

1. 某些手术或检查前的准备。

2. 口服非腐蚀性毒物引起的急性中毒,如有机磷农药、安眠药或其他有害物质。

3. 幽门梗阻伴有明显胃潴留扩张者。

(二) 禁忌证

1. 吞服强酸、强碱等腐蚀性物质导致食管、胃黏膜损伤,禁忌洗胃,以免引起穿孔。

2．上消化道出血、食管静脉曲张、食管阻塞、主动脉瘤、严重心脏病等患者。

3．中毒诱发惊厥未控制者。

二、使用方法

（一）基本结构

主要由胃管接口、进液接口、排污口接口、指示灯、按键及两个负压瓶组成。

（二）操作步骤

1．物品准备

（1）常规物品：开口器、舌钳、听诊器、洗胃机、胃管、液体石蜡、弯盘、镊子、压舌板等。

（2）洗胃液：①不明原因急性中毒：选用温开水、生理盐水；②生物碱、有机磷、蕈类中毒：1∶5000 高锰酸钾溶液；③有机磷杀虫药等中毒：2% 碳酸氢钠（敌百虫除外）；④重金属中毒：2%～4% 鞣酸。

2．患者准备　精神放松，配合操作，取出活动性义齿，呼吸困难者可以吸氧。

3．插管洗胃法（以电动洗胃机洗胃法为例）

（1）备齐用物，置于患者床旁，向患者或家属解释操作目的及配合方法，以取得合作。

（2）留置三腔洗胃管。协助患者选取合适体位，意识清醒者常取坐位或半卧位，昏迷患者常取侧卧位，头部稍低，使口低于咽喉部，防止胃液进入气管。将涂有液体石蜡的洗胃管经患者口腔或鼻腔缓慢插入胃内，确认胃管在胃内后，用胶布固定。

（3）将洗胃管的三根硅胶管分别正确、紧密与洗胃机各管道连接，将污水桶放于头部床下，置弯盘于患者口角处。

（4）按"手吸"键抽吸胃内容物，必要时留标本送检验。

（5）按"自动"键，机器即开始进行自动冲洗。每次注入液量 300～500ml 左右，反复灌洗，直至排出的液体澄清无味，然后，按"停机"键结束。在洗胃过程中，如发现管道堵塞、水流不畅，可交替按"手冲"和"手吸"两键，重复冲吸数次，可使管道通畅。之后，按"手吸"键吸出胃内存留液，再按"自动"键，继续进行自动洗胃。

（6）洗毕，反折胃管末端迅速拔出，以防管内液体误入气管。

（7）协助患者清洁口腔及面部，取舒适卧位。整理用物，记录灌洗液及洗出液总量及性质。

（8）清理洗胃机。洗胃机用后应严格清洗、消毒。将洗胃机与胃管连接的胶管放在 1∶200 的"84"消毒液内浸泡消毒。在干净的桶内备足清水，让洗胃机开始工作，冲洗 20 次左右。清洗完毕，将三根管同时从水中提出，待机内的水排净后，按"停机"键，关机。

三、注意事项

1．严格把握洗胃指征，勿因洗胃而并发其他严重疾病。

2．插管洗胃前护士应评估患者的生命体征、中毒情况、有无禁忌证及其心理状态和配合程度等。

3．正确的选择洗胃液，应具有中和毒物、解毒或延长毒物吸收、保护消化道黏膜等作用。应根据不同的毒物种类选择其合适的洗胃液。如吞服毒物性质不明,第一次吸出的胃内容物应立即送检,洗胃液应选用温开水,待查明毒物性质再更换恰当的洗胃液。

4. 洗胃液的温度以 25~38℃ 为宜。

5. 洗胃时掌握"先吸后注、快出快入、出入量相当"的原则。每次灌入量以 300~500ml 为限。如灌入量过多,液体可从口鼻腔内涌出而引起窒息,并使胃内压上升促进胃内容物排入肠道,增加毒物吸收;还可兴奋迷走神经,导致反射性心搏骤停。而灌入量过少,洗胃液无法与胃内容物充分混合,不利于彻底洗胃,会延长洗胃时间。

6. 洗胃过程中随时观察患者的呼吸、血压、脉搏、神志、瞳孔、吸出液的颜色、气味等的变化,并做好详细记录;如出现疼痛、流出液有较多鲜血或出现休克现象,应立即停止洗胃,对症处理。

7. 幽门梗阻患者洗胃,须记录胃内滞留量;服毒患者洗胃后,可酌情注入 50% 硫酸镁 30~50ml 或 25% 硫酸钠 30~60ml 导泻。

8. 凡呼吸停止、心脏停搏者,应先做 CPR,再行洗胃术。

四、故障排除

电动洗胃机故障排除见表 7-6。

表 7-6 常见故障分类、原因及处理方法

故障现象	故障原因	处理方法
电路故障	正常开机,有进胃动作但无出胃动作,无法正常洗胃	维修或更换
机内故障	开启电源开关,极板正常连接,机器报警	维修或更换
管道堵塞	排出不畅、出胃堵塞现象	更换体位、胃管位置更换合适的胃管拔管重插

(雷金美)

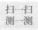

复习思考题

1. 电除颤仪使用的禁忌证有哪些?
2. 心电监护五电极安放位置在哪里?
3. 机械呼吸机的呼吸模式有哪些?
4. 洗胃的目的有哪些?

第八章

常用急救技术

 学习要点

1．口咽通气管、鼻咽通气管、环甲膜穿刺、气管插管的适应证与禁忌证、操作配合、护理措施。

2．能够运用所学知识正确配合医生操作及护理。

第一节　人　工　气　道

在危重症患者的救治过程中，保持气道通畅，维持有效通气和充分的气体交换，是争取救治时间，保障心、肺、脑等重要器官功能，保证各项治疗措施顺利实施的重要环节。因此，快速、有效地建立人工气道，是抢救气道急性梗阻或呼吸衰竭患者的首选措施，也是危重患者辅助呼吸治疗时，连接患者与呼吸机的唯一途径。

人工气道是经口、鼻或颈部置入到口咽部或气管内的导管而形成的呼吸通道，通过其在生理气道与空气或其他气源之间建立有效连接，以辅助患者通气及进行肺部疾病的治疗；既有利于吸出危重症患者气道内的分泌物，保持呼吸道通畅，避免误吸，又能进行机械通气。

常见的建立人工气道的方法有口咽通气管植入术、鼻咽通气管植入术、环甲膜穿刺、切开术、气管内插管术、气管切开置管术，其中气管插管术还包括经口气管插管术和经鼻气管插管术。

一、口咽通气管植入术

口咽通气管，又称口咽导气管，为一种非气管导管性通气管道，是最简单、有效且经济的气道辅助物。由于其简易、方便、实用、易于实施和固定，置入口咽通气管可迅速打开气道，保持气道通畅，近年来各大医院已广泛应用于临床。

（一）适应证与禁忌证

1．适应证　口咽通气管仅对没有咳嗽或咽反射的无意识患者使用。常用于以下情况：

（1）较长时间解除舌后坠或上气道肌肉松弛而致气道梗阻者。

（2）手法开放气道无效者。

（3）同时有气管插管时，替代牙垫作用者。

（4）癫痫发作或抽搐时保护舌齿免受损伤者。

2. 禁忌证 口咽通气管因其可能会引起恶心和呕吐，甚至喉痉挛，因此不能应用于有意识或半意识的患者。有以下情况时应慎用：

（1）频繁呕吐、咽反射亢进者。

（2）牙齿松动、上下颌骨损伤严重者。

（3）咽部占位性病变、喉头水肿、气管异物、哮喘等患者。

（二）操作前准备

合适的口咽通气管，长度相当于从口角至耳垂或下颌角的距离。选择的原则是宁长勿短，宁大勿小。因口咽管太短不能经过舌根，起不到开放气道的作用，口咽管太小容易误入气管。

（三）操作过程

1. 放平床头，协助患者取平卧位，头后仰，使口、咽、喉三轴线尽量重叠。清除口腔和咽部分泌物，保持呼吸道通畅。

2. 置入口咽通气管 方法有直接放置法与反向插入法。直接放置法时，可用压舌板协助，将口咽通气管的咽弯曲部分沿舌面顺势送至上咽部，将舌根与口咽后壁分开。反向插入法时，把口咽管的咽弯曲部分向腭部插入口腔，当其内口接近口咽后壁时（即已通过悬雍垂），即将其旋转180°，借患者吸气时顺势向下推送，弯曲部分下面压住舌根，弯曲部分上面抵住口咽后壁。此法较直接放置法操作难度大，但在开放气道及改善通气方面更为可靠。对于意识不清者，操作者用一手的拇指与示指将患者的上唇齿与下唇齿分开，另一手将口咽通气管从后臼齿处插入。

3. 检测人工气道是否通畅 以手掌放于通气管外口，感觉是否有气流呼出，或以少许棉絮放于通气管外口，观察其随呼吸的运动情况。此外，还应观察胸壁运动幅度和听诊双肺呼吸音。检查口腔，以防舌或唇夹置于齿与口咽通气管之间。

（四）护理要点

1. 保持呼吸道通畅 及时吸痰，清理呼吸道，防止误吸，甚至窒息。吸痰前后吸入高浓度氧，达到清理呼吸道的目的。

2. 加强呼吸道湿化 口咽管外口盖一层生理盐水纱布，既湿化气道又防止吸入异物和灰尘。

3. 监测生命体征 严密观察病情变化，随时记录，并备好各种抢救物品和器械，必要时配合医生行气管插管术。

4. 口腔护理 昏迷者，口咽管可持续放置于口腔内，但每隔2~3小时重新换位置，并每隔4~6小时清洁口腔及口咽管1次，防止痰痂堵塞。每天更换口咽管一次，换下的口咽管浸泡消毒后，晾干备用。

（五）注意事项

1. 置入口咽通气管后应立即检查自主呼吸，若自主呼吸不存在或不充分，应使用适当装置给予正压通气。

2. 如患者吞咽反射比较强，可适当固定口咽通气管，但不能将出口堵住，以防影响通气。

二、鼻咽通气管植入术

鼻咽通气管形状类似气管导管,较短,是软橡胶无套囊导管,在鼻和咽之间提供气流导管。一般用于清醒咳嗽和咽反射正常的患者。

(一)适应证与禁忌证

1. 适应证

(1)各种原因致上呼吸道不完全性梗阻,放置口咽通气管困难或无法耐受口咽通气管者。

(2)牙关紧闭,不能经口吸痰,为防止反复吸痰致鼻黏膜损伤。

2. 禁忌证　颅底骨折者,各种鼻腔疾患,如下鼻大、鼻腔肿物、鼻出血等。

(二)操作前准备

用物准备:合适的鼻咽通气管,长度为鼻尖到耳垂的距离,外径尽可能大且易通过患者鼻腔。

(三)操作过程

1. 患者取仰卧位,评估其神志、呼吸、鼻腔情况,选择合适一侧鼻腔,清洁并润滑,必要时喷洒血管收缩药和局部麻醉药。

2. 置入通气管　润滑鼻咽通气管外壁,将其弯曲面对着硬腭入鼻腔,缓慢沿鼻咽底向内送入,直至通气管尾部达鼻腔外口。如置入遇到阻力,应尝试在鼻道与鼻咽的转角处微转通气管置入或通过另一侧鼻腔置入,也可尝试更换另一根较细的鼻咽通气管。

3. 立即检查人工气道是否通畅　以鼾声消失、呼吸顺畅、解除舌后坠为标准。

4. 置管成功后,用胶布妥善固定于鼻侧部,防止滑脱。

(四)注意事项

1. 置入应小心缓慢,以免引起并发症,置入后,应立即检查自主呼吸情况。

2. 术后每日做好鼻腔护理,定时湿化气道,及时吸痰,加强口腔护理,每1~2天更换鼻咽通气管一次,且从另一侧鼻孔插入。

三、环甲膜穿刺术

环甲膜穿刺术是紧急情况下使用的一种临时急救技术,是经由气管环状软骨与甲状软骨间隙处将针穿刺进入气管的一种疗法,其优点为安全、有效、便捷、不需特殊设备,易于掌握。

(一)适应证与禁忌证

1. 适应证

(1)各种原因引起的急性上呼吸道完全或不完全阻塞者。

(2)牙关紧闭且经鼻插管失败者。

(3)喉头水肿及颈部或面颌部外伤所致气道阻塞需立即通气急救者。

(4)3岁以下的小儿不宜做环甲膜切开者。

2. 禁忌证

(1)患者有出血倾向者。

(2)已明确呼吸道阻塞发生在环甲膜水平以下者。

(3)肺部有大量分泌物者。

（二）操作前准备

1. 物品准备　环甲膜穿刺针或 16 号粗针头、无菌注射器、1% 丁卡因（地卡因）溶液、T 形管、氧气、给氧装置、消毒用物。

2. 患者准备　充分暴露颈前穿刺部位。

（三）操作过程

1. 患者体位　患者取仰卧位，头保持正中，尽力后仰，确定环甲膜的位置（图 8-1）。

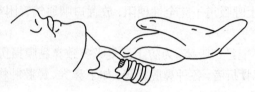

图 8-1　环甲膜的体表位置

2. 穿刺部位　在颈中线甲状软骨与环状软骨之间的环甲膜处。

3. 颈前穿刺　局部消毒皮肤后（应根据当时的情况紧急程度决定是否消毒），左手示指和拇指固定环甲膜处的皮肤，右手持 16 号粗针头在环甲膜上垂直下刺，进入喉腔时有落空感，空针回抽时有气体抽出。

4. 连接氧气　将针头迅速与 T 形管一端连接，并通过 T 形管另一端接氧气；也可用左手固定穿刺针头，用右手食指间歇地堵塞 T 形管另一端开口而行人工呼吸。

（四）护理要点

1. 做好患者及家属的思想安抚工作，消除他们的心理顾虑。

2. 穿刺部位注意止血，以免血液反流入气管内造成窒息。

3. 环甲膜穿刺针及 T 形管应做为急救必备物品，日常处于完好备用状态。环甲膜穿刺用的针头及 T 形管必须保证连接紧密而不漏气。

4. 密切观察患者的生命体征，特别是呼吸频率及缺氧情况的改善。

（五）注意事项

1. 环甲膜穿刺作为一种应急措施，只有当情况紧急，没有条件立即施行气管切开时，才可行急性环甲膜穿刺术，应争分夺秒，在尽可能短的时间内完成。穿刺针留置时间不宜过长，一般不超过 24 小时，待呼吸困难稍缓解、临床急救复苏或异物消除成功后，应即行气管切开术。

2. 穿刺时进针不要过深，避免损伤喉后壁黏膜或食管壁。穿刺完成后，必须回抽空气，确认针尖在喉腔内，才进行其他操作。穿刺部位如有明显出血，应及时止血，以防血液流入气管内。如遇血凝块或分泌物堵塞穿刺针头，可用注射器注入空气，或用少许生理盐水冲洗，以保证其畅通。

3. 术后患者常咳出带血的分泌物，应嘱患者勿紧张，一般可在 1～2 天内消失。

知识链接

环甲膜切开术的适应证

1. 上呼吸道完全性梗阻，无法施行气管内插管的成人。

2. 病情紧急患者。

3. 不稳定颈椎合并呼吸困难的患者，因气管切开导致神经损伤。

喉罩置入术

　　喉罩于 1983 年由英国的麻醉师 Archie Brain 博士发明。主要由套囊、喉罩插管、指示球囊、充气管、机器端接头和充气阀组成。适用于麻醉或药物镇静的患者以及急救和复苏时需紧急进行人工通气支持的患者,以达到上呼吸道通畅。1988 年正式投入生产,并应用于临床。1991 年获 FDA 批准用于临床。与气管插管相比较,喉罩刺激小,呼吸道机械性梗阻少,患者更易于接受。插入和拔出时心血管系统反应较小。无需使用肌松剂便可置入,术后较少发生咽喉痛,操作简单、易学、初学者经数次训练便可掌握。

四、气管内插管术

　　气管插管术是建立有效人工气道的一种急救和麻醉技术,是将特制的气管导管通过口腔或鼻腔插入气管内,借以保持呼吸道通畅,利于及时清除呼吸道分泌物,为有效给氧、人工正压呼吸及气管内给药等提供条件,是改善急危重症患者呼吸功能的一项救护技术。

(一)适应证与禁忌证

　　1. 适应证　气管内插管原则上是在病情紧急的情况下使用。

　　(1)呼吸功能不全或呼吸窘迫综合征,需行人工加压给氧和辅助呼吸者。

　　(2)呼吸、心搏骤停者。

　　(3)呼吸道分泌物多而黏稠不能自行咳出需气管内吸引者。

　　(4)需建立人工气道而施行气管内全身麻醉的各种手术患者。

　　(5)出现呼吸肌麻痹、气管塌陷者。

　　(6)昏迷或神志不清且有胃内容物反流,随时有误吸危险者。

　　2. 禁忌证

　　(1)有喉头水肿、急性喉炎、喉头黏膜下血肿者。

　　(2)主动脉瘤压迫气管者。

　　(3)发生颈椎骨折或脱位者。

　　(4)有咽喉部烧灼伤、肿瘤或异物存留者。

　　(5)下呼吸道分泌物潴留致呼吸困难,难以经气管插管清除者。

(二)操作前准备

　　1. 物品准备

　　(1)气管导管:多采用带气囊的硅胶管,其长度、粗细要根据具体情况选择。经口插管成年男性一般选用 36～40 号导管,女性多用 32～36 号导管;经鼻腔插管相对小 2～3 号,且不带气囊。小儿气管导管的选择:1～7 岁,号数 = 年龄 +19;8～10 岁,号数 = 年龄 +18;11～14 岁,号数 = 年龄 +16。

　　(2)喉镜:有成人、儿童、幼儿 3 种规格。由喉镜柄和喉镜片组成。镜片有直、弯两种类型。成人多用弯型镜片,在暴露声门时不必挑起会厌,能减少对迷走神经的刺激。使用前需常规检查近尖端的电珠有无松动、是否明亮。

　　(3)导管管芯:多为细金属条,用以协助插管操作。长度适当,以插入导管后,其远端距离导管开口 0.5～1cm 为宜。一般导管入声门后即应先拔出管芯,再继续深入导管,以免造成气管损伤。

(4)其他:喷雾器、开口器、插管钳、牙垫、吸引器、吸痰管、注射器、听诊器、简易呼吸器及氧饱和度监测仪、局麻药等,平时各物品必须常规定点存放,并且由专人定期检查是否处于备用状态。

2. 患者准备 检查有无牙齿松动并予以固定,取下义齿,清理口腔及呼吸道内的分泌物。插管前先向患者解释插管的意义和注意事项,争取患者的配合,可同时进行咽部局部麻醉以防咽反射亢进,必要时应用镇静剂或肌松剂。插管前给予患者吸纯氧以纠正缺氧状态。

(三)操作过程

根据插管途径的不同,气管插管可分为经口腔插管和经鼻腔插管;根据插管时是否用喉镜显露声门,气管插管又分为明视插管和盲探插管。

1. 经口明视插管术 临床最常用,借助喉镜在直视下暴露声门后,将导管经口腔插入气管内。

(1)体位:患者取仰卧位,头后仰,双手将下颌向前、向上托起使口、咽和气管三点基本保持在一条直线上,称为插管操作的标准头位;如声门部暴露不好,可在患者肩背部或颈部垫一小枕,使头尽量后仰,此为插管操作的修正头位。

(2)开口:操作者站于患者头侧,以右手拇指推开患者下唇及下颌,同时示指和中指抵住上门齿,使嘴张开;若患者昏迷或牙关紧闭而难以手法张口者,可用开口器协助。

(3)置入喉镜:左手持喉镜柄将喉镜片由右口角放入口腔,将舌体推向侧后,继续缓慢推进喉镜,可见到悬雍垂,再将镜片垂直提起前进,直到会厌显露。

(4)显露声门:采用弯镜片插管则将镜片置于会厌与舌根交界处,用力向前上方提起,使舌骨会厌韧带紧张,会厌翘起紧贴喉镜片,即显露声门;如用直镜片插管,应直接挑起会厌,声门即可显露(图8-2)。

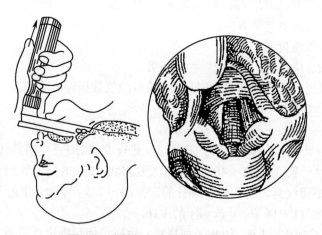

图 8-2 喉镜挑起会厌腹面暴露声门

(5)插入气管导管:显露声门后,右手持住导管的中、上段,由右口角进入口腔,直到导管接近喉头时再将管端移至喉镜片处,同时双目经过镜片与管壁间的狭窄间隙监视导管前进方向,准确轻巧地将导管尖端插入声门(图 8-3)。当导管插过声门 1cm 左右,迅速拔除导管芯,将导管继续回旋深入气管,成人 4cm,小儿 2cm 左右,导管尖端至门齿的距离为成年女性约 22cm、成年男性约 24cm,小儿约[(12+年龄)÷2]cm。

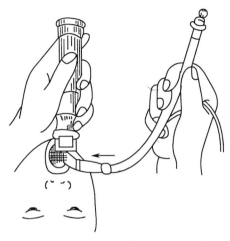

图 8-3　气管插管时持管与插入方法

(6) 确认插管部位:插管完成后,于气管导管旁塞一牙垫,然后退出喉镜,确认导管是否进入气管内。确认方法:①压胸部时,导管口有气流;②人工呼吸时,可见双侧胸廓对称起伏,并可听到清晰的肺泡呼吸音;③如用透明导管时,吸气时管壁清亮,呼气时可见明显的“白雾”样变化;④患者如有自主呼吸,接麻醉机后可见呼吸囊随呼吸而张缩;⑤如能监测呼气末 $ETCO_2$ 则更易判断,$ETCO_2$ 图形有显示则可确认无误。

(7) 固定导管:证实导管确已进入气管后,用长胶布固定导管和牙垫。

(8) 气囊充气:用注射器向气管导管前端的套囊注入适量空气,一般注入 3~5ml以封闭气道。

(9) 试吸或接管:将吸痰管插入气管导管吸引分泌物并接通呼吸机的管道进行辅助呼吸,以了解呼吸道通畅情况。

2. 经鼻明视插管术　当启口困难(如颞颌关节强直)、颅底骨折、口腔内插管妨碍手术进行时,常采用此种方法,尤其适用需长时间插管呼吸支持的患者。

(1) 术前准备:仔细检查患者有无鼻中隔歪曲、息肉,选择适合的导管(不带气囊)并在头端涂以凡士林油。

(2) 操作过程:体位同前,将导管与面部呈垂直方向插入鼻孔,沿下鼻道推进,出鼻后孔至咽腔,切忌盲目用力插入,以免引起大出血。插入导管深度相当于鼻翼至耳垂长度时,使用喉镜显露声门,右手继续将导管推进,使其进入声门。如遇困难,可用插管钳夹持导管前端并挑起,然后推进,将导管送入声门(图 8-4),其他步骤基本同经口插管。

3. 经鼻盲探插管术　将气管导管经鼻腔在非明视条件下,插入气管内。适用于启口困难或喉镜无法全部置入口腔的患者。注意:插管时必须保留自主呼吸,以便于根据呼出气流的强弱来判断导管前进的方向。

(1) 鼻腔内麻醉:1% 丁卡因作鼻腔内表面麻醉,并滴入 3% 麻黄碱使鼻腔黏膜的血管收缩,以增加鼻腔容积,并减少出血。

（2）持管插管：选用管径合适的气管导管，以右手持管经鼻腔插入，用左手托住患者枕部并将头部稍抬起前屈，右手在声门张开时将导管迅速推进（图8-5）。

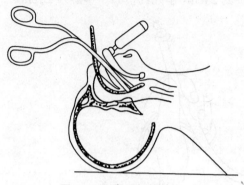 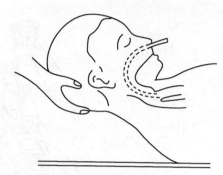

图 8-4　经鼻明视插管术　　　　　　　　　图 8-5　经鼻盲探插管术

（3）插管判断：导管进入声门感到推进阻力减小，呼出气流明显，或患者出现咳嗽反射，接麻醉机后呼吸囊随呼吸而伸缩，表明导管插入成功；若导管推进后呼出气流消失，提示导管插入食管，应立即将导管退至鼻咽部，将头部稍仰使导管尖端上翘以对准声门，继续再插，直至成功。

（四）护理要点

1. 用过氧化氢液加生理盐水冲洗口腔，去除口腔异味；以湿棉签擦洗鼻腔、湿润鼻黏膜。

2. 随时检查导管是否通畅，有无扭曲，及时进行气道湿化，根据情况随时吸痰，每次吸痰时间不应大于 15 秒。

3. 随时注意插管固定情况和导管外露的长度，并保持清洁。

4. 通过插管滴注适量的生理盐水以湿化气道，每次 5～10ml，每日 200～400ml。

5. 严密监测患者的生命体征、血氧饱和度，观察有无窒息、肺不张、肺部感染等并发症，发现问题及时通知医生。

6. 拔管前应进行咳嗽、深呼吸训练，防止拔管后不能自行清理呼吸道，出现呼吸障碍。必要时配合医生及时清除呼吸道分泌物，立即给予面罩或鼻导管吸氧，并观察患者有无呼吸困难、发绀、心动过速等表现。拔管后应禁食 4～6 小时，以防呛咳和误吸发生。

知识链接

气管插管拔管方法

1. 拔管时间尽量选择白天，便于观察和处理病情。

2. 拔管前充分吸引气管内和口鼻咽部分泌物，以防拔管时误吸。

3. 拔管时，嘱患者深吸气达吸气末时，边放气囊，缓慢将导管拔出。

4. 拔管后应注意患者对拔管的反应，保持呼吸道通畅，重症患者拔管后 1 小时复查动脉血气变化。

（五）注意事项

1．对呼吸困难或呼吸暂停者，插管前应先进行人工呼吸、吸氧等，以免因插管费时而增加患者缺氧时间，并适当咽喉喷雾作表面麻醉，减少咽喉反射。

2．经鼻插管者，必须先检查鼻腔是否有鼻中隔偏曲异常等，选择通气良好的鼻孔。

3．操作喉镜时，不能以门牙为支持点，以防门牙脱落。

4．插管时，喉头声门要暴露充分，动作要轻柔、准确而迅速，尽量缩短缺氧时间。

5．插管时间不宜过长，若超过2周病情仍无好转，则考虑行气管切开术。

6．应用带气囊的气管导管时，注入气囊内的气量以控制在呼吸时不漏气的最小气量为宜。压力过高可阻断气管黏膜的血流，引起缺血、溃疡等。目前，临床普遍应用的低压高容气囊，压力可控在合适范围，无需定时气囊放气减压。

五、气管切开置管术

经皮气管切开术是一种新型气管切开术，具有简捷、安全、微创等优点。

（一）适应证与禁忌证

1．适应证

（1）喉阻塞严重，但病因不能迅速解除者。

（2）需行人工呼吸者，且估计病情短期难以恢复或气管插管时间过长者。

2．禁忌证　严重出血性疾病或气管切开部位下占位性病变而致的呼吸困难。

（二）操作前准备（以经皮气管切开术为例）

一次性经皮导入器械盒，内有扩张钳、穿刺针、套管、空针、带有孔内芯气管套管、刀片、皮肤扩张器、导丝、弹力固定带、注射器。

（三）操作过程（以经皮气管切开术为例）

1．体位、切开前准备同常规气管切开术。

2．切开皮肤　充分吸痰，吸入纯氧并做心电监护，确认解剖标志和穿刺点，一般选用3软骨环之间为穿刺点，在选择的穿刺点切一个1.5～2.0cm的横切口或纵切口。

3．空针抽半管生理盐水，接穿刺针穿入气道，回抽有气泡。

4．拔出针芯，送入穿刺套管，沿套管送入导丝，进入约10cm，拔出套管。

5．沿导丝送入扩张器扩开组织和气管壁，将扩张钳夹在导丝上，沿导丝将扩张钳滑入气管前壁，张开钳子使气管前壁前方的软组织扩张，在扩张钳打开的状态下移去扩张钳。

6．沿导丝放入带内芯的气切套管，拔出内芯和导丝，确认气道通畅后，给气囊充气。

7．吸引分泌物，固定套管，处理用物。

（四）护理要点

1．保持室内空气清新，温湿度适宜。每日进行空气消毒。地面使用含氯消毒剂（2‰）擦拭。

2．取平卧位或半卧位。定期做痰培养，若有感染应及时处理。

3．向患者及家属说明人工通气的目的及需要患者家属积极配合治疗。

4．根据痰液多少选择吸痰时机，吸痰要彻底，吸痰过程严格执行无菌技术操作。

5．根据病情鼓励患者进食，告知患者进食不可过急，做好口腔护理。

6．询问患者自我感受，采用语言或非语言的方式与患者沟通。备好纸、笔及提示板,以便与患者进行交流。

7.长期使用呼吸机的患者指导加强自我呼吸锻炼,争取早日脱机,早日拔管。

(五)注意事项

1.术前 床边备急救药物与用物,以及同型气管套管,以防脱管或堵塞时急用。

2.术中 患者头始终处于正中位,便于操作,并避免切开第1气管软骨环,以防引起喉狭窄,也不低于第5气管软骨环,以防伤及颈总动脉和甲状腺。

3.术后 ①维持下呼吸道通畅:随时吸痰,每日定时清洗内管。定时通过气管套管滴少许生理盐水,必要时蒸汽吸入;②保持适宜室温在22℃左右,湿度在90%以上;③保持颈部切口清洁,预防感染,每班至少更换开口纱布和消毒伤口一次;④防止套管脱出:一旦脱出,应立即重新置入。

4.拔管 原发病已愈,下呼吸道分泌物不多,可考虑拔管,但拔管前应试行堵管1～3天,从半堵到全堵,如无呼吸困难即可拔管,拔管后床边仍应准备气管切开包,以备急用。

第二节 气道异物清除术(海姆立克手法)

海姆立克急救法(Heimlich Maneuver)是抢救气道异物的一种简便有效的操作手法,其原理是通过手拳冲击上腹部时,使腹压升高,膈肌抬高,胸腔压力瞬间增高,由于密闭的胸腔只有气管一个开口,故胸腔(气管和肺)内的气体就会在压力的作用下冲击气管(每次冲击将产生450～500ml的气体),形成人工咳嗽,使气道内的异物上移或驱出。

一、适应证

1.呼吸道异物 用于具有气道异物梗阻征象者。主要用于呼吸道完全堵塞或严重堵塞的患者。

2.溺水患者 用于抢救溺水患者,以排除其呼吸道的液体。

二、操作过程

1.站立位 腹部冲击法适用于意识清楚者。施救者站在患者后面,脚成弓步状,前脚置于患者双脚间,以前腿弓、后腿登的姿势站稳。右手握拳,以大拇指侧与食指侧对准患者剑突与肚脐之间的腹部(肚脐上两横指处)。用左手将患者背部轻轻推向前,使患者处于前倾位,头部略低,嘴要张开,有利于呼吸道异物被排出。另一手置于拳头上并握紧,双手急速冲击性地、向内上方压迫其腹部,反复有节奏、有力地进行以形成的气流把异物冲出。

2.卧位 此法适用于意识不清者或因施救者身体矮小而不能环抱住患者腰部时。将患者置于仰卧位,使头后仰,开放气道,施救者双膝骑跨于其髋部,以一手的掌根置于其腹部正中线,脐部略上方,不能触及剑突处;另一手交叉重叠之上,快速向内向上冲击其腹部,连续6～8次,重复进行,直至异物排出。

3.胸部冲击法 适用于妊娠晚期或过度肥胖者。施救者站于患者背后,双臂绕过其腋窝,环绕其胸部,一手握拳,使拇指倒顶其胸骨中点,避免压于剑突或肋缘上;

另一手抓住握拳手实施向后冲击。若患者已昏迷，使其仰卧，施救者跪于一侧，将重叠双手掌放于患者的胸骨下半段上向后冲击。注意不要偏离胸骨，以免造成肋骨骨折。

4. 拍背法和胸部手指猛击法　适用于婴幼儿。施救者前臂支撑于自己大腿上，将患儿面朝下骑跨在前臂上，头低于躯干，一手固定其双下颌角，用另一手掌根部用力拍击患儿两肩胛骨之间的背部4～6次，使异物排出。若无效，可将患儿翻转过来，面朝上，放于施救者大腿上，托住其背部，头低于躯干，用示指和中指猛压其剑突下和脐上的腹部。必要时两种方法反复交替进行，直至异物排出。

5. 自我冲击法　适用于突发意外而无他人在场时。患者一手握拳，将拇指侧朝向腹部，放于剑突下和脐上的腹部，另一手抓住握拳手，快速向内向上冲击4～6次。也可将腹部顶住椅背、桌沿等坚硬物表面，猛向前冲击，直至异物排出。

三、注意事项

1. 尽早识别气道异物梗阻的表现，作出判断。

2. 如果患者清醒、呼吸道部分阻塞且气体交换良好，急施救者不要做任何处理，应尽量鼓励患者咳嗽，做促使异物排出的任何动作。

3. 实施腹部冲击，定位要准确，冲击动作应独立、有力，注意施力方向，以防胸部或腹内脏器损伤，并注意胃内容物反流导致误吸。

4. 海氏冲击法对老年人可能会带来一定的危害，因其胸腹部组织的弹性及顺应性差，故容易导致损伤的发生，如腹部或胸腔内脏的破裂、撕裂及出血、肋骨骨折等，故发生呼吸道堵塞时，应首先采用其他方法排除异物，在其他方法无效且患者情况紧急时才能使用该法。

四、呼吸道异物梗阻的预防

1. 戒除不良的卫生习惯，如一边讲话嬉笑，一边进食喝水。

2. 不要让儿童在进食时走路、玩耍或做其他运动。

3. 不要让幼儿口含小、圆、滑的物品如硬币、弹球、纽扣等。

4. 对于老年人，特别是患过脑血管病的老年人和患有痴呆症的老年人，还有平时爱发生呛咳的患者，进食时要随时提醒患者要细嚼慢咽；对不能自行饮食者，一定要把固体食物弄成小块儿，喂饭时一定要确认上一口已经完全咽下，才能喂下一口，切不可操之过急。尤其在吃汤圆时要注意，千万不要将整个的元宵放在老年人口中。

5. 对于昏迷患者和酒精中毒（醉酒）者，要使其采用侧卧体位，而且时刻有人陪护，发现情况，及时处理。

6. 肺结核、支气管扩张及肺部肿瘤患者平时要避免剧烈咳嗽，以免使胸部血管破裂出。

（高　凌）

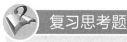复习思考题

1. 气管切开的并发症有哪些？
2. "海姆立克"征象怎么判断？

第九章

灾 难 救 护

学习要点

1. 灾难事故现场救护的总原则及流程。
2. 各种灾难事故的伤情识别、判断以及现场救护措施。

第一节 概　　述

灾难也称灾害（disaster），包括自然灾难和人为灾难，是指对能够给人类和人类赖以生存的环境造成破坏性影响，而且超过受影响地区现有资源承受能力的事件。世界卫生组织（WHO）的定义为"任何引起设施破坏，经济严重受损，人员伤亡，健康状况及卫生服务条件恶化的事件，其规模已超出事件发生地区的承受能力而不得不向社区外部寻求专门援助，可称其为灾难"。

灾难作为一种自然或人为的状况或事件，其发生往往不以人们的意愿为转移，它可使人们受到死亡的袭击，威胁社会环境，导致人类的苦难，造成群体意外严重的伤害。据资料显示，全世界每年约有350万人死于灾难，约占人类死亡总数的6%，是除自然死亡以外人类生命与健康的第一杀手。因此，要充分认识到灾难的危害性，积极做好灾害的预防、应对、修复及医疗救援等工作，把灾难带给我们的损失降到最低。

一、灾难的分类

（一）按其发生的原因

1. 自然灾难　如地震、洪水、台风、火山爆发、泥石流、海啸、龙卷风及滑坡等，以及由此带来的环境污染、生态平衡破坏及瘟疫流行。特点为突然发生，来势迅猛，导致环境巨大破坏，造成多数人员伤亡。

2. 人为灾难　如大型交通事故（列车、飞机和汽车事故等）、煤气爆炸、毒气泄漏、传染病的暴发流行、建筑的倒塌、战争及恐怖活动等均为人为灾难。人为灾难对人类健康与生命亦带来更严重的威胁。

（二）按其发生的方式

1. 突发性灾难　如地震、火山爆发、海啸,大型交通事故(空难、海难等)、煤气爆炸等。

2. 渐变性灾难　由自然灾难间接或过后造成的生活环境破坏、传染病暴发、洪水、泥石流、滑坡等。

（三）按发生的地点

1. 海难海啸、台风、沉船等自然灾难和人为灾难。

2. 空难飞机失事坠毁等人为灾难。

3. 陆地灾难交通事故、龙卷风、洪水、地震等自然灾难和人为灾难。

二、灾难救护的特点、原则及基本要求

（一）灾难救护的特点

1. 时间性强　灾难发生后,必须分秒必争,尽快赶赴现场。

2. 伤情复杂　任何灾难事故往往造成人体组织及多器官的损害,常伴有大出血、休克、窒息及心搏骤停等症状。

3. 急救条件差　由于灾难发生突然、情况危急,现场常缺乏医疗设备及药品。且由于现场混乱、惊恐、无序,伤病员众多,伤情复杂严重,医疗条件差,交通堵塞不便,生活条件艰苦,环境受到不同程度的破坏,缺电少水,食物缺乏等;仍可能有火、毒、震、滑坡、疫情、爆炸等危险因素存在,给灾难救治带来很多不便。

4. 任务繁重　由于急救人员必须在短时间内处理大批伤病员,并需进行伤情判断、分类和及时正确的救护,急救工作任务繁重而艰巨。

（二）灾难救护的原则及程序

灾难发生后,应遵循统一指挥,检伤分类,就地抢救,及时转运的医疗救援原则。总体上须遵循快抢、快救、快送的"三快"程序。即先抢后救,抢中有救;根据伤情先救命后治伤,先重后轻;自救互救相结合,协助医生将伤病员迅速脱离现场,到达安全场地。

灾难救护的原则具体如下:

1. 保持镇静　遇到意外灾难发生时,要保持镇静,不要惊慌失措,越是慌张越易出差错;同时,还要设法维持好现场秩序。

2. 求助原则　如发生意外而现场无人时,应向周围大声呼救,请求来人帮忙或设法联系有关部门请求援助,切记不要单独留下伤病员,无人照管。

3. 抢救伤病员　根据伤情对伤病员进行分类抢救,总的处理原则是:先重后轻,先急后缓,先近后远。现场要求医护人员以救为主,其他人员以抢为主,各负其责,相互配合,提高抢救效率。

4. 原地抢救　对呼吸困难、窒息和心跳停止的伤病员,要快速将其头部置于后仰位并托起下颌,使其呼吸道通畅,同时实施人工呼吸、胸外心脏按压等心肺复苏操作,原地抢救。

5. 快速转运　对伤情稳定,估计转运途中不会加重伤情的伤病员,迅速将其转运到相关的医疗单位进行抢救,途中应不断观察伤病员的病情变化。

6. 服从指挥　现场抢救的一切行动必须服从有关领导的统一指挥,以便对伤病

员实施快捷、有序、有效的现场救治并合理地分流伤病员。

（三）基本要求

1. 组织管理　加强领导，建立健全急救网络，成立应急救护队，建立健全各种灾难的应急预案，开展全民的自救互救急救知识的技能的教育培训。

2. 特殊管理　培训全科急救医生，培养果断的判断能力，熟练的急救操作技术，培养严谨的工作作风。

3. 设备管理　先进的通讯设备，是灾难急救的根本保证，快速安全的运输设备便于途中救护，但应体积小、重量轻、便于携带。

三、灾难的院前急救

（一）紧急呼救，搜索伤病员并脱离危险区域

当事故发生，经过现场评估和病情判断后需要立即实施救护，同时立即拨打急救电话120或向周围大声呼救，请求援助。由急救机构立即派出专业救护人员、救护车等到现场抢救。在灾难现场，如存在有毒有害气体的现场、交通事故现场等要考虑迅速将患者脱离危险区域，转移到可实施抢救的安全地方。在搬运过程中，掌握正确的救护方法既可保证救护人员的生命安全，也可避免因搬运造成伤者更大的损伤。对于骨折患者，尤其是颈、胸、腰部和脊椎骨折，可用毛巾或布条简易固定，移动时要保持平稳。对脑卒中者，尽量减少移动，如倒在狭小的厕所或浴缸里，可轻轻地移至附近的可以开展急救的地方，让患者保持昏睡体位，注意保暖，等候救护车。

（二）检伤分类

检伤分类是根据患者伤情的严重程度进行分类，确定优先治疗程序的过程。可以用来决定优先治疗的顺序，也可以用来决定转送方式的顺序，还可以用来决定转送医院的顺序，分别称之为救治分类、后送分类与医疗机构分类，有利于合理施救和转送分流。在现场巡视后对伤病员的病情做初步评估，发现伤病员，尤其是处在情况复杂的现场，救护人员需要首先确认并立即处理威胁生命的情况，检查伤病员的意识、气道、呼吸、循环体征等。现场检伤分类共有四个等级：死亡（黑色标志）；重伤（红色标志）；中度伤（黄色标志）；轻伤（绿色标志）。救护人员将标志物或伤情识别卡挂在伤病员醒目处，标注好编号、姓名、性别、年龄、受伤部位、受伤性质、受伤程度、已给药品名和日期等。

（三）现场急救

灾害事故现场一般都很混乱，组织指挥特别重要，应按照抢救预案，快速组成临时现场救护小组，统一指挥，加强灾害事故现场的一线救护，这是保证抢救成功的关键措施之一，提高急救人员的基本治疗技术是做好灾害事故现场救护工作的关键。能善于应用现有的先进科技手段，体现"立体救护、快速反应"的救护原则，根据患者病情迅速采取相应的急救措施，掌握心肺复苏术，急救止血术，外伤固定术等急救技术，最终提高救护的成功率。

此外，在救护过程中，现场救护人员应注意自身的防护。如果灾难现场有足够的资源，每一位伤者都应得到及时的救治和充分的照顾。但是当现场伤病员较多，急救人员又不足时，则需要按照"优先原则"来处理，即第一是优先处理重伤病员；其次是优先处理中度伤病员；稍后处理轻伤病员；最后再处理死亡遗体。

（四）转运

对于转运途中无生命危险者、伤情稳定者、骨折已固定完好者等给予及时转运；对于休克症状未纠正、病情仍不稳定者、颅内高压疑有脑疝可能者、颈椎受伤有呼吸功能障碍者、骨折未经妥善处理者给予暂缓转运。在灾难救护的过程中，交通堵塞问题几乎在每个城市都有不同程度的存在，救护人员要着重考虑如何在最短的时间内迅速到达现场，如何及时将患者送往相应的医院进行进一步救治。开辟空中途径，展开立体救护，是解决交通堵塞问题影响医疗救护的途径之一。

第二节　常见灾难事故的现场救护

一、地震灾害

（一）概述

地震（earthquake）是指地球表层的快速振动，是世界上最严重的自然灾难之一。据资料表明，全球每年发生地震约 500 万次，平均死亡的人数为 8000～10 000 人，而受伤人数可达死亡人数的 2～3 倍，对整个社会有着很大的影响。因此，地震时人员的应急防护和地震伤病员的救治对于减少人员伤亡具有重要意义。

（二）现场评估

1. 伤病员评估　地震灾害发生后，救援人员到达现场，立即进行快速评估，评估内容为估计伤亡人数，评价损伤的严重程度及损伤类型等。

2. 检伤分类

（1）检伤：在快速完成现场危重病情评估后，根据实际情况，对头部、颈部、胸部、腹部、骨盆、脊柱及四肢进行系统或针对性的重点检查。据资料提示，地震导致骨折发生率最高，占伤病员的 55%～64%，软组织损伤占 12%～32%。地震所致颅脑损伤病死率可达 30%，居死亡人数之首，胸部伤病死率约占 25%，主要原因是创伤性休克、大出血、饥饿性脱水，多功能脏器衰竭的发病率占全部伤病员数的 4% 左右。

（2）分类：在成批伤病员出现时，应进行现场分类，以利于对各类伤病员进行及时处理。按轻、中、重、死亡，分别以绿、黄、红、黑做出伤病员的标记。

（三）现场救护

1. 自我救护

（1）临阵避险，稳定情绪：地震时应及时蹲下或坐下，尽量卷曲身体，安全选择较小的避震场所，进行紧急避险。如被埋压在废墟下，要沉着，不要惊慌，树立生存的信心，要千方百计保护自己，耐心等待救援。

（2）改善险境：由于地震后还有多次余震发生，处境可能继续恶化，为了免遭新的伤害，要尽量改善自己所处环境。在这种不利的环境下，首先要保持呼吸畅通，挪开头部、胸部的杂物，闻到煤气、毒气时，用湿衣服等捂住口、鼻，避开身体上方不结实的倒塌物和其他容易引起掉落的物体，扩大和稳定生存空间，用砖块、木棍等支撑残垣断壁，以防余震发生后，环境进一步恶化。

（3）设法脱离险境：如果找不到脱离险境的通道，尽量保存体力，用石块敲击能发出声响的物体，向外发出呼救信号，不要急躁和盲目行动，尽可能控制自己的情绪或闭目休息,等待救援人员到来。如果受伤,要想办法包扎,避免流血过多。

(4)维持生命:如果被埋在废墟下时间比较长,救援人员未到,或者没有听到呼救信号,就要想办法维持自己的生命,尽量寻找食品和饮用水,必要时自己的尿液也能起到解渴作用。

2. 震后互救 地震后,救灾队伍及医疗救援不可能立即赶到灾害现场。在这种情况下,灾区群众应积极进行互救。积极采取措施进行止血、包扎等简单伤情处理,对呼吸、心搏骤停者及时行徒手心肺复苏术。据有关资料显示,震后20分钟获救率达98%以上,震后1小时获救率下降到63%,震后2小时还无法获救的人员中,窒息死亡人数占死亡人数的58%,即抢救时间越及时,获救的希望就越大。

3. 医疗救护

(1)确定方位:通过搜寻,确定废墟中有人员埋压后,判断埋压位置,向废墟中喊话或敲击等方法传递营救信号。

(2)设法施救:营救过程中,要特别注意埋压人员的安全。使用的工具(如铁棒、锄头、铁锹等)不要伤及埋压人员,不要破坏了埋压人员所处空间周围的支撑条件,引起新的垮塌,使埋压人员再次遇险,应尽快使埋压人员的封闭空间空气流通,使新鲜空气流入,挖扒中如尘土太大应喷水降尘,以免埋压者窒息,埋压时间较长,一时又难以救出,可设法给埋压者输送饮用水食品和药品,以维持生命。

(3)呼吸、心搏骤停:立即行心肺复苏术,建立静脉通道,维持有效的循环。

(4)保持呼吸道通畅:吸氧,必要时气管插管或气管切开,应用简易人工呼吸器,维持呼吸。

(5)伤病员处理:轻伤病员可对症止血、包扎,有休克者,给予静脉输液,补充血容量,骨折患者及时固定和正确搬运,危重伤病员条件允许时可考虑在现场进行手术,病情稳定或危急可转运就近的医院治疗。

(6)救护安全:由于救护过程中可能有余震的发生,救护人员随时也有被埋压的危险,须注意自身安全保护,地震时应就近躲避,震后迅速撤离到安全地方。

(四)转运伤病员

进行现场的检伤、分类及救治处理后,根据伤情向就近医院或专科医院分流,一般情况用救护车转运,距离远、伤病员多可考虑用飞机转运。转运途中要密切观察病情变化,危重患者要在严密监护下转运,防止伤病员发生意外。应注意车辆安全,防止余震时出现意外事故。

二、洪涝灾害

(一)概述

水灾(flood disaster)又称洪涝灾害,是指暴雨、冰雪融化造成江河湖泊流量剧增,水位迅涨,泛滥溢满或冲决堤坝,引起生态环境、经济建设和财产破坏,有碍人们生产活动和生命安全的危害总称。水灾可分为洪灾、涝灾、渍灾和潮灾。

(二)洪涝灾害分期

按洪涝灾害医疗救援反应及对策来看,根据实际分为三个时期,即灾害前期、灾害期、恢复期(也称灾害后期)。

1. 灾害前期 此期降水量显著增大,或连续降雨不断,江、湖、河流水位猛涨,超过堤坝的承受能力，台风、暴雨引发洪水或山洪的发生。应根据气象资料，做好抗灾前的医疗卫生应急准备工作。

2．灾害期　出现洪峰、决堤，积水淹没田野、村庄、房屋、道路和通讯设施，造成人员伤亡等损失。此期灾民受到各种不利因素的影响，影响健康、威胁生命，是救灾防病工作的关键阶段。

3．灾害后期　随着洪水的消退，生活、生产逐步正常化，防病治病工作任务艰巨。

（三）洪涝灾害所致疾病

洪涝灾害可导致淹溺、触电及房屋倒塌伤亡等。可引起传染病的暴发流行，如疟疾、出血热、痢疾、麻疹、红眼病、肝炎及乙脑等，一些年老、体弱、儿童和慢性病者增加发病和死亡的危险。由于免疫力低下，心理压抑，增加致病因素，使肺结核、高血压及贫血等疾病增多或复发加重等。

（四）洪涝灾害的医疗救援

1．灾害发生前的准备　组建防汛救灾医疗队，根据灾情配备医护人员，由内科、外科、传染科、检验人员、护士等组成，执行卫生行政部门制定的洪涝灾害的急救、防病预案，一旦灾害来临即可根据预案迅速组织实施。配备医疗抢救器械、药品及消毒、灭菌等防疫药品。器械有应急灯、担架、听诊器、血压计、除颤器、心电图机、氧气瓶、夹板、止血带、三角巾及简单的手术器械等。药品有外用药如碘伏、乙醇、红汞及眼药水等，抗生素类药物，解热镇痛药物，各种抢救用药如降压、解毒、降温、强心、抗心律失常等药物。另还应准备各种输液、消毒剂。

2．灾害期的医疗救援

（1）自救：如果接到洪水警报，应快速到高地等安全处避难。一旦落入水中，应尽可能寻找可用于救生的漂浮物，尽可能地保留身体的能量，沉着冷静等待救援。

（2）溺水救治：溺水时，水随呼吸进入呼吸道或肺内，阻碍气体交换，通常称为溺水窒息。少数因寒冷、惊吓或水的刺激引起喉部反射性痉挛，造成窒息缺氧。淹溺的进程很快，一般4～5分钟就可因呼吸、心搏停止而死亡。因此，必须争分夺秒积极抢救落水人员。

（3）对症处理：外伤者进行清创包扎、止血、固定等，发热中暑的患者应降温、输液，中毒者实施洗胃并应用解毒药。

（4）转运：溺水伤病员经现场救治及对症处理后，根据病情及转运的路程选用转运工具，如救护车、汽艇和船等。在转运过程中，注意观察病情，安排伤病员舒适体位，避免晕船、防止呕吐，同时注意人身安全。

3．洪灾后期的医疗预防保健　灾后自来水供应中断，条件允许应饮用瓶装水，或到指定地点取水煮沸后方可饮用，必要时取用地下水、消防用水等贮留水时，可以煮沸或者加入适量漂白粉，搅拌后放置10分钟后饮用。注意食品卫生，提高灾民健康水平，开展爱国卫生运动，消灭蚊、蝇、蟑螂、老鼠等疾病传播媒介，预防传染病发生。

三、道路交通事故

（一）概述

道路交通事故（road traffic accident，RTA）是指车辆驾驶人员、行人、乘车人以及其他在道路上进行与交通有关活动的人员，因违反《中华人民共和国道路交通管理条例》和其他道路交通管理法规、规章的行为、过失，造成人身伤亡或者财产损失的事故。随着生活工作节奏的加快，交通工具膨胀性发展和使用，交通事故也随着增多，成为全球意外伤害中最常见的一种。交通事故伤占创伤伤病员的 50% 以上，已被各国公认为"世界第一公害"。严重的交通事故，可致人残障，甚至死亡。因此，正确进行伤情评估，积极采取正确的救护技术，可降低伤残率和死亡率，提高生活质量。

（二）交通事故伤的特点

暴力大，伤情严重，致残、死亡率高。多脏器损伤、开放性骨折、脊柱骨折及脱位、截瘫、颅脑损伤、血气胸和肝、脾破裂多见。

（三）现场评估

交通伤伤病员可能是一个或多个，同一个伤病员同时可有多处受伤。现场评估时要分清主次及轻重缓急，进行检伤分类。

1. 检伤

（1）观察：现场情况、伤亡人数、车辆情况，伤病员的面色、有无出血、躯体形态有无异常等。

（2）倾听：呼吸是否正常及事故经过，了解伤病员心理反应。

（3）触摸：检查创伤疼痛部位及脉搏情况，判断是否存在畸形和活动异常。

2. 分类

（1）根据生命体征变化判断：意识不清者表明有颅脑损伤或休克，病情危重。呼吸不规则、呼吸困难或呼吸停止，表明有颅脑损伤或高位颈椎损伤、胸部外伤及呼吸道梗阻等。脉搏弱或摸不到，表明出血过多处于休克状态。瞳孔不等大或扩大表明有严重颅脑损伤。

（2）根据症状、体征判断：颅脑损伤时头部出血或血肿，意识不清，瞳孔改变。胸部损伤时胸部有或无伤口，胸廓变形，呼吸困难。腹部损伤时腹痛及压痛，伴有肝区、脾区叩击痛及休克。脊柱骨折时脊柱畸形，四肢瘫痪（颈椎）或双下肢瘫痪（胸腰椎）。四肢骨折时肢体肿胀、畸形及疼痛，正常活动受限。

（四）现场救护

1. 呼吸、心搏停止　立即将伤病员放于地上，开放气道，行人工呼吸及胸外心脏按压术。

2. 创伤出血　正确判断伤情和受伤部位。出血伤病员应根据出血性质和部位进行止血。深部出血采用填塞加压包扎止血，喷射状出血采用钳夹止血或结扎止血，四肢出血可用止血带临时止血。伤病员无开放性损伤但出现表情淡漠、面色苍白、四肢发凉及脉搏细速等症状时，可判断有内出血的发生，应立即转运至医院救治。

3. 呼吸道阻塞　使伤病员仰卧位头部偏向一侧，用手取出或吸出口咽部异物、血块及分泌物，必要时行环甲膜穿刺或气管切开。

4. 四肢骨折　应用长度适宜的夹板或就地取材，进行骨折部位的固定。

5. 其他损伤　脊柱损伤救护时尽量不使脊柱弯曲或用力，妥善固定，正确搬运，肢体离断伤应从近心端结扎出血血管，包扎残端，对离断的肢体用三角巾或洁净包布包裹，必要时低温保存，随伤病员迅速转送医院，胸部伤时肋骨骨折可固定，伴有开放性气胸的伤病员应立即进行密闭包扎，有条件时可插入闭式引流管，腹部开放性损伤内脏脱出，救护时不可将脱出的内脏送回腹腔，以防止加重感染。

（五）转运

1. 转运时机　交通事故的伤病员病情允许应迅速送往医院救治。如在转运途中可能发生意外者，则不要立即转送，应现场给予必要的紧急处理后再进行转运。

2. 转运体位　昏迷伤病员采取侧卧位或俯卧位，胸部损伤者取半坐卧位，腹部损伤取屈膝仰卧位，脊柱伤应俯卧于硬板担架上或仰卧位，胸、腰部垫防护垫。

3. 途中救护　运送途中应密切观察病情变化，注意造成伤病员二次损伤，如有意外立即采取必要的措施。对路途较远且伤情较重者，宜用直升机转运。

知识链接

急救白金10分钟

交通事故致严重创伤多为多发性创伤、复合伤。伤者在高速运行物体撞击下，常受到撞击、惯性、挤压等多种合力的作用，机体会同时或相继发生2处以上解剖部位较严重创伤。致伤后许多患者易被创伤所掩盖，而忽略内脏或其他部位损伤，以致早期抢救漏诊或误诊，这也是交通事故伤早期死亡的主要原因之一。因此，在多发性创伤早期现场处理原则中，必须争分夺秒，树立伤后10分钟（白金时间）内，给予救命性治疗，伤后1小时内（黄金时间）做出准确诊断，并采取手术等行之有效地措施积极救治。救治患者时间平均缩短15分钟，可有效防止创伤的进一步发展，减少失血性休克、脑疝等危险情况的发生，并能提高抢救效率，降低死亡率。从紧急事件发生到最初的10分钟左右是急救或处置的关键时间，在此段时间内进行急救处理可以大大缩短抢救时间和（或）提高抢救成功率，这一时间段叫做"急救白金10分钟"（emergency platinum 10 minutes，EP10M）。它对于指导临床医生进行抢救有着极其重要的作用和意义。

四、爆炸事故

（一）概述

爆炸（explosion）是指物质在瞬间以机械功的形式释放出大量气体和能量的现象。爆炸发生时主要特征是压力的急骤升高，爆炸可以形成各种复杂的损伤，如爆震伤、挤压伤、复合伤、有毒气体中毒及烧伤等。

（二）爆炸致伤的特点

以烧伤为主，面积大，常 >30%，多为深二度创面且污染严重，多伴有呼吸道烧伤，呼吸功能障碍多见。爆炸常合并冲击伤、毒气中毒、吸入性损伤、颅脑损伤、胸腹部损伤及骨折等复合伤。爆炸伤导致感染与休克发生早、发病率较高。精神症状较多见，先表现为兴奋和躁动不安，入院后大多数患者表现为表情呆滞、精神萎靡，有幻觉和幻听等抑郁型症状。白细胞减少出现早、持续时间长，为爆炸伤特点之一，其原因不明。同时血小板也下降，经治疗后可恢复。

（三）现场评估

1. 检伤　根据不同类型及大小爆炸迅速进行伤情判断，采用看、触、听的体检方法，区分伤病员的轻重缓急，确定有无烧伤、复合伤、休克及精神症状等。

2. 分类　按致伤因素、损伤形式、损伤程度、损伤部位及生命体征等进行伤情分类，并分别进行紧急处理。

（四）现场救护

1. 自我救护

（1）预防爆震：当听到或看到爆炸时，应面背爆炸地点迅速卧倒，胸部贴近地面，以减少冲击波损伤。如近距离有水，应俯卧或侧卧于水中，并用湿毛巾捂住口鼻，可以避免脸部尤其是呼吸道和肺部的爆震伤和毒气中毒。

（2）烧伤防护：由于爆炸时间较短，故烧伤多在暴露部位，卧倒前可用厚单子或衣服遮盖身体暴露部分，可避免烧伤或减少烧伤面积。

（3）避免再损伤：距离爆炸中心较近的人员，在采取自救措施后，应迅速撤离现场，防止二次爆炸和减少中毒的发生。

2. 医疗救护

（1）现场处理：迅速了解伤情及全身情况，进行检伤分类，及时处理抢救大出血、窒息、骨折、烧伤、严重中毒及开放性气胸等，并做好记录。

（2）气体吸入性中毒及损伤处理：迅速给予高浓度氧气吸入，密切观察病情，如有肺水肿和气道阻塞发生，应立即行气管插管或气管切开术。

（3）复合伤处理：复合伤的急救与一般战伤基本相同，包括止血、镇痛、包扎、骨折固定、防治窒息、治疗气胸、抗休克等。由于复合伤时休克发生率高，感染常是复合伤的重要致死原因，故应强调尽早采取抗休克和抗感染措施。

（4）烧伤及创面处理：创面采用暴露疗法适宜，清创应与复苏、休克急救处理同时进行。

（5）精神症状治疗：如出现精神症状，可给氯丙嗪 25～50mg，哌替啶 50mg 肌内注射。

（6）其他：爆炸后，应立即切断通往事故地点的一切电源，马上恢复通风，设法扑灭各种明火和残留火，以防再次引起爆炸。所有生存人员在事故发生后应撤离危险区，遇有一氧化碳中毒者，应及时转移到通风良好的安全地区。

3. 转运方法同烧伤、复合伤及中毒等。

五、火灾事故

（一）概述

火灾（fire）是指在时间和空间上失去控制的燃烧所造成的灾害。在各种灾害中，火灾是最经常、最普遍地威胁公众安全和社会发展的主要灾害之一。随着社会的不断发展，在社会财富日益增多的同时，导致发生火灾的危险性也在增多。因此，人们要防范火灾发生并不断总结火灾发生的规律，在火灾发生后积极救治伤病员，尽可能地减少火灾对人类造成的危害。

（二）火灾发生的原因

1. 用火不慎　如使用炉火、灯火不慎，乱丢未熄灭的火柴、烟头、火灰复燃等引起的火灾。儿童玩火或在有可燃物的地方放鞭炮等，极易造成火灾。

2. 用火设备不良　如炉灶、火炕、火墙、烟囱等不符合防火要求，靠近可燃结构，或年久失修，引起可燃材料起火。

3. 违反操作规程　如焊接、烘烤、熬炼，或在禁止产生火花的场所穿带铁钉的鞋、敲打铁器，在充满汽油蒸气、乙炔、氧气等气体的房间吸烟或使用明火等引起火灾。

4. 电气设备安装、使用不当 如电气设备及安装不合乎规格、绝缘不良、超负荷、电气线路短路、乱接乱拉电线及忘记拉断电闸等都易造成火灾。

5. 爆炸引起的火灾 火药爆炸、化学危险品爆炸、可燃粉尘纤维爆炸、可燃气体爆炸、可燃液体蒸气爆炸以及某些生产、电气设备爆炸，往往造成较大的火灾。

6. 自燃起火 浸油的棉织物、干草、泥炭及煤堆等通风不良，以及硝化纤维胶片、硫化亚铁、黄磷、磷化氢等，都易自燃起火。另外，有些物质如钾、钠、锂、钙等与水接触即起火。因此，必须根据这些物质的特性，采取相应的防火措施。

7. 静电放电、雷击起火 雷击容易起火，静电放电极易产生火花造成火灾，例如转动的皮带、沿导管流动的易燃液体、可燃粉尘等，都易产生静电。如没有除静电的相应措施，可产生火花造成火灾。许多油库油罐起火，就是这种原因引起的。

8. 纵火 有纵火破坏、精神病患者纵火等。

（三）伤情评估

1. 烧伤

（1）现场评估：①评估致伤因素：烧（烫）伤为平时和战时常见的损伤，致伤原因最常见的为热力烧伤，占90%，如沸水、火焰、热金属及蒸汽等，其次为化学腐蚀剂烧伤，如强酸、强碱等，占60%，再次为电灼伤，占3%，其他还有放射烧伤及闪光烧伤等；②评估现场环境：包括现场通风、持续时间、致伤强度、患者人数、现场条件、有无吸入有毒气体及自救或呼救等情况。

（2）伤情判断：①面积估计：以烧伤区占全身体表面积的百分率来计算。常用九分法、手掌法，既简单实用，又便于记忆，两者常结合应用；②烧伤深度估计：通常采用三度四分法，即根据皮肤烧伤的深浅分为一度、浅二度、深二度和三度。一度、浅二度为浅度烧伤，深二度和三度则为深度烧伤；③烧伤严重程度分类：主要依据烧伤的程度和烧伤深度加以综合性评估。烧伤面积越大越深则病情危重，同时与患者年龄、体质及是否有休克等发生有关。a. 轻度烧伤：二度烧伤面积9%以下；b. 中度烧伤：二度烧伤面积为10%~29%或三度烧伤面积不足10%；c. 重度烧伤：总面积达30%~49%或三度烧伤面积达10%~19%，或虽然烧伤面积不足上述百分数，但患者已并发休克，吸入性损伤或合并较重的复合伤；④特重度烧伤：总烧伤面积超过50%或三度面积>20%或已有严重的并发症。

2. 吸入性损伤 亦称为呼吸道烧伤。致病原因不仅是热力本身，还包括热力作用燃烧时产生的含有损害性化学物质的烟雾，吸入支气管和肺泡后，具有局部腐蚀和全身毒性作用，即发生吸入性窒息，甚至无体表烧伤即已死亡。主要表现为口唇高度肿胀外翻，口鼻分泌物多，呼吸道刺激症状，咳炭末样痰，声音嘶哑，呼吸困难，可闻及哮鸣音。

（四）现场救护

1. 迅速脱离火灾现场 烧（烫）伤现场急救最重要的环节是灭火、救人，迅速脱离热源。

（1）火焰烧伤：应尽快想办法脱离火源，迅速协助伤病员脱去燃着的衣裤，或就地翻滚压灭火焰，若有水源，可用大量冷水冲淋或湿敷，能阻止热力向深部组织渗透，切忌奔跑，喊叫或用手扑打灭火，以免助火燃烧蔓延至头面部、呼吸道及上肢，加重烧伤。

（2）高温液体烫伤：迅速脱去被热液浸湿的衣裤，必要时可直接剪开或撕脱，立即将灼伤的肢体浸泡在5~20℃冷水中，持续浸泡0.5~1小时，以减轻疼痛，减轻损伤程度。

（3）化学物质烧伤：各种强酸强碱烧伤皮肤，应立即用大量清水反复冲洗干净，尽量缩短化学物质接触皮肤的时间。如磷烧伤，最好将患部浸入流水中，用足量清水反复冲洗，以便彻底清除磷质。在缺水或创面处置不彻底的情况下，也可用多层湿敷料包扎创面，使磷与空气隔离，阻止其在空气中继续燃烧。必要时，可采用避光法或1%硫酸铜溶液冲洗法处置创面。

（4）电烧灼伤：可分为电弧烧伤和电接触烧伤。烧伤可是单一的，也可两者兼有。电弧烧伤的现场急救同火焰烧伤。电接触烧伤由于强大电流直接穿透身体，不仅烧伤创面深，且可短时间内危及伤病员生命。现场急救时，首先应切断电源，然后施救，处理烧灼伤。

2.危重伤病员的现场急救 危重伤病员进行院前急救，以"先救命，后治病"的原则，对危及伤病员生命的症状及合并症，如心搏骤停、窒息、大出血、开放性气胸、急性中毒、骨折等，应给予相应的急救处理。

3.保持呼吸道通畅 火焰烟雾所致的吸入性损伤及呼吸道阻塞引起的呼吸困难，应放置口咽通气管或立即行气管插管或气管切开、氧气吸入，以保证呼吸道通畅，同时密切观察呼吸变化。

4.保护创面和保暖 应防止创面的再次污染和损伤，贴身衣服应剪开脱下，以防止扯破被粘贴的创面皮肤，暴露的体表和创面不涂任何药物，不做特殊处理，应立即用无菌敷料或干净床单覆盖包裹。协助患者调整体位，避免创面受压。寒冷环境，应特别注意保暖，防止患者身体热量丧失。

5.镇静镇痛 稳定患者情绪，安慰患者。对严重惊恐或伴有剧烈疼痛者可给予镇静、镇痛药，如哌替啶、吗啡等药物，严密观察有无呼吸抑制，并予以记录。

6.补充血容量 对口渴者应区分是血容量不足还是炙烤而致的口唇干燥。小面积烧伤者，可口服淡盐水或烧伤饮料，如大面积烧伤者，病情严重并伴有低血容量休克应及早建立静脉通道，补充血容量。

知识链接

火灾自救逃生8字12法

①熟悉环境，暗记出口；②通道出口，畅通无阻；③扑灭小火，惠及他人；④明辨方向，迅速撤离；⑤不入险地，不贪财物；⑥简易防护，蒙鼻匍匐；⑦善用通道，莫入电梯；⑧缓降逃生，滑绳自救；⑨避难场所，固守待援；⑩缓晃轻抛，寻求援助；⑪火已及身，切勿惊跑，跳楼有术，虽损求生。

（五）转运伤病员

经现场急救处置后，须迅速转入至就近医院、急救中心或烧伤专科医院，以便有效地进行烧伤早期救治，在转送途中应加强监护。若为成批烧伤伤病员，可根据伤情分散转送至就近的几个医疗单位救治。转送前应详细向医疗机构报告伤情，选择合适的转送工具，准备好抢救药品及器材，建立有效的静脉通道，保证呼吸道通畅。密切观察伤病员的神志、脉搏、呼吸、尿量等确保静脉输液通畅，并做好相应的护理记录。

第三节 灾后心理干预

一、灾难后心理应激性损伤

灾难后会出现心理应激性损伤，从而形成一系列应激相关障碍，主要由心理、社会（环境）因素引起异常心理反应而导致的一组精神障碍，也称为反应性精神障碍。常见类型有急性应激障碍（acute stress disorder，ASD）和创伤后应激障碍（post-traumatic stress disorder，PTSD）。

（一）急性应激障碍

急性应激障碍是一种创伤性事件的强烈刺激引发的一过性精神障碍，又名急性应激反应、急性心因性反应、灾难后心理应激性损伤。突如其来并且超乎寻常的威胁性生活事件和灾难是发病的直接原因，个体易感性和应对能力在急性应激障碍的发生和表现的严重程度方面也有一定作用。

1. 临床表现 以急剧、严重的精神打击为直接原因者，如灾难所致急性应激障碍一般在刺激后立即（1 小时之内）发病。表现有强烈恐惧体验的精神运动性兴奋，行为有一定的盲目性，或者为精神运动性抑制，甚至木僵。有的患者因强烈和持续一定时间的心理创伤直接引起精神病性障碍。以妄想和情感症状为主。有的患者，在强烈的精神刺激作用下，出现情绪低落、抑郁、愤怒、悔恨、沮丧、绝望、自责自罪，严重时有自杀行为；并有失眠、噩梦多、疲乏，难以集中注意力，对生活缺乏兴趣，对未来失去信心，但无精神运动抑制现象。

2. 诊断

（1）症状标准：以异乎寻常的和严重的精神刺激为原因，并至少有下列一项：①有强烈恐惧体验的精神运动性兴奋，行为有一定盲目性；②有情感迟钝的精神运动性抑制（如反应性木僵），可有轻度意识模糊。

（2）严重标准：社会功能严重受损。病程标准：在受到刺激后若干分钟至若干小时发病，病程短暂，一般持续数小时至一周，通常在一个月内缓解。

（3）排除标准：须排除癔症、器质性精神障碍、非成瘾物质所致精神障碍及抑郁症。

（二）创伤后应激障碍

创伤后应激障碍是一种由异乎寻常的威胁性或灾难性心理创伤，导致延迟出现和长期持续的精神障碍又称为延迟性心因性反应。经历创伤性应激事件是最直接的原因，也有个体的心理社会易感因素。主要表现为三大综合征：反复体验创伤性经历警觉性增高，对创伤有关的情境的持续回避和情感麻木。

二、灾难伤病员的心理评估

1. 心理评估的目的 筛查判定、追踪。
2. 心理评估的原则 尊重、保密、针对性、综合性与干预相结合。

3. 实施

（1）急性期评估：针对幸存者当前需求和担忧收集信息，识别风险因素。筛查识别高危人群，作为心理干预的重点人群。

（2）灾后1个月：针对幸存者当前需求和担忧收集信息，识别危险因素。筛查识别高危人群，作为心理干预的重点人群。

（3）恢复期评估：灾后3个月以上，了解受灾人群的整体心理健康状况的基础上，对 PTSD、适应障碍、抑郁、焦虑、恐惧等心理障碍进行评估诊断，并在不同时间点上进行阶段性随访评估，检验心理干预的效果，调整心理干预措施。

三、灾难后伤病员的心理干预措施

1. 一般干预　通过接触与介入，确保灾后伤病员安全，稳定其情绪，尽可能收集信息，进行实际帮助，联系社会支持系统，提供必要信息。

2. ADS 的干预　干预原则以帮助患者提高应对技巧和能力，发现和认识其应对资源，尽快摆脱应激状态，恢复心理和生理健康，避免不恰当地应对造成更大损害为主。包括正常化、协同化、个性化。干预方法包括认知干预、社会支持和药物治疗。

四、灾后心理健康问题

（一）灾区老年人护理

灾害中老年人应对灾害相对较年轻人好，主要健康问题与自身的慢性疾病有关，心理问题是担心失去家人和照顾者。常用的护理措施有：协助生活护理，提供援助信息，如有需要转送至相关医院和护理院。

（二）儿童对灾害的心理反应

儿童对灾害有不同程度的恐慌，包括失去家人的恐慌，离开家人、失去校园的焦虑。因此，对待儿童要认真听取他们的感受，在临时帐篷里，尽可能为孩子创造一个安全的环境，不做轻易的判断，用简单易懂的语言回答他们的问题。

（三）救援人员心理反应

救援人员心理反应基本与伤病员相似，社会功能减退，对自身以及能力顾虑，担心自身安全和家人安全。而且，在对待儿童伤病员时，护士往往还会出现"护士 - 父母"的双重角色心理。因此，救援人员也会有 ADS、PTSD 这些常见的心理问题。

（高　凌）

扫一扫
测一测

复习思考题

1. 灾难事故现场如何对患者进行分检？

2. 患者，男，23 岁，从约 3m 高的高处坠落，导致颈部等多处骨折，呼之不应，头面部布满血迹，既往体健。请思考：

（1）在搬运患者时，患者的体位该如何摆放？

（2）在转运途中对患者要做好哪些监测和护理？

3. 患者，男，38 岁，农民，夜间驾车发生交通事故，路人拨打"120"电话，急救人员赶赴现场，发现伤者卧于车中，查体：意识不清，双侧瞳孔不等大，血压 80/50mmHg，脉搏细速，右股骨干开放性骨折。请思考：

（1）现场评估伤病员除右股骨干骨折外，还可能有哪些损伤？

（2）应给予哪些主要的救护措施？

（3）伤病员转运过程中应注意哪些问题？

第十章

常见临床危象救护

 学习要点

1. 超高热危象、高血压危象、高血糖危象、低血糖危象、甲状腺功能亢进危象的概念、病情评估和急救护理措施。

2. 能够综合分析患者的临床表现、判断有无超高热危象、高血压危象、高血糖危象、低血糖危象、甲状腺功能亢进危象的发生,并能配合医生迅速实施各项抢救措施。

多数危象的发生是由于某些诱因引起基础疾病急剧变化加重所致,并且对维持生命的重要器官功能构成严重威胁。危象不是一个独立的疾病,是指某一疾病在病程进展中所表现的一组急性症候群。如抢救不及时,死亡率和致残率均较高。若能够及时发现,及时治疗,护理得当,危象是可以得到满意的控制。

第一节 超高热危象

案例分析

患儿,女,8岁,发热、头痛2天,自服布洛芬混悬液和头孢氨苄颗粒未见好转,今日呕吐多次,四肢无力,伴烦躁,半小时前出现意识模糊,急诊入院。查体:体温42.0℃(肛温),脉搏160次/分,呼吸32次/分,血压80/50mmHg,颜面发红,无汗,不能正确回答问题。

分析:

超高热危象是指体温超过41℃,高热时伴有抽搐、昏迷、休克、出血等。如不及时处理会危及生命,迅速而有效地将体温降至38.5℃左右是治疗超高热危象的关键。

超高热危象(extreme pyrexic crisis)是指高热(41.0℃以上)同时伴有抽搐、昏迷、休克、出血等,多有体温调节中枢功能障碍。超高热可引起肌肉僵硬、代谢性酸中毒及心脑肾等重要器官的损害,如不及时处理,可造成患者死亡,应引起高度的关注。

一、病因

超高热危象的病因比较复杂，大致可分为感染性发热和非感染性发热。

（一）感染性发热

任何病原体（病毒、细菌、真菌、寄生虫、支原体、螺旋体、立克次体等）引起的全身各系统器官感染导致的发热。

（二）非感染性发热

凡是病原体以外的各种原因引起的发热均属于非感染性发热。常见病因如下：

1. 体温调节中枢功能障碍　体温调节中枢功能受损，使体温调定点上移，引起发热。常见于脑出血、脑外伤、中暑、安眠药中毒等。

2. 变态反应性疾病　变态反应时形成抗原抗体复合物，激活白细胞释放内源性致热原而引起发热，如血清病、输液输血反应、药物热及某些恶性肿瘤等。

3. 内分泌与代谢疾病　如甲亢、硬皮病等。

二、护理评估

（一）健康史

询问患者有无受凉、过度疲劳、饮食不洁史，有无长期服用某些药物（如免疫抑制剂、抗肿瘤药等）。

（二）临床表现

1. 体温升高　患者体温达到或超过 41℃，伴呼吸急促、烦躁、抽搐、休克、昏迷等症状。

2. 多脏器功能受损的表现

（1）中枢神经系统：体温越高对中枢神经系统损害越重，症状出现越早，包括嗜睡、谵妄、昏迷、抽搐、瘫痪、大小便失禁，甚至脑疝等。

（2）心血管系统：休克、心功能不全、心肌缺血及心律失常等。

（3）凝血障碍：早期出现凝血酶原时间延长、纤维蛋白原及血小板减少、出血及凝血时间延长，晚期常有广泛而严重的出血、弥散性血管内凝血（DIC）形成。这与高热直接损害毛细血管使其通透性增加、肝功能受损使凝血因子减少、骨髓受损使血小板减少有关。

（4）肾损害：可有管型尿、血尿、少尿、无尿、血肌酐升高等肾功能不全的表现。

（5）肝损害：肝功能异常，甚至表现为急性肝衰竭。

（6）水、电解质和酸碱平衡失调。

（7）其他表现：如横纹肌溶解可致血肌酸激酶（CK）增高等。

3. 原发病的表现　如中毒性菌痢可有腹泻、脓血便，脑出血时出现头痛、呕吐、血压明显升高、不同程度的意识障碍等。

4. 发热的特点　许多发热疾病具有特殊的热型，根据不同热型，可提示某些疾病的诊断，如稽留热常见于伤寒、大叶性肺炎；弛张热常见于败血症、严重化脓性感染等。

（三）辅助检查

在详细询问病史及全面的护理体检基础上，有选择地进行血、尿、便常规、脑脊液等常规检查,细菌学检查,血清学检查,血沉、免疫学检查,X 线、超声、CT 检查、核磁检查等。

三、救治措施

(一)治疗原则

迅速降温,积极防治并发症,加强支持治疗,对因治疗。

(二)救治措施

1. 降温 迅速而有效的降温是治疗超高热危象的关键,一般将体温降至 38.5℃左右为宜。

(1)物理降温:常用方法有:①冰水擦浴:对高热、烦躁、四肢末梢灼热者可用;②温水擦浴:对寒战、四肢末梢厥冷的患者,用 32~35℃温水擦浴,以免因寒冷刺激而加重血管收缩影响散热;③酒精擦浴:用 30%~50% 乙醇擦拭;④冰敷:用冰帽、冰袋置于前额及腋窝、腹股沟、腘窝等处。

物理降温的注意事项有:①不宜在短时间内将体温降得过低,以防引起虚脱;②擦浴方法是自上而下,由耳后、颈部开始,直至患者皮肤微红,体温降至 38.5℃左右;③伴皮肤感染或有出血倾向者,不宜皮肤擦浴;④降温效果不佳者可适当配合通风或服药等措施。

知识链接

酒精擦浴的注意事项

腋窝、肘窝、手心、腹股沟、腘窝等血管丰富处稍用力并延长擦拭时间,促进散热;禁忌擦拭心前区(可引起心率慢或心律失常)、腹部(可引起腹泻)、后颈部、足心部位(可引起一过性冠状动脉收缩)以免引起不良反应;全身擦浴时间不宜超过 20 分钟。

(2)药物降温:常用药物有:①复方氨基比林 2ml 或柴胡注射液 2ml 肌内注射;②阿司匹林、乙酰氨基酚、地塞米松等;③对高热伴惊厥的患者,可用人工冬眠药物(哌替啶 100mg、异丙嗪 50mg、氯丙嗪 50mg)静滴。

2. 镇静止痉 首选地西泮,成人每次 10~20mg,小儿每次 0.1~0.3mg/kg(每次不超过 10mg)静脉注射,必要时 10 分钟后减半量重复一次。也可选用苯巴比妥、苯妥英钠等治疗。

3. 纠正水、电解质与酸碱平衡失调 可用 5% 葡萄糖盐水或林格液 1000~2000ml 静脉滴注。亦要注意纠正酸中毒、低血钾、低血钙等。

4. 病因治疗

(1)对于各种细菌感染性疾病,除对症处理外,应早期使用广谱抗生素,如有病原体培养结果及药敏试验,可针对感染细菌应用敏感的抗生素。

(2)非感染性发热,一般病情复杂,应根据患者的原发病进行有针对性的处理。如颅内疾病所致者,加强抗脑水肿治疗。

(3)对原因不明的发热,应进一步观察和检查,以明确病因,对因治疗。

四、护理诊断

1. 体温过高　与病原体感染、体温调节功能障碍、自主神经功能紊乱等有关。
2. 体液不足　与发热引起出汗过多和摄入液体不足有关。
3. 潜在并发症：意识障碍。

五、护理措施

（一）即刻护理措施

让患者平卧于床，保持室温在 22～25℃，并遵医嘱迅速采取有效的降温方式。高热惊厥的患者，给予必要的约束，防止坠床或碰伤，并备舌钳或牙垫防止舌咬伤。迅速建立静脉通路，保持呼吸道通畅。

（二）严密观察病情

注意观察患者生命体征、神志、末梢循环情况，准确记录患者的 24 小时出入量，特别应注意体温的变化及伴随症状，每 4 小时测一次体温，降至 39℃ 以下后，每日测体温 4 次，直至体温恢复正常。观察降温治疗的效果、患者有无虚脱现象。

（三）加强基础护理

1. 环境要求　患者卧床休息，保持室内空气新鲜，避免着凉。
2. 饮食护理　给予高热量、半流质饮食，鼓励患者多进食、多饮水、每日液体入量达 3000ml；保持大便通畅。
3. 加强呼吸道管理　注意口腔和呼吸道护理，防止感染及黏膜溃破；必要时雾化吸入、拍背、协助患者咳痰；咳嗽无力或昏迷无咳嗽反射者，可气管切开，吸出气道内的分泌物。
4. 皮肤护理　降温过程中大汗的患者，要及时更换衣裤被褥，保持皮肤清洁干燥。
5. 心理护理　给予患者心理指导，保持心情愉快，使其积极配合护理和治疗。

（四）健康指导

高热者应绝对卧床休息，保持休息环境安静，室温适宜，空气流通。发热时由于唾液分泌减少，口腔黏膜干燥，且抵抗力下降，有利于病原体生长繁殖，易出现口腔感染，故患者应在晨起、餐后、睡前漱口、刷牙。退热期，往往大量出汗，应让患者擦干汗液，及时更换衣服和床单，防止受凉。

第二节　高血压危象

案例分析

患者，男，52 岁。1 天前熬夜劳累，半小时前出现剧烈头痛，伴视物不清、心慌、胸闷。自服卡托普利未见好转，遂急诊入院。查体：血压 240/140mmHg，脉搏 130 次 / 分，呼吸 30 次 / 分。既往有高血压病史 8 年。

分析：

高血压危象是指发生在高血压过程中的一种特殊临床现象，它是在高血压的基础上，周围小动脉发生暂时性强烈收缩,导致血压急剧升高的结果。其诱因包括过度劳累、精神创伤、寒冷及内分泌失调等。临床表现有神志变化、剧烈头痛、恶心呕吐、心动过速、面色苍白、呼吸困难等,其病情凶险,应尽快使血压下降,根据病情选择用药,如抢救措施不力,可导致死亡。

高血压危象(hypertensive crisis,HC)是指原发性或继发性高血压在疾病病程中,在某些诱因作用下,血压急剧升高并使心、脑、肾等重要靶器官功能严重受损所产生的危急状态。若舒张压高于140～150mmHg和(或)收缩压高于220mmHg,无论有无症状均应视为高血压危象。

一、病因与诱因

（一）病因

1. 原发性高血压。

2. 继发性高血压　包括多种肾性高血压、内分泌性高血压、妊娠高血压综合征等。

3. 其他　如脑出血、头颅外伤等。

（二）诱因

1. 不良刺激　包括精神创伤、情绪波动、过度疲劳及寒冷环境等。

2. 应用药物不当　突然停用降压药或应用拟交感神经药等。

3. 内分泌失调　月经期或更年期引起的内分泌功能失调。

二、发生机制

高血压危象患者大多原有高血压的基础,高血压患者在诱发因素的作用下,其血液循环中的肾素、血管紧张素Ⅱ、去甲肾上腺素和血管加压素等收缩血管的活性物质突然增高,引起全身小动脉强烈收缩,导致血压突然急剧升高而发生高血压危象。最易受损的是心、脑、肾等重要器官。

三、护理评估

（一）健康史

询问患者有无高血压疾病以及家族史,还应了解其年龄、体重、饮食习惯及有无烟酒嗜好,以及既往健康状况,是否存在诱发危象的因素等。

（二）临床表现

1. 一般表现　血压迅速升高达200/120mmHg,伴有头痛、视物模糊(可有暂时性失明)、恶心、呕吐等中枢神经、循环、消化、泌尿和内分泌系统损害的症状和体征。

2. 高血压脑病　高血压脑病者以舒张压升高明显,出现严重头痛,可伴有恶心、呕吐、意识模糊、半身感觉障碍甚至失语、抽搐等,可有颈强、肢体无力、强直或瘫痪。

3. 心血管表现　患者有呼吸困难、咳嗽、肺水肿、端坐呼吸、心率加快等表现。还可有心绞痛、急性心肌梗死或急性主动脉夹层的表现。

4. 肾脏衰竭的表现　血尿、少尿或无尿、水肿等。

（三）辅助检查

1. 血中游离去甲肾上腺素升高。

2. 肾功能损害时血肌酐、血尿素氮增多，内生肌酐清除率下降。

3. CT 或 MRI 检查可有出血、梗死灶或脑水肿等表现。

四、救治措施

（一）救治原则

尽快降压，同时注意降压的速度和程度；制止抽搐和防止严重并发症。

（二）救治措施

1. 降压 立即给予静脉注射用药，迅速降低血压，几小时内使血压降低到安全范围。降压的幅度取决于临床情况，一般使平均动脉压降低 20%~25%，或舒张压降至 100~110mmHg，24~48 小时内不要求降至正常。尤其对老年人更应该注意。静脉降压起效后，一般在 12~24 小时左右加用口服降压药，并逐渐减少及停止静脉用药。

2. 降压药的选择 高血压危象首选硝普钠，作用快，持续时间短，剂量容易控制，直接扩张静脉和动脉，降低心脏前、后负荷，快速降压，效果显著。其他药物如硝酸甘油、利血平、肼苯达嗪等，可根据病情选择使用。必要时可联合应用降压药物，不但可以提高疗效、减少药量及毒副作用，而且可以延长降压作用时间。

3. 病因治疗 待血压降低，病情稳定后，根据患者具体情况进一步检查，确定是否有肾脏、血管和内分泌等疾病引起的继发性高血压，再采取针对性的病因治疗，防止高血压危象的复发。

五、护理诊断

1. 焦虑 与血压控制不满意或发生并发症，担心预后等有关。

2. 知识缺乏 与缺乏长期自我监控血压的知识，致使疾病不断加重有关。

3. 潜在并发症：脑出血；急性心力衰竭；急性肾衰竭。

六、护理措施

（一）即刻护理措施

置患者于半卧位，将床头抬高 30°，可以发挥体位性降压作用；给予吸氧；建立心电、血压监护；迅速建立静脉通路，遵医嘱给药，尽快降压。

（二）严密观察病情

密切监测生命体征、心电图、神志变化，若尿量少于 30ml/h，应及时处理。血压逐步下降，严格按照医嘱调节给药滴速，掌握使用降压药物的注意事项，如硝普钠对光反应敏感，应注意避光，现配现用，不与其他药物合用等；此外硝普钠在体内代谢后产生有神经毒性的硫酸氰盐，所以有条件者应监测血中硫酸氰盐浓度。

（三）加强基础护理

1. 绝对卧床休息，抬高床头 30°，环境安静，避免不必要的活动。

2. 若患者躁动，给予保护性措施，注意防止坠床；如有抽搐发作，用压舌板保护舌头，预防咬伤，必要时给予地西泮、苯巴比妥等肌内注射。

3. 限制钠盐的摄入，每日少于 6g。

4. 保持大便通畅，避免用力排便。

5. 做好心理和生活护理，避免诱发因素。

（四）对症护理

高血压脑病时，用脱水剂如甘露醇、山梨醇或快作用利尿剂呋塞米或利尿酸钠注射，以减轻脑水肿；合并左心衰时，可予强心、利尿及扩血管治疗；合并氮质血症者，应采取相应措施，必要时行血液透析治疗。

（五）健康指导

指导患者保持良好的心态，按医嘱服药和控制高血压危险因素对于预防高血压危象具有重要的意义；说明定期定时检测血压的重要性；不可随意增减或突然撤换药物，定期到门诊复查。

第三节 高血糖危象

案例分析

患者，女，28 岁，既往患 1 型糖尿病 5 年，长期皮下注射胰岛素规范治疗，近 3 天因发热自行停药。2 小时前患者出现恶心、呕吐、腹痛，随即出现烦躁不安，继而昏睡。查体：血压 80/50mmHg，脉搏 135 次/分，四肢厥冷，呼吸深长，有烂苹果味。

分析：

1. 严密观察病情。①严密观察体温、脉搏、呼吸、血压及神志变化，必要时给予 ECG 监测。②遵医嘱及时采血、留尿、送检。③准确记录 24 小时出入量。

2. 补液，纠正电解质及酸碱平衡。

3. 胰岛素的应用。小剂量胰岛素治疗的优点：较安全、有效，较少发生低血钾、脑水肿及后期低血糖等严重不良反应。

4. 做好一般护理。

糖尿病是由多种原因引起的以血糖增高为特征的代谢紊乱。高血糖危象是糖尿病发展到严重时发生的酮症酸中毒昏迷和高渗性非酮症性昏迷，即糖尿病昏迷。

一、糖尿病酮症酸中毒

糖尿病酮症酸中毒（diabetic ketoacidosis，DKA）是糖尿病患者在应激状态下，由于体内胰岛素缺乏，胰岛素拮抗激素增加，引起糖和脂肪代谢紊乱，以高血糖、高酮血症和代谢性酸中毒为主要改变的临床综合征，是糖尿病的急性合并症，严重者可致昏迷，甚至危及生命。

（一）病因与诱因

胰岛素依赖型（1 型糖尿病）患者有自发 DKA 倾向，非胰岛素依赖型（2 型糖尿病）患者多在一定诱因下可发生 DKA，常见的诱因有：感染、胰岛素治疗中断或不适当减量、饮食不当、创伤、手术、妊娠分娩、精神刺激等，有时也可无明显诱因。

（二）发生机制

糖尿病酮症酸中毒发病是由于胰岛素缺乏和胰岛素拮抗激素增加，导致糖代谢障碍，血糖不能正常利用，结果血糖增高，引起脂肪的动员和分解加速，生成大量酮体，当酮体生成超过组织利用和排泄的速度时，将发展至酮症并引起酸中毒。

（三）护理评估

1. 健康史　有糖尿病史或家族史，存在上述诱发因素。

2. 临床表现

（1）原有糖尿病症状加重：多饮、多尿、乏力的症状更加明显。

（2）胃肠道症状：食欲减退、恶心、呕吐、腹痛等症状，似急腹症症状，但患者腹部检查一般无反跳痛。

（3）呼吸改变：随着病情的进展，酸中毒会越来越明显，患者出现深而快的呼吸（Kussmaul 呼吸），呼气有烂苹果味（酮味）。

（4）脱水与休克症状：由于多尿、呕吐等原因，可出现皮肤干燥无弹性、眼球下陷、尿量逐渐减少等严重失水症状，同时出现脉搏细数、血压下降、四肢厥冷、躁动不安、到晚期各种反射迟钝或消失、嗜睡以至昏迷。

3. 辅助检查

（1）血：血糖明显升高，多为 16.7～33.3mmol/L，甚至可达 55.5mmol/L 以上；血酮体升高 >0.48mmol/L；血 pH<7.35，血二氧化碳结合力降低 <13.5～18mmol/L，重者 <9.0mmol/L；血钾早期可正常或偏低，少尿时可升高。血钠、血氯降低，血肌酐和尿素氮多偏高。

（2）尿：尿糖、尿酮体阳性，肾功能严重损害时，可有蛋白尿、管型尿。

（四）救治措施

1. 迅速留取标本　及时采血、留尿，送检。

2. 胰岛素治疗　多采用小剂量胰岛素[0.1U/(kg•h)]治疗，安全有效，较少发生不良反应。多采用静脉滴注胰岛素，加入生理盐水中持续静滴，每 1～2 小时复查血糖，当血糖降至 13.9mmol/L 时，将生理盐水改为 5% 葡萄糖溶液，并按比例加入胰岛素，维持静滴至尿酮稳定转阴、尿糖（±）可过渡到皮下注射。

3. 及时补液　是抢救 DKA 的关键。如无心、肺功能障碍，最初 2 小时补 0.9% 生理盐水 1000～2000ml，以便快速补充血容量，以后视末梢血循环、血压、心率、尿量而定，一般 24 小时补液量 4000～6000ml，严重失水者可达 6000～8000ml。如有低血压休克，应输入胶体溶液并采用其他抗休克措施。如血糖已降至 13.9mmol/L 以下，改用 5% 葡萄糖溶液或葡萄糖盐溶液。

4. 纠正电解质紊乱及酸中毒　DKA 患者常有不同程度的失钾，补钾应根据血钾和尿量：血钾正常、尿量 >40ml/h，可立即补钾；尿量 <30ml/h，暂缓补钾，待尿量增加后再开始补钾。补钾量开始 <20mmol/L•h，同时定期监测血钾浓度和尿量。轻症患者经补液及胰岛素治疗后，酸中毒可逐渐得到纠正，不必补碱。重症酸中毒应给予适量碳酸氢钠溶液 50mmol/L 静脉滴注。补碱不宜过多、过快，防止产生脑脊液反常性酸中毒、组织缺氧加重、血钾下降和反跳性碱中毒等。

5. 病因治疗，预防并发症　尽早查明病因，有针对性的积极治疗，去除诱发因素，防止并发症。

（五）护理诊断

1. 体液不足　与血糖增高引起高渗性失水有关。

2. 知识缺乏　缺乏有关用药和自我保健知识有关。

3. 潜在并发症：意识障碍。

（六）护理措施

1. 即刻护理措施 患者应绝对卧床休息，并注意保暖；遵医嘱立即采送血、尿标本；吸氧4～6L/min，保持呼吸道通畅；连接心电监护；立即开放2～3条静脉通路补液。

2. 严密观察病情 严密观察生命体征及神志变化，严重酸中毒可使外周血管扩张，导致体温和血压过低，并降低机体对胰岛素的敏感性，故应监测体温和血压的变化，及时采取措施；应用胰岛素治疗时严格执行医嘱，准确掌握用药剂量和方法，严密观察胰岛素用药后有无低血糖、过敏等反应，定时监测尿糖和血糖变化；补钾时严密观察有无心律失常、肠麻痹和肌无力等症状。准确记录24小时出入量：尿量是衡量患者失水状态和肾功能的重要指标，如尿量＜30ml/h，及时通知医生，给予积极处理；治疗过程中必须避免血糖下降过快、过低，以免发生脑水肿。对老年、心血管疾病患者，输液尤应注意不宜太多、过快，以免发生肺水肿。

3. 加强基础护理 昏迷患者应留置导尿，同时禁食，头偏向一侧，防止呕吐物误吸发生吸入性肺炎，待神志清醒后给予糖尿病饮食，鼓励患者多饮水，保证营养及水分的供给；做好口腔、皮肤护理，预防褥疮和继发性感染。做好心理护理，避免不良因素。

4. 健康指导 糖尿病患者要时刻注意饮食起居情况，养成良好生活习惯，戒烟酒，增强自我保健意识；定期监测血糖，按医嘱调整降糖药或胰岛素的用法与用量，不能擅自停药。一旦出现恶心、呕吐、腹泻等消化道症状，要高度警惕DKA，及时就诊。

知识链接

糖尿病患者饮食指导

糖尿病患者应多吃含糖低的蔬菜，如韭菜、西葫芦、冬瓜、南瓜、青菜、青椒、茄子；缺钙能促使糖尿病患者的病情加重，故应多吃含钙的食物，如虾皮、海带、排骨、芝麻酱、黄豆、牛奶等；多吃高纤维食物，促进机体的糖代谢，如玉米、小麦、白菜、韭菜、豆类制品；多吃富含硒的食物，如鱼、香菇、芝麻、大蒜、芥菜等，它们能降低血糖、改善糖尿病症状。

二、糖尿病高渗性非酮症昏迷

糖尿病高渗性非酮症昏迷（hyperosmolar nonketotic diabetic coma，HNDC）是糖尿病急性代谢紊乱的另一较少见的、严重的临床类型，也称高渗性昏迷。其特点是高血糖而无明显酮症，高血糖引起血浆高渗性脱水和进行性意识障碍。多发生于中老年2型糖尿病的患者，部分病例发病前无糖尿病史或仅有症状，偶见发生于1型糖尿病患者。

（一）病因

高渗性昏迷的发生常有明显诱因。常见诱因有：

1. 应激因素 常见于感染、外伤、手术、急性胃肠炎、胰腺炎、脑血管意外、高热等。

2. 失水过多 常见于严重的腹泻、呕吐、大面积烧伤、尿崩症以及利尿药、脱水剂、透析治疗等。

3．摄水不足 不合理限制水分、胃肠道疾病或昏迷者、不能主动进水的幼儿或精神失常患者及口渴中枢敏感性下降的老年人。

4．药物影响 常见于糖皮质激素、噻嗪类利尿药、免疫抑制药、氯丙嗪、苯妥英钠、普萘洛尔等。

5．摄糖过多 常见于大量服用含糖饮料、静脉输注过多葡萄糖、完全性静脉高营养。使用含糖溶液进行血液或腹膜透析等。

6．其他 常见于心、肾功能减退，合并皮质醇增多症、肢端肥大症、甲状腺功能亢进等。

其中感染性因素占糖尿病高渗性非酮症昏迷诱因的首位，也是影响患者预后的主要原因。

（二）发生机制

本症发生机制复杂，尚未完全阐明。胰岛素分泌绝对或相对不足，周围组织对胰岛素敏感性降低，是形成高血糖和糖尿的主要原因，严重的高血糖使血浆渗透压升高，造成细胞内脱水，形成渗透性利尿，同时伴有电解质丢失，脑细胞脱水，从而引起突出的神经精神症状。缺乏酮症的原因，可能是因为患者体内尚有一定量的胰岛素，能抑制脂肪分解，另外高血糖和高渗透压本身也可能抑制酮体生成，故血酮升高不明显。

（三）护理评估

1．健康史 患者多为老年人，部分已知有糖尿病，可同时存在诱发因素。

2．临床表现 分为前驱期和典型期：

（1）前驱期：指出现神经症状到昏迷前的一段时间，一般为数日至2周，患者常有多尿、多饮、乏力加重，表情淡漠，反应迟钝，但多食不明显，有时反而食欲减退。

（2）典型期：主要表现为重度脱水和神经精神症状，前者表现为口唇干燥、眼窝塌陷、皮肤弹性下降、心率加快、血压下降甚至休克，晚期出现少尿、甚至无尿；后者表现为烦躁、幻觉、意识模糊、嗜睡以至昏迷。还可能会引起各种局灶性中枢神经功能障碍，如定向障碍、失语、视觉障碍、中枢性高热、病理反射、癫痫样抽搐和一过性偏瘫等。

与 DKA 相比，HNDC 一般没有典型的酸中毒大呼吸，若患者出现中枢性过度换气现象时，则应考虑是否出现合并症。

3．辅助检查 血糖常多在 33.3mmol/L 以上，一般达 33.3～66.6mmol/L；血钠可达155mmol/L 以上；血浆渗透压显著增高达 350mmol/L 以上。尿糖强阳性，无酮体或较轻，血尿素氮及肌酐升高。

（四）救治与护理

本症病情危重，并发症多，故强调早期诊断和治疗。治疗上大致与 DKA 相近，但因患者失水更严重，应更积极补液。通常按患者体重（kg）的 12% 估计输液量。早期静脉输入等渗盐水 1000～2000ml 以便较快扩张微循环而补充血容量，后再根据血钠和血浆渗透压测定结果再作决定，视病情可考虑同时给予胃肠道补液。若血液循环稳定血压正常后，可酌情以低渗盐水（0.45%～0.6% 氯化钠）缓慢静脉滴注。如血糖降至 16.7mmol/L，可开始输入 5% 葡萄糖溶液并加入普通胰岛素（每 3～4g 葡萄糖加1U 胰岛素），同时参考每小时尿量补充钾盐。积极治疗诱因和各种并发症，如感染，心力衰竭、心律失常，肾衰等。

　　与 DKA 病情的观察和护理类似，此外尚需注意以下情况：迅速大量输液不当时，可发生肺水肿等并发症。补充大量低渗溶液，有发生溶血、脑水肿及低血容量休克的危险。故应随时观察患者的呼吸、脉搏、血压和神志变化，观察尿色和尿量，如发现患者咳嗽、呼吸困难、烦躁不安、脉搏加快，特别是在昏迷好转过程中出现上述表现，提示可能输液过量，应立即减慢输液速度并及时报告医生。尿色变粉红提示发生溶血，应立即停止输入低渗溶液。特别是对中老年患者，有以上临床表现，无论有无糖尿病史，均提示有糖尿病高渗性非酮症昏迷的可能。

第四节　低血糖危象

案例分析

　　患者，男，65 岁。因家中突发状况赶往医院而未进午餐，刚到医院突然出现面色苍白，出冷汗，随即晕倒后昏迷。查体：血压 100/60mmHg，脉搏 130 次 / 分，呼吸 22 次 / 分。既往糖尿病病史 10 年，平时按时规律服降糖药。

　　分析：

　　1. 立即检查血糖，考虑低血糖的发生。

　　2. 一旦发生低血糖危象，应绝对卧床休息，迅速补充葡萄糖是决定预后的关键。

　　成人血糖浓度低于 2.8mmol/L 称为低血糖。低血糖危象是指由各种原因导致血糖浓度低于正常，引起以交感神经兴奋和中枢神经系统功能异常为主要表现的临床综合征。各年龄组均可发病，严重者可造成昏迷，导致永久性脑损伤，甚至死亡。

一、病因

　　引起低血糖的病因很多，根据低血糖发作的特点可分为空腹低血糖、餐后低血糖两类。

　　（一）空腹低血糖

　　1. 药物性　糖尿病患者因胰岛素应用不当或口服降糖药而致低血糖是临床最常见的原因，如延迟进餐、剧烈运动、胰岛素用量过大等。

　　2. 内分泌性　①胰岛素或胰岛素样物质过多，如胰岛素瘤、胰外肿瘤；②对抗胰岛素的内分泌激素不足，如垂体功能减退、肾上腺皮质功能低下、甲状腺功能减退。

　　3. 肝源性及营养障碍　肝炎、肝硬化、肝淤血、先天性糖原代谢酶缺乏、尿毒症、严重营养不良等。

　　（二）餐后低血糖

　　1. 先天性糖代谢酶缺乏　包括遗传性果糖不耐受症和半乳糖血症。

　　2. 晚期或迟发性餐后低血糖　为糖尿病早期表现之一，由于进食后引起迟发胰岛素释放所致。

　　3. 胃切除术后饮食性反应性低血糖　胃容积过小，排空加速，葡萄糖迅速吸收，刺激胰岛素过量分泌有关。

4. 功能性餐后低血糖　多见于有神经质的中年妇女，一般在餐后 2～4 小时发作，特点是低血糖症状不经治疗可自行恢复。原因是这些患者体内肾上腺素分泌较多或肾上腺的餐后反应异常，特别是含糖饮食会刺激交感神经引起过强反应。

二、发生机制

正常情况下，血糖的动态平衡有赖于人体内调节血糖的胰岛素和对抗胰岛素的反调节激素（如胰高血糖素、肾上腺素、皮质醇等）的相互作用、相互制约，若上述两方面失去动态平衡，胰岛素分泌和作用过强，或对抗胰岛素的反调节激素分泌和作用过弱，均可导致低血糖的产生。脑细胞所需的能量几乎完全直接来自血糖，而且本身没有糖原储备，当血糖降到≤2.8mmol/L 时，一方面引起交感神经兴奋，大量儿茶酚胺释放；另一方面，由于脑细胞本身没有糖原储备，血糖降低时导致能量供应不足而产生脑功能障碍的表现。若低血糖反复发作，严重而历时较久（超过 6 小时）脑细胞可发生不可逆的形态学改变，即使后来血糖恢复正常，也会遗留痴呆等后遗症。

三、护理评估

（一）健康史

询问患者是否有导致低血糖危象的原因和诱因。

（二）临床表现

1. 交感神经兴奋的症状　低血糖刺激肾上腺素分泌增多，表现为周身乏力、冷汗、心悸、血压轻度升高、皮肤苍白、肢冷、手足颤抖、有饥饿感。

2. 中枢神经系统功能障碍的症状　表现为意识模糊、头晕、头痛、焦虑、烦躁不安以致精神错乱、癫痫发作，甚至昏迷、休克和死亡。

（三）辅助检查

1. 血糖　低于 2.8mmol/L。

2. 血浆胰岛素　当血糖低于 2.8mmol/L 时，血浆胰岛素应低于 10mU/L；血糖低于 2.2mmol/L 时，胰岛素应小于 5mU/L。

3. 自身免疫抗体的检测　检测血中胰岛素抗体、ENA 多肽谱抗体等自身免疫抗体有助于一些自身免疫综合征所致低血糖症的诊断。比如垂体、甲状腺或肾上腺功能低下可测定血 T_3、T_4、TSH、GH、ACTH、皮质醇以及儿茶酚胺等激素，有助于升血糖激素不足所致低血糖症的诊断。胰腺外肿瘤性低血糖症患者可出现血清 IGF-Ⅱ水平升高。

四、救治措施

（一）血糖测定

立即做血糖测定，并在治疗过程中动态观察血糖水平。

（二）升高血糖

1. 轻症神志清醒者　可立即进食糖果、糖水、饼干等食物即可缓解。

2. 昏迷或抽搐患者　立即静脉注射 50% 葡萄糖溶液 50ml～100ml，并继以 10% 葡萄糖溶液静脉滴入，视病情调整滴速和输入液量。必要时用 1% 肾上腺素 0.5ml

皮下注射,可促进肝糖原分解,减少肌肉对葡萄糖的摄取,也可静脉或肌注胰高血糖素1～5mg。对垂体或肾上腺皮质功能低下者,则需给予氢化可的松100～200mg静脉滴注。

（三）病因治疗

患者意识恢复后进一步询问病史,做相关检查和试验,明确病因,对因治疗和消除诱因。比如由皮质前叶功能减退或肾上腺皮质功能减退引起者,可适当应用氢化可的松等;合并感染时及时防治感染等。

知识链接

低血糖的预防

对于低血糖症必须做到"防重于治",预防低血糖发作是治疗糖尿病性低血糖最佳救治措施。在低血糖预防中应该注意做到以下几点:合理使用胰岛素和口服降糖药;生活规律,养成良好的生活习惯;注意适量运动;自我血糖监测能够明显减少低血糖的发生率;糖尿病患者外出时应注意随身携带食物和急救卡片;警惕夜间低血糖。

五、护理诊断

1. 活动无耐力　与血糖过低导致组织细胞功能下降有关。
2. 有受伤的危险　与血糖过低影响脑功能有关。
3. 焦虑　与低血糖反复发作有关。
4. 潜在并发症:意识障碍。

六、护理措施

（一）严密观察生命体征及神志变化

观察尿、便情况,记录出入量。昏迷患者按昏迷常规护理。抽搐者除补糖外,可酌情应用适量镇静剂,并注意保护患者,防止受伤。

（二）观察治疗前后的病情变化

评估治疗效果。意识恢复后应继续观察12～48小时,注意是否有出冷汗、倦睡、意识朦胧等再度低血糖状态,以便及时处理。

（三）加强基础护理

保持皮肤清洁,饮食应少时多餐,低糖、高蛋白、高纤维素和高脂肪饮食,可减少对胰岛素分泌的刺激。

（四）心理护理

给予心理护理,消除紧张情绪。

（五）健康指导

1. 生活规律,养成良好的生活习惯,戒烟戒酒,饮食定时定量,保持每日基本稳定的摄入量。
2. 运动疗法是糖尿病患者综合治疗五驾马车之一,要保证一定运动量,比如散步、打太极、慢跑等。

3．告知患者合理使用胰岛素和口服降糖药。

4．自我血糖监测能够明显减少低血糖的发生率，教会患者测血糖的方法。

5．作为每一个糖尿病患者外出时应随身携带两件宝物：一是食物，如糖果、饼干等，以备发生低血糖时急用；二是急救卡片（注明姓名、诊断、电话、用药等），它提供了糖尿病急救有关的重要信息。

第五节　甲状腺功能亢进危象

案例分析

患者，女，38岁，甲亢患者，服用甲巯咪唑治疗。1周前因咳嗽、咽痛自服头孢类抗生素而停用抗甲状腺药物。昨天出现心慌、头晕，未就诊。今晨患者出现烦躁不安、发热、面色潮红、恶心、呕吐2次。查体：体温39.8℃，血压136/86mmHg，脉搏138次/分，呼吸26次/分。

分析：

该患者停用抗甲状腺药物，易引起甲亢危象发生，应迅速采取有效急救措，首选药物为丙硫氧嘧啶。

甲状腺功能亢进危象（crisis of hyperthyroidism）简称甲亢危象，是指甲亢未得到治疗或虽经治疗但病情尚未控制的情况下，因某种诱因使病情急剧加重而危及生命的急性综合征。主要表现为高热、大汗、心动过速、频繁呕吐和腹泻、烦躁、谵妄、甚至昏迷，最后多因休克、呼吸和循环衰竭及电解质紊乱而死亡。

一、病因

甲亢危象的发生常具有明显的诱因，常见如下：

（一）感染

感染是最常见的诱因，各种感染均可诱发甲亢危象，以上呼吸道感染为最常见，其次是消化道和泌尿道、软组织感染等。真菌、原虫、立克次体等全身性感染也可诱发，但很少见。

（二）手术

甲状腺切除术及其他各类手术，如急腹症、剖宫产术、甚至拔牙等均可诱发。

（三）应激

精神创伤、过度劳累、心脑血管意外、药物反应、高热、妊娠分娩等。

（四）其他原因

骤停抗甲状腺药物或放射性碘治疗后、过度挤压甲状腺、甲状腺活体组织检查、放射性碘治疗甲亢引起的放射性甲状腺炎等。

二、发生机制

甲亢危象的发生是由于多种因素综合作用引起的。其中血中甲状腺素含量的急骤增多，尤其是具有较强活性的游离的激素增多，是甲亢危象的基本因素，由此进一步加重了已经受损的肾上腺皮质及肝、心功能，加之各种应激因素引起血中儿茶酚胺类物质增加,在甲状腺激素增加的基础上,机体对儿茶酚胺的敏感性增强,最终导致机体丧失对甲状腺激素反应的调节能力,从而导致甲亢危象的发生。

三、护理评估

(一)健康史

主要询问患者有无甲亢以及家族史,是否需要手术治疗、术前甲状腺功能状况和用药情况;有无精神刺激、感染等诱因等。

(二)临床表现

除原有的甲亢症状加重外,主要的症状和体征表现为:

1. 全身症状　高热,体温骤然升高,大部分在 39℃ 以上,皮肤潮红,大汗淋漓,继而汗闭,皮肤黏膜干燥,苍白,明显脱水,虚脱,呼吸困难,甚至休克。高热是甲亢危象的特征性表现。

2. 神经系统症状　可因脱水、电解质失调、心力衰竭、缺氧等导致脑细胞代谢障碍而发生中毒性精神病,出现焦虑、表情淡漠、极度烦躁不安、谵妄、昏迷等。

3. 心血管系统症状　心动过速是所有甲亢患者必有的表现,可达 140~240 次/分,可闻及收缩期杂音。可出现各种心律失常,如房性及室性早搏、心房扑动、心房颤动、房室传导阻滞等。血压升高以收缩压升高明显,脉压增大,可出现相应的周围血管征。部分患者可发生急性肺水肿、心力衰竭、休克。

4. 消化系统症状　厌食、恶心、频繁呕吐、腹痛、腹泻多见。肝功能损害明显者,可有肝脏肿大、黄疸,少数患者可发生腹水、肝昏迷。

5. 水与电解质紊乱　以低血钠、低血钾为多见,还可有低血钙、低血镁、低血磷,并出现轻至中度代谢性酸中毒。

6. 其他表现　体重迅速减轻,少数患者有胸痛、呼吸急促。后期可并发呼吸衰竭、循环衰竭、心源性休克、急性肾衰竭等。

7. 淡漠型甲亢危象　部分患者症状不典型,表情淡漠,嗜睡,反射降低,低热,心率慢,明显乏力,血压下降,进行性衰竭,最后陷入昏迷而死亡。

(三)辅助检查

1. 甲状腺功能　多数危象患者 FT_3、FT_4 水平明显升高,也有患者在一般的甲亢范围内。

2. 一般检查　有感染时,白细胞明显升高;血钠、血钾、血镁、血磷、血钙均可降低,以血钠降低最明显;肝功能损害时有相应表现,多数患者心电图异常。

四、救治措施

(一)降低血中甲状腺激素浓度

1. 抑制甲状腺激素的合成　首选丙硫氧嘧啶(PTU)600mg 口服或经胃管注入,以后 250mg 每 6 小时一次口服,待症状缓解后减至一般治疗剂量。也可用甲硫氧嘧啶、甲巯咪唑或卡比马唑。

2. 抑制甲状腺激素的释放　服 PTU 后 1 小时再加复方碘口服液,每 8 小时一次,或碘化钠加入 10% 葡萄糖溶液中静滴,以后视病情逐渐减量,一般使用 3~7 天。

3. 清除血浆内激素　如药物治疗无效,可用血浆置换法、血液透析或腹膜透析等措施迅速降低血浆甲状腺激素浓度。

（二）降低周围组织对甲状腺激素及儿茶酚胺的反应

1. 普萘洛尔（心得安） 20～40mg，每6～8小时口服一次，或1mg稀释后缓慢静脉注射，除可改善兴奋、多汗、发热、心率增快等症状外，还可抑制甲状腺素对交感神经的作用，抑制组织中的T_4转化为T_3，并使震颤等症状减轻。但心功能不全、心脏传导阻滞、支气管哮喘者慎用或禁用。胍乙啶或利血平类药物可消耗组织中的儿茶酚胺，减轻甲亢在周围组织的表现。

2. 氢化可的松 50～100mg加入5%～10%葡萄糖溶液静滴，每6～8小时一次。可改善机体反应性，提高应激能力。此外与抗甲状腺药物还有协同作用，可迅速减轻临床症状。

（三）祛除诱因和对症治疗

1. 积极寻找和去除病因，特别是对于感染的患者，根据感染的致病菌特点，选用有效、广谱抗生素。

2. 纠正水、电解质紊乱及早期防治其他并发症，如心力衰竭、呼吸衰竭、休克及肝肾功能不全等。

知识链接

甲亢患者饮食注意事项

甲亢患者应少食多餐，不能暴饮暴食，忌辛辣、烟酒；补充充足的水分，每天饮水2500ml左右，忌咖啡、浓茶等兴奋性饮料；适当控制高纤维素食物，尤其是腹泻时；注意营养成分的合理搭配；禁食海带、海鱼、海蜇皮等含碘高的食物；进食含钾、钙丰富的食物；病情减轻后适当控制饮食。

五、护理诊断

1. 营养失调：低于机体需要量 与甲状腺激素过多引起物质代谢加速有关。
2. 睡眠型态紊乱 与机体自主神经功能失调有关。
3. 体温过高 与甲状腺激素过多引起机体产热增多有关。
4. 焦虑 与交感神经兴奋性增高、惧怕手术等有关。
5. 潜在并发症：心力衰竭；水、电解质代谢失调。

六、护理措施

（一）即刻护理措施

置患者于舒适体位，躁动的患者注意安全保护；保持呼吸道通畅，昏迷患者头偏向一侧；监测生命体征，高热者立即物理降温，吸氧；迅速执行医嘱用药，做好各种抢救准备。

（二）严密观察病情

严密观察患者生命体征及神志变化，持续心电监护，监测心电图和SpO_2等。昏迷患者按昏迷常规护理；对于狂躁患者，给予镇静剂的同时，注意保护安全；降温时避免使用乙酰水杨酸类药物，因此类药物可与 T_3、T_4 竞争结合 TBG，提高 FT_3、FT_4 浓度，且大剂量水杨酸类药物本身可增加机体代谢率。使用丙硫氧嘧啶及碘剂时注意观察病情变化，严格掌握碘剂的剂量。做好各种抢救准备，预防吸入性肺炎等并发症。

（三）加强基础护理

1．绝对卧床休息，保持安静舒适环境，避免一切不良刺激。

2．做好生活护理。对于大汗淋漓，湿透衣服的患者，应更换衣服，保持皮肤清洁、舒适，避免着凉；及时补充水分，每日饮水量不少于 2000ml，给予高热量、高蛋白、高维生素饮食，切忌过饱饮食。

3．心理护理　关怀安慰患者，消除恐惧心理，树立战胜疾病的信心。

（四）健康指导

1．合理安排休息与工作，避免过度紧张和劳累，保持情绪稳定及适当营养。

2．向患者及家属介绍甲亢危象的常见诱因，预防感染、避免精神刺激、过度劳累。

3．指导患者配合治疗，对于抗甲状腺药物不可随意停药，注意和监测药物治疗甲亢的不良反应。坚持长期规范治疗，定期复查。

4．一旦出现发热、心悸、脱水等危象表现，应立即到医院就诊。

（屈晓敏）

复习思考题

1．简述高热危象患者应采取哪些救护措施。

2．引起高血压危象的诱因有哪些？

3．糖尿病酮症酸中毒的主要临床表现有哪些？

4．甲亢危象患者应采取哪些救护措施？

5．低血糖危象的临床表现有哪两方面？

第十一章

急危重症患者的营养支持

课件
11章PPT

扫一扫
知重点

学习要点

1. 急危重症患者的代谢特点、营养评估方法、营养支持方法。
2. 肠内营养的适应证、禁忌证、并发症及护理。
3. 肠外营养的适应证、禁忌证、并发症及护理。

随着社会发展，近年来，现代医学科学也有了长足的进步，而重症患者营养不良的发生比率却未见下降。究其原因主要有社会人口老龄化；医学水平的提高使得重症患者生命延长，使病情更加复杂迁延；应激时的无氧代谢使得各种营养底物难以利用；严重的病理生理损害（意识、体力、消化器官功能）妨碍重症患者进食；部分慢性患者往往有长期的基础疾病消耗；病理性肥胖患者增多等。因此对重症患者进行正确、合理的营养评估并做好营养支持极其重要。每一位进入重症监护病房的患者都需要进行营养状态评估，以了解是否有营养不良的风险。给予正确有效的营养支持对患者康复起重要作用。

第一节　概　　述

一、急危重症患者的代谢特点

急危重症患者机体处于应激状态，交感神经系统兴奋性增强，体内促进分解代谢的激素分泌增加，而胰岛素的分泌减少或正常。基本代谢变化包括内分泌改变与糖代谢紊乱、能量代谢增高、蛋白质分解代谢加速、脂肪代谢紊乱、维生素代谢变化、电解质紊乱和胃肠功能改变。

（一）内分泌改变与糖代谢紊乱

机体在创伤、手术、感染等情况下发生应激反应。一方面，应激反应使体内儿茶酚胺、糖皮质激素、胰高血糖素、甲状腺素的分泌增加，糖原分解加强，糖异生明显活跃，葡萄糖生成增加；另一方面，和饥饿时的代谢紊乱情况不同，危重症患者糖的产生成倍增加，而胰岛素分泌减少或相对不足，机体对胰岛素的反应性降低，使胰岛素不能发挥正常作用，刺激组织对葡萄糖的摄取和利用，这种现象称为胰岛素抵抗。出现胰岛素抵抗现象，即无论血浆胰岛素水平如何，原先对胰岛素敏感的组织变为不敏感，使细胞膜对葡萄糖的通透性降低，组织对葡萄糖的利用减少，进一步促成高血糖反应。机体呈高血糖状态。在 MODS 的早期血糖明显升高，而高糖血症又加重机体的应激反应，形成恶性循环。

（二）能量代谢增高

静息能量消耗（REE）增加，是危重症患者能量代谢的基本特征。REE 是患者卧床时热量需要的基数。

基础能量消耗（BEE）指人体在清醒而极度安静的状态下，不受肌肉活动、环境温度、食物和精神紧张等因素影响时的能量代谢。REE 约为 BEE 的 1.1 倍左右。高代谢是指 BEE 在正常值的 110% 以上。创伤后，基础代谢率可增加 50%~150%，最高可达正常时的 2 倍。Wilmore（1980）的研究表明，BEE 增高的程度随创伤 / 感染的原因及程度而异。烧伤面积达 60% 时，能量需要量增加到原正常值的 210%；腹腔感染时，增加到 150% 左右。机体呈高代谢状态，其程度与危重患者创伤 / 感染的严重程度成正比。

（三）蛋白质分解代谢加强，肌肉组织释放氨基酸

蛋白质作为功能和结构组织存在于人体，和饥饿时不同，创伤 / 感染后蛋白质丢失及分解呈进行性代谢增加。此消耗用于维持急性应激反应所需的蛋白质与能量。而总体上蛋白质合成降低，这种分解代谢的持续难以被一般外源性营养所纠正，称为自身相食现象。

血中氨基酸谱发生变化，氨基酸谱紊乱。芳香族氨基酸（AAE）和含硫氨基酸的浓度明显升高，支链氨基酸（BCAA）的血浆水平正常或降低。BCAA/AAE 比值明显下降。

研究发现，当机体氮丢失量达到 150~320g（占蛋白质的 8%~17%），与机体衰弱和死亡率升高成正相关。支链氨基酸在肝外器官氧化功能、尿氮排出量增加，机体出现负氮平衡。

（四）脂肪动员、分解代谢增强

脂肪分解氧化是体内主要的供能方式，通常状态下，约 30% 的热量由脂肪提供，每克脂肪组织能提供热量 33.5kJ。与饥饿时的营养障碍有所不同，在创伤 / 感染等应激状态下，由于储存的糖原很快被耗尽，脂肪被动员供能。脂肪分解加速，周围组织利用脂肪的能力受损，即脂肪分解产物不能得到充分利用，血中游离脂肪酸、三酰甘油及甘油浓度增高，常出现高三酰甘油血症。但酮体的形成则根据创伤的种类和严重程度而有所变化。通常严重休克、创伤和感染后，酮体生成降低或缺乏。轻度创伤或感染时，酮体生成则稍增加，但往往低于非应激的饥饿状态时的酮体水平。

（五）严重创伤或感染可导致水、电解质与酸碱平衡失调

应激反应时抗利尿激素和醛固酮分泌增多，有水钠潴留的倾向。严重的可导致水中毒。

（六）维生素代谢改变

创伤或感染后常伴有维生素 C 缺乏，可导致伤口愈合延迟和白细胞数量下降。

（七）胃肠道功能改变

有研究称肠道是创伤应激反应的中心器官。危重患者的胃肠功能发生许多改变，如消化腺分泌功能受抑制，胃肠功能障碍，蠕动减慢，患者出现食欲下降、厌食、腹胀等情况；危重患者常并发应激性溃疡；因禁食和使用广谱抗生素，导致肠道菌群失调，肠道屏障功能障碍和肠源性细菌移位。此外，肠黏膜急性损伤后细胞因子的产生可导致 SIRS 和 MODS。对肠道黏膜屏障损伤与肠道细菌移位的防治效果研究，成为目前危重症患者营养支持领域探讨的核心问题之一。

二、营养状态的评估

营养状态评估是通过人体组成测定、人体测量、生化检查、临床检查及多项综合营养评定方法等手段，判定人体营养状态，确定营养不良的类型及程度，评估营养不良所致后果的危险性，并监测营养支持疗效的方法。

完整的营养评估包含：①测量身高、体重、体重指数（BMI）；②与营养不良相关的体征。如脸色苍白、水肿、腹水等；③生化检查，包括血清蛋白、胆固醇、三酰甘油、低密度脂蛋白胆固醇（LDL, cholesterol），以及血红蛋白、红细胞压积、MCV、淋巴细胞计数、测量氮平衡等指标；④询问饮食习惯、酗酒、体重变化等。

（一）营养状态的测定方法

1. 人体测量　包括身高、体重、体重指数、皮褶厚度、上臂围等指标的测量。

（1）体重测量（BW）：体重是营养评定中最简单、直接而可靠的测量指标，它可代表脂肪和蛋白质这两大类储能物质的总体情况，体重改变可从总体上反映人体营养状况。测定体重时须保持时间、衣着、姿势等方面的一致，应选择晨起空腹，排空大小便后测定。同时，应注意水肿、腹水、应用利尿剂等因素的影响。体重的常用指标有：①实际体重占理想体重（IBW）百分比：即实际体重 /IBW×100%，该值在 ±10% 之间为正常；②体重改变（%）：体重改变（%）=[通常体重（kg）－实测体重（kg）]÷通常体重（kg）×100%。若 3 个月内减少 10% 的体重，或一个月内减少 5% 体重，提示负氮平衡，患者处于营养不良的风险中；若患者的体重比标准体重低 20%，提示营养不良。体重变化虽然可以反映营养状态，但是要排除患者缺水或水肿等因素的影响；③体重指数（body mass index, BMI）：BMI = 体重（kg）/ 身高^2（m^2）。BMI 是反映蛋白质热量营养不良及肥胖症的可靠指标。BMI 正常值为 18.5～24，若 BMI＞24 为超重，BMI 小于 18.5 为慢性营养不良，BMI＜14 的危重患者存活的可能性很小，身高是反映人体营养状态的一项基本指标，但是它不像体重可以反映短期身体营养状况的变化，它需要长时间的监测才能说明问题。

（2）皮褶厚度：人体皮下脂肪含量约占全身脂肪总量的 50%，通过皮下脂肪含量的测量可以推算体重总量，并间接反映热量代谢变化。皮褶厚度的测定部位有上臂肱三头肌、肩胛下角部、腹部、髂嵴上部等。临床上常用三头肌皮褶厚度（triceps skinfold thickness，TSF）测定。正常参考值男性为 10.5mm，女性为 13.5mm。实测值在正常值的 90% 以上为正常，80%～90% 为脂肪轻度亏损；60%～80% 为中度亏损；＜60% 为重度亏损。

（3）上臂围（AC）和上臂肌围（AMC）：测量上臂围时，被测者上臂自然下垂，取上臂中点，用软尺测量上臂的周径，男性＜23cm，女性＜22cm 表示有营养消耗；AMC=

AC－3.14×TSF。其可间接反映体内蛋白质储存水平，代表体内骨骼肌量，它与血清白蛋白水平相关。研究发现，当血清白蛋白＜2.8g/L时，87%的患者出现AMC减小。参考值男性为24.8cm，女性为21.0cm。实测值在参考值的90%以上为正常，80%～90%为轻度营养不良，60%～80%为中度营养不良，＜60%为重度营养不良。男性AMC＜15cm，女性＜14cm表示骨骼肌有明显消耗。

2. 生化实验室检查

（1）蛋白质测定：血红蛋白（Hb）、血清蛋白（Alb）、肌酐身高指数（CHI）、氮平衡（NB）及血浆氨基酸谱测定等方法。

（2）细胞免疫功能评定：细胞免疫功能在人体抗感染中起重要作用。蛋白质缺乏常伴有细胞免疫功能的损害，从而增加了患者术后感染和死亡的几率。①总淋巴细胞计数（TLC）：是评价细胞免疫功能的简易方法。计算公式为TLC＝淋巴细胞百分比×白细胞计数。TLC＞20×10⁸/L时为正常，（12～20）×10⁸/L时为轻度营养不良，（8～12）×10⁸/L时为中度营养不良，＜8×10⁸/L时为重度营养不良。②皮肤迟发性超敏反应（SDH）：将不同的抗原在前臂屈侧面不同部位进行皮下注射，量为0.1ml，48小时后测量接种皮肤硬结直径，若大于5mm为正常。常用试验抗原包括链激酶/链道酶、流行性腮腺炎病毒素、白念珠菌提取液、植物血凝素和结核菌素试验。

3. 综合营养评定　临床目前多采用综合性营养评定方法，以提高灵敏性和特异性。常用指标包括预后营养指数、营养评定指数、主观全面评定和微型营养评定。若判断患者有无营养不良，应对其营养状况进行全面评价（表11-1）。

表11-1　简易营养评定法

参数	正常范围	轻度营养不良	中度营养不良	重度营养不良
体重	＞理想体重的90%	下降10%～20%	下降20%～40%	下降＞40%
上臂肌围	＞正常值的90%	＞80%	60%～80%	＜60%
三头肌皮褶厚度	＞正常值的90%	＞80%	60%～80%	＜60%
白蛋白（g/L）	≥35	30～35	21～30	＜21
转铁蛋白（g/L）	2.0～2.5	1.50～1.75	1.00～1.50	＜1.00
迟发性超敏反应	硬结＞5mm	硬结＜5mm	无反应	无反应

（二）能量与蛋白质需要量的评估

1. 能量需要量评估　一般患者能量需要量为25～35kcal/(kg·d)。不同个体、不同病情及不同活动状态下的能量需要量差别较大，评估时要综合考虑。目前常采用Harris-Benedict公式计算基础耗能（BEE），并且以BEE作为参考指标计算实际耗能（AEE）。其中BEE与AEE的单位均为千卡（kcal），W为体重（kg），H为身高（cm），A为年龄（岁），AF为活动系数，IF为应激系数，TF为体温系数。

$$男性\ BEE＝66.5＋13.7W＋0.5H－6.8A$$
$$女性\ BEE＝66.5＋9.6W＋1.7H－4.7A$$
$$AEE＝BEE×AF×IF×TF$$

2. 蛋白质需要量评估　利用氮平衡来评价蛋白质的实际水平及需要量。若氮摄入量大于排出量，为正氮平衡，反之为负氮平衡。氮平衡的公式为：

$$氮平衡（g/d）＝摄入氮量（g/d）－[尿氮量（g/d）＋3]$$

国内外营养支持的发展史

国外的营养支持研究从 1716 年 W. Harvey 发现了人体循环系统开始，到 1831 年，T. Latta 对霍乱患者进行静脉盐水治疗获得成功；1887 年 Handerer 对出血性休克患者进行静脉葡萄糖输注；1911 年 Kansch 对外科术后患者静脉滴注葡萄糖；1959 年 Francis Moore 提出 NPC∶N 为 150∶1；1961 年 Arvid Wretlind 首先发明脂肪乳 Intralipid；1967 年提出全静脉营养（TPN）概念；到了 1970 年，美国 Scribner 与法国 Solassol 提出人工胃肠概念，提出全胃肠外营养（TPN）与全胃肠内营养（TEN）。

相关组织的建立：1979 年欧洲肠外及肠内营养学会成立，《临床营养杂志》（CLINICAL NUTRITION）创刊；1977 年美国肠外及肠内营养学会成立，《肠外与肠内营养杂志》（JPEN）创刊；1979 年，日本《输注与营养杂志》（JJPEN）创刊。

我国的临床营养支持研究始于 1960 年，在上海中山医院开始探索外科患者营养代谢与营养治疗；1970 年南京军区总院与北京协和应用 TPN（葡萄糖与蛋白水解液）进行营养治疗获得成功；1980 年国内生产营养型氨基酸、治疗型氨基酸、脂肪乳剂、维生素制剂、微量元素制剂，临床营养概念在国内建立；1990 年，临床营养概念在国内广泛普及，临床营养治疗开始为广大临床医生所接受。部分大型/综合性医院成立临床营养中心/临床营养小组。

相关组织的建立：1985 年，全国外科营养支持学会会议；1990 年，中华医学会外科学会外科营养支持学组成立；1993 年：《中国临床营养杂志》；1994 年：《肠外与肠内营养》。

第二节　营养支持方式

营养支持是指经口、肠内管饲及肠外等方式提供营养，目的是提供适当营养以支持人体所需，减少合并症，促进康复等。根据营养素补充途径不同，临床营养支持分为肠外营养（PN）与肠内营养（EN）两种方法。肠外营养主要通过外周或中心静脉途径给予机体营养液；而肠内营养主要通过口服或喂养管经胃肠道途径给予机体营养物质。80% 的患者可耐受完全肠内营养（TEN），另外 10% 可接受 PN 和 EN 混合形式营养，其余 10% 不能应用肠内营养的选择完全肠外营养（TPN）。特别是重症患者，肠内营养不耐受的发生率高于普通患者，对于合并肠功能障碍的重症患者，肠外营养支持是其综合治疗的重要组成部分。

一、肠内营养

（一）适应证
胃肠功能恢复、能耐受肠内营养且实施肠内营养不会加重病情者均应尽早创造条件实施肠内营养支持。

1. 需低渣饮食的手术患者。
2. **胃肠道疾病**　如短肠综合征、胃肠道瘘、炎性肠道疾病、胰腺疾病等。
3. **肠道外疾病**　如肿瘤化疗/放疗的辅助治疗、围手术期患者的营养补充、烧伤与创伤、中枢神经系统紊乱、心血管疾病等。

4. TPN向口服营养的过渡期。

（二）禁忌证

1. 完全性机械性肠梗阻或严重麻痹性肠梗阻、严重肠道缺血，肠内营养可能引起肠管过度扩张，肠道血运恶化，甚至肠坏死、肠穿孔。

2. 严重腹胀或腹腔间室综合征，肠内营养可能增加腹腔内压力，使呼吸循环等功能进一步恶化及导致反流误吸。

3. 顽固性呕吐、严重腹泻、腹泻经一般治疗无改善、严重吸收不良综合征。

4. 中量至大量消化道出血。

5. 严重腹腔内感染。

6. 多发性肠瘘。

（三）输入途径

途径包括口服、鼻胃管、鼻十二指肠管、鼻空肠管、胃造口、空肠造口等多种方式。具体途径选择取决于疾病情况、喂养时间长短、患者精神状态及胃肠道功能。

1. 口服途径　最经济、最简便、最安全的投给方式，且符合人体正常生理过程。

2. 鼻胃管、鼻十二指肠管、鼻空肠管途径　适用于营养治疗不超过4周的患者，最理想的治疗途径是放置细鼻胃管。此途径简单易行，是目前临床最常采取的给养方式。

3. 胃造瘘　适用于较长时间不能经口进食者，此方式接近正常饮食，方法简便。操作方法有两种，一种方法为剖腹胃造口术；一种为经皮内镜辅助的胃造口术（PEG）。PEG是近几年发展起来的新型胃造口方法，具有不需剖腹和麻醉，操作简便、创伤小等优点。

4. 空肠造瘘　优点很多，是目前临床肠内营养治疗应用最广泛的途径之一。其优点为：①呕吐和误吸的发生率低；②肠内营养与胃肠减压可同时进行，对肠外瘘及胰腺疾病患者尤为适宜；③可长期放置喂养管，尤其适用需长期营养治疗的患者；④患者可同时经口进食；⑤患者无明显不适感，心理负担小，机体活动方便，生活质量好。

（四）肠内营养的输注方式

可采取间歇给予和连续给予的方式。间歇给予即将肠内营养液分次喂养，每日4～7次，10～20分钟内要输注200～400ml；连续给予，即24小时内利用重力或营养泵将肠内营养剂持续输注到胃肠道的方式。

（五）常见并发症及护理

EN的主要并发症为感染性并发症、机械性并发症、胃肠道并发症和代谢并发症。

1. 感染性并发症　其中吸入性肺炎是最常见的感染性并发症；误吸导致的吸入性肺炎是EN最常见和最严重的并发症。护理措施有：一旦发生误吸应立即停止EN，促进患者气道内的液体与食物微粒排出，必要时应通过纤维支气管镜吸出，遵医嘱应用糖皮质激素抵抗肺水肿及应用有效抗生素治疗感染。

2. 机械性并发症

（1）黏膜损伤：可因置管操作过程或喂养管对局部组织的压迫而引起黏膜水肿、糜烂或坏死。护理时护士应选择直径适宜、质地柔软且有韧性的喂养管，熟练掌握操作技术，置管时动作轻柔。

（2）喂养管堵塞：最常见的原因是膳食残渣或粉碎不全的药片黏附于管腔壁，或药物与膳食不相溶形成沉淀附于管壁所致。发生堵塞后可用温开水低压冲洗，必要时也可借助导丝疏通管腔。

（3）喂养管脱出：喂养管固定不牢或患者躁动及严重呕吐均可导致喂养管脱出，不仅使 EN 不能顺利进行，而且经造瘘置管的患者还有引起腹膜炎的危险。护士置管后应妥善固定导管，加强护理与观察，严防导管脱出，一旦喂养管脱出应及时重新置管。

3. 胃肠道并发症

（1）恶心、呕吐与腹胀：接受 EN 的患者均有，其中 10%～20% 可发生恶心、呕吐与腹胀，主要见于营养液输液速度过快、乳糖不耐受、膳食口味不耐受及膳食中脂肪含量过多等。护士应根据情况减慢输注速度、加入调味剂或更改膳食品种等。

（2）腹泻：是 EN 最常见的并发症，见于低蛋白血症和营养不良时小肠吸收力下降；乳糖酶缺乏症者，应用含乳糖的肠内营养膳食；肠腔内脂肪酶缺乏，脂肪吸收障碍；应用高渗性膳食；营养液温度过低及输注速度过快；同时应用某些治疗性药物等。一旦发生腹泻应首先协助医生查明原因，针对病因进行处置，必要时可遵医嘱对症给予止泻剂。

4. 代谢性并发症　高血糖和低血糖都是最常见的代谢性并发症。高血糖常见于高代谢状态的患者、接受高碳水化合物喂养者及接受糖皮质激素治疗的患者；而低血糖多发生于长期应用肠内营养突然停止时。对于接受 EN 的患者应加强对其血糖的监测，出现血糖异常时应及时报告医生进行处理。另外，停止 EN 时应逐渐减量，避免突然停止。

二、肠外营养

（一）适应证

1. 患者有肠道梗阻者。

2. 肠道功能异常，如肠道吸收功能障碍、短肠综合征、小肠严重疾病、严重腹泻或顽固性呕吐大于 1 周者。

3. 患者患重症胰腺炎、肠麻痹未恢复时。

4. 大面积烧伤、严重复合伤或感染等机体处于高分解代谢状态。

5. 严重营养不良伴有胃肠功能障碍，无法耐受肠内营养者。

6. 大手术或严重创伤的围手术期。

7. 患者有肠外瘘。

8. 炎性肠道疾病病变活动期治疗的患者。

9. 严重营养不良的肿瘤患者围手术期治疗时。

10. 患者肝肾等重要脏器功能不全时的支持治疗。

（二）禁忌证

1. 早期复苏阶段血流动力学不稳定或存在严重水、电解质与酸碱失衡的患者。

2. 严重肝功能障碍的患者。

3. 急性肾功能障碍患者。

4. 严重高血糖未控制的患者。

（三）肠外营养的输入途径

输入途径包括中心静脉营养支持（CPN）和周围静脉营养支持（PPN）两种途径。

1. CPN　是指全部营养要素通过中心静脉补充的营养支持方式。适用于肠外营养超过 2 周者，营养液渗透压高于 800～900mmol/L。主要通过颈内静脉、锁骨下静脉或经外周的中心静脉（股静脉）插管。

2. PPN　是指通过外周静脉导管全面输送蛋白质和热量的方法。适用于病情轻、用量少的短期（2 周内）肠外营养者，营养液渗透压低于 800～900mmol/L；中心静脉置管禁忌或不可行者；导管感染或有脓毒症者。

（四）供给方式

1. 全营养混合液输注　是目前临床最常用的营养液输注方式。全营养混合液（TNA）输注法，又称为"全合一"营养液输注法，就是将每天所需的营养物质在无菌条件下按次序混合输入由聚合材料制成的输液袋或玻璃容器内再输注，此方法保证了所提供的营养物质的完整性和有效性。

2. 单瓶输注　在无条件应用全营养混合液供给方式时可采用单瓶方式输注营养液。缺点是各营养素非同步输注而造成某些营养素的浪费或负担过重。

（五）常见并发症及其护理

1. 机械性并发症

（1）导管堵塞：是 PN 最常见的并发症之一。护士在巡视过程中应注意调整输液速度，以免因凝血而发生导管堵塞。输液结束时应根据患者病情及出凝血功能状态使用生理盐水或肝素溶液进行正压封管。

（2）置管操作并发症：如气胸、血胸、皮下气肿、血管与神经损伤等。护士的熟练操作技术与流程规范，操作过程动作轻柔等可减少此类机械性损伤。

（3）空气栓塞：可发生在置管、输液及拔管过程中。护士置管时应让患者头低位，操作者严格遵守操作规程，对于清醒患者应嘱其屏气；输液过程中加强巡视，液体输完应及时补充，最好应用输液泵进行输注；导管护理时应防止空气经导管接口部位进入血液循环，拔管引起的空气栓塞主要是由于拔管时空气可经长期置管后形成的隧道进入静脉；拔管速度不宜过快，拔管后应密切观察患者的反应。

2. 感染性并发症　是 PN 最常见、最严重的并发症。感染的主要原因是插管时污染伤口、输入器具或溶液污染和静脉血栓形成。导管引起局部或全身性感染是肠外营养主要的并发症：常见化脓性静脉炎，严重者可引起脓毒症，并且发生局部和全身真菌感染的机会较多。应严格无菌操作，操作动作要轻柔，选择合适的导管，固定的导管不能随意拉出或插进，避免从导管抽血或输入血液制品，液体输入要现用现配，输液袋每天更换，出现原因不明的寒战、高热应拔出导管，并对导管尖端进行培养，根据致病菌种类进行针对性治疗。

3. 代谢性并发症　患者可发生电解质紊乱，如低钾血症、低镁血症；低血糖和高血糖等。因此，应在 PN 时严密监测电解质及血糖与尿糖变化，及时发现代谢紊乱，并配合医生实施有效处理。

（王　鑫）

复习思考题

1. 急危重症患者的营养代谢有哪些特点？

2. 营养支持方式有哪几种？

3. 肠内营养的适应证和禁忌证是什么？

4. 肠外营养的适应证和禁忌证是什么？

5. 肠内营养的并发症及护理有哪些？

6. 肠外营养的并发症及护理有哪些？

附录 急救护理实训

实训一 单人徒手心肺复苏术（成人）

【实训目的】

通过本次实训，使学生能独立完成心肺复苏操作过程，并能处理心肺复苏过程中出现的异常情况。

【实训准备】

1. 护士准备　着装符合要求。

2. 用物准备　心肺复苏模拟人、治疗车、按压板、纱布（一次性 2 片包装）、弯盘、抢救记录卡、手消毒液、手电筒、笔、有秒针的表、治疗车下备医用垃圾桶和生活垃圾桶。必要时备脚踏垫。

【操作过程】

项目	技术要点	备注
操作前准备	（1）评估环境，确定安全 （2）评估患者，检查伤情 （3）物品完好齐全，符合要求，摆放合理	
操作步骤	（1）发现有人晕倒，确定现场抢救环境安全 （2）轻拍肩膀并大声呼叫，判断意识 （3）触摸颈动脉是否有搏动，判断是否有呼吸 （4）如果病人无意识，无呼吸，颈动脉搏动消失，立即呼救或拨打 120 求救电话 （5）摆放复苏体位，解开衣领腰带，进行 30 次胸外心脏按压 （6）判断病人颈部是否有损伤，检查口腔，清理口腔分泌物及异物，取出义齿 （7）让病人头后仰，打开气道，进行两次人工呼吸 （8）再进行 30 次心脏按压，如此反复，直到患者恢复呼吸心跳或是宣布病人死亡 （9）复苏成功的标志有：颈动脉有搏动；呼吸恢复；瞳孔有对光反射；面色、口唇、甲床、皮肤色泽红润 （10）复苏成功应立即将患者送至医院；住院病人进行高级生命支持	

【注意事项】

1. 按压部位要准确。如部位太高，可伤及大血管；部位太低，可能损伤腹部脏器或引起胃内容物反流。

2. 按压力度要均匀。过大过猛，容易使胸骨骨折，引起血胸气胸；按压力度过轻，胸腔压力小，不足以推动血液循环。

3. 按压姿势要正确。注意肘关节伸直，双肩位于双手的正上方，手指不应加压于患者胸部，在按压间隙的放松期，操作者不加任何压力，但手掌根仍置于按压部位，不离开胸壁，以免移位。

4. 心脏按压必须同时配合口对口或口对鼻人工呼吸。一人单独操作时，按压与通气之比为 30∶2，若双人复苏则为 15∶2；如此反复进行。为避免按压时呕吐物反流至气管，患者头部应适当放低。操作过程中，救护人员替换，可在完成一组按压、通气后的间隙中进行，不得使复苏抢救中断时间超过 5～7 秒钟。但胸外心脏按压最好一人坚持 10～15 分钟，不要换人过勤。

5. 口对口吹气应有足够的气量，以使胸廓抬起，但一般不超过 1200ml。吹气时间不宜过长，过长会引起急性胃扩张、胃胀气和呕吐；吹气过程中要注意观察患（伤）者气道是否畅通，胸廓是否被吹起。

6. 若患者口腔及咽部有痰液、血块、泥土等分泌物或堵塞物，应在操作前清除，以免影响人工呼吸效果或将分泌物吹入呼吸道深处。有义齿者应取下义齿。遇舌后坠的患者，应用舌钳将舌拉出口腔外，或用通气管吹气。

7. 若患者尚有微弱呼吸，人工呼吸应与患者的自主呼吸同步进行，即在患者吸气时，术者用力吹气以辅助进气，患者呼气时，松开口鼻，便于排出体内气体。

附：简易呼吸气囊的使用

【实训目的】

通过本次实训，使学生能独立完成心肺复苏操作过程，并能处理心肺复苏过程中使用呼吸气囊时出现的异常情况。

【实训准备】

1. 护士准备　着装符合要求。

2. 用物准备　弹性呼吸气囊、面罩、储气袋、输氧管、心肺复苏模拟人、弯盘、抢救记录卡、手消毒液、手电筒、笔、有秒针的表、治疗车下备医用垃圾桶和生活垃圾桶。

【操作过程】

项目	内容	操作要点	分值
素质要求	报告内容	语言流畅，态度和蔼，表情自然	
	仪表举止	仪表大方，举止端庄	
	服装服饰	着装符合要求	
操作前准备	评估用物	物品备齐，放置有序，消毒双手	
操作步骤	安置体位	备物携至床旁，查对，安置体位	
	开放气道	术者站在患者头顶端，开放气道	
	呼吸气囊	连接面罩，呼吸气囊及输氧管	
		调节氧流量 6～10L/min	
		将面罩罩住患者口鼻，按紧不漏气	
		一手以"E-C"手法固定面罩，另一手挤压呼吸气囊，将气体送入肺中，成人挤压频率为 16～20 次/分	
	效果判断	挤压过程中观察患者，胸廓起伏，面色、甲床、末梢循环情况	

续表

项目	内容	操作要点	分值
操作后处理	安置患者	穿好衣裤,盖好被子	
		患者置复苏体位;继续生命支持	
	整理用物	整理用物,消毒双手;记录	
综合评价	复苏效果	患者有自主呼吸	
	熟练程度	程序正确;动作规范,操作熟练	
	人文关怀	操作中动作不粗暴,抢救中患者无损伤,关怀体贴患者	

(王燕萍)

实训二 止血、包扎

【实训目的】

通过本次实训,使学生能灵活运用各种止血、包扎方法,对各种外伤出血进行现场处理。

【实训准备】

1. 护士准备 着装整洁,符合要求。

2. 用物准备 治疗车、治疗盘、敷料数块、卷轴绷带数个、胶布、橡皮止血带数根、弯盘、剪刀。

3. 环境准备 环境安全,宽敞明亮。

【操作过程】

以左前臂大出血为例。

项目	操作要点	备注
操作前准备	(1)评估环境,确定安全 (2)评估患者,检查伤情 (3)物品完好齐全,符合要求,摆放合理	
操作步骤	(1)压迫止血:选择大小合适敷料,将敷料放于伤口上方,按压伤口;抬高伤肢(高于心脏水平),肢体处于功能位,一手大拇指按压住肱动脉(以桡动脉搏动消失为标准) (2)橡皮止血带止血:在上臂上1/3处皮肤上垫衬垫,持止血带用力缠绕上臂两圈后固定,手法正确,松紧适宜(以桡动脉搏动消失为宜),做好标记,记录时间(要求30~60分钟放松一次,每次1~2分钟) (3)绷带包扎:手持绷带在敷料远端环形包扎两圈,再螺旋形向上环绕包扎(后一圈压住前一圈1/2绕成螺旋状),最后再环形包扎两圈后固定。包扎完毕,敷料未外露,缠绕平整,整洁美观 (4)承托伤肢:用三角巾悬吊伤肢,后颈部打结,伤肢末端略抬高 (5)观察询问:观察患者手指颜色,触摸皮温,询问患者有无不适 (6)整理记录:整理用物,洗手,做记录	
综合评价	符合抢救程序,操作规范、敏捷,动作熟练 关怀体贴患者,充分体现人文关怀,根据病情进行适当的健康指导	
总分		

【注意事项】

1. 应每隔 0.5～1 小时放松止血带一次,放松时间约 1～2 分钟,放松期间可用指压法临时止血。运用止血带止血法的总时间不应超过 5 小时。

2. 止血带止血以刚达到远端动脉搏动消失、出血停止的最松状态为宜。

3. 要在伤员手腕或胸前衣服上做明显标记,注明止血带应用的时间。

4. 当出血停止或减少,应缓慢松解止血带。

5. 包扎前先简单清创,包括止血、去除异物、清洁消毒伤口、覆盖无菌敷料。

6. 包扎方向为自下而上、由左向右,从远心端向近心端包扎,以助静脉血液的回流。

7. 包扎时松紧要适宜,打结注意避开伤口。

8. 解除绷带时,先解开固定结或取下胶布,然后以两手互相传递松解。

（俞海虹）

实训三　心电监护

【实训目的】

通过本次实训,使学生能独立完成心电监护的操作过程,并能识别并处理心电监护过程中出现的异常情况。

【实训准备】

1. 护士准备　着装符合要求。

2. 用物准备　①多功能监护仪;②治疗盘内备:弯盘内备电极片 5 个(三导联备 3 个)、酒精棉球/片适量、护理记录单。

3. 环境准备　安静温暖,必要时屏风遮挡。

【操作过程】

项目	操作要点	备注
操作前准备	(1) 核对,解释相关事项,征得被检查者同意,使之愿意配合 (2) 检查电源与机器电压是否相符,机器性能是否良好,各监护导联线是否齐全。备齐用物,并按顺序摆放	
操作步骤	(1) 携物至患者床旁,接通电源,开机预热 (2) 患者准备:再次核对解释,取得病人合作。如病情许可尽量取平卧位,解开衣扣,定位 (3) 清洁皮肤:在电极安放部位用酒精棉球擦拭,然后用软纱布擦干 (4) 连接电极:按操作规定选择电极固定在患者身上。RA:右锁骨中线第 1 肋间或靠右肩。LA:左锁骨中线第 1 肋间或靠左肩。RL:右锁骨中线剑突水平处或右下腹。LL:左锁骨中线剑突水平处或左下腹。V:胸骨左缘第 4 肋间 (5) 扎袖带,置探头:在肱动脉搏动明显处上两横指绑上袖带。接上血氧饱和度探头。整理用物,固定导线,安置患者舒适体位 (6) 设置参数 ①选择 P 波清晰的导联 ②调整波幅,QRS 波幅有一定的幅度,足以触发心率计数	

续表

项目	操作要点	备注
操作步骤	③改变带宽,即过滤、监护、诊断三种,滤波不能用于起搏患者 ④调整报警参数及音量:心率或脉搏报警上下限一般为患者心率的±20% (7) 监护观察 ①心房与心室频率 ②心房、心室的节律是否完整 ③每一个周期中有无 P 波存在,波形 ④P 波与 QRS 波有无关系 ⑤血压及血氧饱和度等 (8) 整理用物:询问患者感受,交待注意事项;整理床单位,清理用物,洗手记录 (9) 仪器使用完毕,关闭电源,撤掉电极板,洗手	
综合评价	仪表大方,动作轻柔,应变力强 关爱患者,整个操作过程中注意有效沟通 电极片位置、袖带位置、SpO₂探头位置正确 操作流程规范,方法正确,操作熟练	
总分		

【注意事项】

1. 电板片放置部位准确,尽量避开除颤时放置电极板的位置,出汗时随时更换,各种导线妥善固定,不得折叠、扭曲、相互缠绕,不宜从腋下穿过。

2. 血氧饱和度(SpO_2)、血压袖带放置位置正确(健侧),松紧适宜(1 指),(SpO_2)探头有灯泡一侧,置于指甲背面。

3. 及时处理异常监测值,如认真分析心电图突然改变或变成一条直线的原因。

4. 定期维修和保养,每周用 95% 乙醇棉球擦拭显示器,定期消毒袖带、导线等。

5. 停止监护　向患者解释,关闭监护仪,撤除导联线用电极、血压计袖带等;清洁皮肤,安置患者。

(雷金美)

实训四　电除颤术

【实训目的】

1. 通过本次实训,使学生能独立完成电除颤的操作过程,并能处理电除颤过程中出现的异常情况。

2. 通过电除颤,纠正、治疗心律失常,恢复窦性心律。

【实训准备】

1. 护士准备　着装符合要求。

2. 用物准备　①除颤仪(带电极板);②治疗盘内备:导电糊或生理盐水湿纱布、接线板(必要时)、急救药品。

3. 环境准备　安静、安全、温暖,必要时屏风遮挡。

【操作过程】

项目	操作要点	备注
操作前准备	(1) 除颤器的性能及蓄电池充电情况 (2) 物品齐全,并按顺序摆放	
操作步骤	(1) 备物携至床旁,患者平卧于硬板床上,暴露胸部 (2) 连接电源,打开电源开关 (3) 选择电击部位,擦净皮肤,在电极板涂上适量导电糊 (4) 选择能量:成人除颤电能可为:单相波除颤用 360J,直线双相波用 200J (5) 电极板位置安放正确,电极板与皮肤紧密接触 (6) 充电、口述"请旁人离开" (7) 电极板压力适当;再次观察心电示波(报告仍为室颤) (8) 环顾病人四周,确定周围人员无直接或间接与患者接触 (9) 双手拇指同时按压放电按钮电击除颤 (10) 除颤结束,报告"除颤成功,恢复窦性心律" (11) 移开电极板 (12) 旋钮回位至监护;清洁除颤电极板 (13) 整理用物,协助病人取舒适卧位,报告	
综合评价	(1) 病人的心律失常得到及时发现和有效控制 (2) 根据病人个体情况正确调节能量 (3) 病人安全,无皮肤灼伤等并发症发生 (4) 操作熟练,动作准确,效果可靠	
总分		

【注意事项】

1. 严格按照要求做好除颤准备,保证除颤安全有效。

2. 按要求放置电极板,电极板盐水纱布浸湿以不滴水为宜,防止电能流失或灼伤皮肤。

3. 电击时任何人不得接触病床,以免触电。

4. 除颤后紧接着 5 个循环的 CPR,再评估节律,按需要决定是否再除颤。

5. 除颤器用后及时擦拭干净。用常用擦洗消毒剂对仪器表面、导联线等进行消毒,每周 1 次。注意保护屏幕。

(雷金美)

实训五 呼吸机的使用

【实训目的】

通过本次实训,使学生能独立完成呼吸机的操作过程,并能识别并处理呼吸机使用过程中出现的异常情况。

【实训准备】

1. 护士准备 着装符合要求、洗手。

2. 用物准备 呼吸机管路 1 套,湿化瓶 1 个,模拟肺 1 个,灭菌蒸馏水 1 瓶,消毒碘 1 瓶,消毒棉签 1 包,听诊器 1 个,弯盘 1 个,网套 1 个,输液器 1 个,治疗车 1 辆。

3. 环境准备 安静、温湿度适宜,必要时屏风遮挡。

【操作过程】

项目	操作要点	备注
操作前准备	(1) 核对,评估患者生命体征(心率/律、呼吸、血压、血氧饱和度) (2) 判断患者意识及瞳孔变化(评估时需要带手电筒) (3) 评估患者气管插管的深度和固定情况(口述气管插管型号、距门齿的深度、固定是否牢靠 (4) 备齐操作用物,并按顺序摆放	
操作步骤	(1) 携物至患者床旁,核对床头卡、腕带,清醒者解释,安置体位 (2) 连接呼吸机管道各部件,连接模拟肺 (3) 接通电源、氧源,依次打开压缩机开关、呼吸机主机及湿化器开关 (4) 安装湿化滤纸,向湿化器加入无菌蒸馏水至标准刻度 (5) 调节各参数,检查患者人工气道情况,呼吸机工作是否正常 (6) 取下模拟肺,将呼吸机与患者的人工气道相连 (7) 调节湿化器温度3～4档(34～36℃);设定有关参数的报警限,打开报警系统,记录 (8) 严密监测生命体征,血氧饱和度、呼吸同步情况 (9) 30分钟后做血气分析,遵医嘱调整的关参数,洗手并记录 (10) 患者自主呼吸恢复,缺氧改善,撤机 (11) 整理床单位,清理用物;洗手,记录	
综合评价	仪表大方,动作轻柔,无菌观念强 关爱患者,整个操作过程中注意有效沟通 操作流程规范,方法正确,操作熟练	
总分		

【注意事项】

1. 呼吸机管路连接正确、参数调试合理。

2. 开关呼吸机顺序正确

(1) 开机顺序:空气压缩机→湿化器→主机。

(2) 关机顺序:主机→湿化器→空气压缩机。

3. 及时观察处理各种报警,无法处理的报警应立即使患者脱机,并给予吸氧或人工辅助通气,视情况更换呼吸机。

4. 采取有效措施预防机械辅助呼吸常见并发症:呼吸机相关性肺炎、气压伤、呼吸机依赖等。

5. 保持口腔清洁,每日2～3次口腔护理,防止发生口腔感染。

6. 监测湿化器的温度和水量。防止温度过高灼伤呼吸道,水量不足影响加湿效果。

(雷金美)

实训六 洗 胃 术

【实训目的】

通过本次实训,使学生能独立完成洗胃的操作过程,并能处理洗胃过程中出现的异常情况。

【实训准备】

1．护士准备　着装符合要求。

2．用物准备　①治疗盘内备：胃管、镊子、开口器、舌钳、压舌板纱布（无菌巾包裹）液体石蜡、棉签、弯盘、水温计 1 支、胶布、别针橡胶单、治疗单 2 块、50ml 注射器；②水桶 2 只：一盛洗胃液，一盛污水；自动洗胃机 1 台。

3．环境准备　安静温暖，必要时屏风遮挡。

【操作过程】

以全自动洗胃机洗胃法为例。

项目	操作要点	备注
操作前准备	（1）核对，解释相关事项，征得被检查者同意，使之愿意配合 （2）物品齐全，并按顺序摆放	
操作步骤	（1）携物至患者床旁，再次核对解释，取得病人合作 （2）将三根橡胶管分别和机器的注药管、胃管、污水管相接；将药管的另一端放入灌洗液桶内，污水管的另一端放入空桶内，接电源 （3）病人取半卧位，中毒较重者取左侧卧位，头下胸前垫橡胶单，治疗单（有活动义齿取下），弯盘置于病人口角旁 （4）以胃管测量病人前额发际到剑突水平长度并作标记（45～55mm）润滑胃管 （5）从口腔插入 10～15cm 嘱病人做吞咽动作，插入至所需长度，证实胃管在胃内，胶布固定 （6）将胃管洗胃机连接，调节药量流速 （7）按"手吸"键吸出胃内物面按自动键冲洗，直至洗出液无味、澄清 （8）按停机键 （9）松胶布，捏紧管口，拔出胃管 （10）助病人取舒适位，整理床单位 （11）记录：洗胃液的名称、量、洗出液量、色味 （12）清理洗胃机	
综合评价	仪表大方，动作轻柔，应变力强 操作熟练，动作准确，效果可靠	
总分		

【注意事项】

1．严格把握洗胃指征，勿因洗胃而并发其他严重疾病。

2．注意洗胃液的选择，根据不同的毒物种类选择其合适的洗胃液。

3．若用自动洗胃机洗胃，使用前必须接妥地线，以防触电，并检查机器各管道衔接是否正确、接牢，运转是否正常。

4．凡呼吸停止、心脏停搏者，应先做 CPR，再行洗胃术。

（雷金美）

实训七　海姆立克急救法

【实训目的】

通过本次实训，使学生能独立完成成人、儿童海姆立克急救法的操作过程，并能处理操作过程中出现的异常情况。

【实训准备】

1．护士准备　着装符合要求，仪表端庄，服装整洁。

2．用物准备　模拟人、治疗车上层置弯盘 2 个、纱布 2 块、手电筒 1 个、速干手消毒剂、记录卡、笔、表，下层：医用垃圾桶、生活垃圾桶。

3．环境准备　安静温暖，必要时屏风遮挡。

【操作过程】

项目	操作要求	备注
操作前准备	（1）仪表端庄，服装整洁 （2）用物齐全，消毒双手	
评估患者	（1）评估环境是否安全 （2）判断患者意识了解患者能否说话和咳嗽。观察有无气道异物和殊表现"V"手法。（海姆立克征象）观察 （3）此时可以询问患者："你被东西卡了吗？"如患者点头表示"是的"，即立刻施行"海姆立克"手法抢救。如无法回答反应，则应观察以下 6 个征象：①气体交换不良或无气体交换；②微弱、无力的咳嗽或完全没有咳嗽；③吸气时出现尖锐的噪音或完全没有噪音；④呼吸困难；⑤可能发绀；⑥不能哭	
操作步骤	立位腹部冲击法： （1）抢救者站在患者背后，用两手臂环绕患者的腰部 （2）一手握空心拳，将拇指侧顶住患者腹部正中线肚脐上方两横指处、剑突下方 （3）用另一手抓住拳头、快速向内、向上挤压冲击患者的腹部 （4）约每秒一次，直至异物排出或患者失去反应 （5）若患者为即将临盆之孕妇或非常肥胖致施救者双手无法环抱腹部做挤压，则在胸骨下半段中央（CPR 按压部位）垂直向内做胸部按压，直到气道阻塞解除 （6）检查口腔，如异物已被冲出，迅速用手指从口腔一侧钩出。呼吸道异物取出后应及时检查呼吸心跳，如无，应立即行心肺复苏术	
	仰卧位腹部冲击法：平卧，抢救者面对患者，骑跨在患者的髋部；一手置于另一手上，将下面一手的掌根放在胸廓下脐上的腹部，用身体重量，快速冲击患者的腹部，直至异物排出。检查口腔，如异物已经被冲出，迅速用手指从口腔一侧钩出。呼吸道异物取出后应及时检查呼吸心跳，如无，应立即行心肺复苏术	
	自救腹部冲击法：一手握拳头，另一只手抓住该手，快速冲击腹部；或用圆角或椅背快速挤压腹部。在这种情况下，任何钝角物件都可以用来挤压腹部，使阻塞物排出	
	儿童腹部冲击法：操作方法与成人相同 婴儿救治法：取坐位或单膝跪地，将婴儿俯卧于一侧手臂，手托住婴儿头及下颌，头部低于躯干，叩击婴儿背部肩胛之间，每秒一次，拍打 5 次然后翻转呈仰卧位，两指快速、冲击性按压两乳头连线正下方 5 次，每秒一次然后	
效果评价	异物排出或患者失去反应 急救者手法娴熟，关键位点掌握好 患者未发生不良后果和伤害 海姆立克急救技术并发症知晓掌握情况	
总分		

【注意事项】

海氏冲击法虽然有一定的效果，但也可能带来一定的危害，尤其对老年人，因其胸腹部组织的弹性及顺应性差，故容易导致损伤的发生，如腹部或胸腔内脏的破裂、撕裂及出血、肋骨骨折等，故发生呼吸道堵塞时，应首先采用其他方法排除异物，在其他方法无效且患者情况紧急时才能使用该法。

（高　凌）

实训八　环甲膜穿刺术

【实训目的】

通过本次实训，使学生能独立完成环甲膜穿刺的操作过程，为各种原因所致上呼吸道完全或不完全阻塞的患者暂时开放气道、保证呼吸道通畅，并能处理操作过程中出现的异常情况。

【实训准备】

1. 护士准备　仪表端庄、着装整洁，洗手，戴口罩。

2. 用物准备　环甲膜穿刺针或 16 号、抽血用粗针头、20ml 无菌注射器、无菌手套、棉签、2% 碘伏、消毒剂、给氧装置。

3. 环境准备　安静温暖，必要时屏风遮挡。

【操作过程】

项目	操作要点	备注
操作前准备	（1）确认患者咽喉部有异物阻塞 （2）患者的意识、呼吸形态、脉搏、血压等 （3）解释操作方法、目的，取得患者合作	
操作步骤	（1）携用物至患者床旁，核对床号、姓名 （2）向患者解释操作目的，并讲解配合方式，取得患者的配合 （3）确认患者咽喉部有异物阻塞，予患者去枕仰卧，肩背部垫起 20～30cm，头后仰。不能耐受者可取半卧位 （4）选择穿刺部位：甲状软骨下缘与环甲软骨弓上缘之间与颈部正中线交界的凹陷处即为穿刺点 （5）常规消毒穿刺部位，戴无菌手套 （6）左手以食、中指固定环甲膜两侧，右手持环甲膜穿刺针或粗针头从环甲膜垂直刺入 （7）观察穿刺部位皮肤有无出血，如出血较多应注意止血，以免血液反流入气管内 （8）接注射器，回抽有空气，确定无疑后，垂直固定穿刺针，连接氧气装置（当上呼吸道完全阻塞难以排气又无"T"管时，须再插一根粗针头进入气管内作为排气用） （9）观察患者胸廓是否起伏，呼吸是否改善 （10）协助患者取适宜体位，整理床单位；安慰患者，对配合治疗致谢。洗手，记录	
综合评价	（1）按消毒技术规范要求分类整理使用后物品 （2）急救观念强，全过程稳、准、轻、快，符合操作原则	
总分		

【注意事项】

1. 环甲膜穿刺是非确定性气管开放技术，应尽早进行消除病因的处理，一旦复苏成功应立即改为气管切开术或。进针不要过深，避免损伤气管后壁黏膜。

2. 勿用力过猛，出现落空感即表示针尖已进入喉腔。

3. 必须回抽有空气，确定针尖在喉腔内才能注射药物。注射药物时嘱患者勿吞咽及咳嗽，注射速度要快，注射完毕后迅速拔出注射器及针头，以消毒干棉球压迫穿刺点片刻。针头拔出以前应防止喉部上下运动，否则容易损伤喉部的黏膜。

4. 穿刺过程中，出现心搏骤停应立即行心肺复苏。

5. 如遇血凝块或分泌物堵塞针头，可用注射器注入空气，或用少许生理盐水冲洗。

6. 如穿刺点皮肤出血，干棉球压迫的时间可适当延长。若穿刺部位皮肤出血较多，应注意止血，以免血液反流入气管内。

7. 穿刺针留置时间不宜过长，一般不超过 24 小时。术后如患者咳出带血的分泌物，嘱患者勿紧张，一般均在1～2 天内即消失。

8. 环甲膜以下阻塞患者不用环甲膜穿刺。

（高 凌）

实训九 气管插管术

【实训目的】

通过本次实训，使学生能独立完成气管插管术的操作过程，并能处理操作过程中出现的异常情况。

【实训准备】

1. 护士准备 着装符合要求，仪表端庄，服装整洁。

2. 用物准备 气管插管模型、喉镜 1 套、气管导管 1 套、导丝、生理盐水 1 瓶、胶布、10ml 注射器一支、纱布 2 块、液体石蜡、手电筒 1 个、速干手消毒剂、记录卡、笔、表。

3. 环境准备 安静温暖，必要时屏风遮挡。

【操作过程】

以经口气管插管术为例。

项目	操作要点	备注
操作前准备	（1）准备适当的喉镜：喉镜根据镜片的形状分为直喉镜和弯喉镜。使用方法上两者有所不同。直喉镜是插入会厌下，向上挑，即可暴露声门。弯喉镜是插入会厌和舌根之间，向前上方挑，会厌间接被牵拉起来，从而暴露声门 （2）准备不同型号的气管导管：准备不同型号的气管导管备用，检查导管气囊是否漏气。气管导管远端 1/3 表面涂上液体石蜡，如使用导丝，则把导丝插入导管中，利用导丝将导管塑型。导丝不能超过导管选端，以免损伤组织 （3）头颈部取适当位置：患者取仰卧位，肩背部垫高约 10cm，头后仰，颈部处于过伸位，使口腔、声门和气管处于一条直线上，以利于插入气管插管 （4）预充氧、人工通气及生命体征监测：准备插管的同时，应利用面罩和人工呼吸器或麻醉机，给患者吸入纯氧，同时给予人工通气，避免缺氧和二氧化碳潴留。当经皮血氧饱和度达到 90% 以上（最好在 95% 以上），才能开始插管。如插管不顺利，或经皮血氧饱和度低于 90%，特别是低于 85% 时，应立即停止操作，重新给氧直到氧饱和度恢复后，再重新开始	

续表

项目	操作要点	备注
操作步骤	（1）打开气道、医生站在患者头顶部 （2）患者取仰卧位，修正头位，用右手拇、食、中三指提起下颌，使口角、耳垂垂直于地面，并启口分开口唇 （3）左手持喉镜沿口角右侧置入口腔，将舌体推向左，使喉镜片移至正中位，此时可见到悬雍垂（为显露声门的第一标志） （4）慢慢推进镜片，使其顶端抵达舌根，稍上提喉镜，可看到会厌的边缘（为显露声门的第二标志） （5）继续推进镜片，使其顶端抵达舌与会厌交界处，然后上提喉镜，提起会厌以显露声门 （6）右手以握毛笔式手持气管导管，斜口端对准声门裂，如果病人自主呼吸未消失，在病人吸气末，顺势将导管轻柔地插过声门而进入气管，导管插入气管内的长度，成人5cm，小儿2～3cm（声门距离） （7）如果使用管芯，导管斜口端进入声门1cm时要及时抽出 （8）导管插入气管后，立即塞入牙垫，然后退出喉镜。检查确定导管在气管内，然后固定	
综合评价	（1）按消毒技术规范要求分类整理使用后物品 （2）急救观念强，全过程稳、准、轻、快，符合操作原则	
总分		

【注意事项】

1．显露声门是气管内插管的关键，必须根据解剖标志，循序渐进喉镜片，防止过深或过浅。

2．显露声门的操作要迅速正确，否则延误抢救。

3．应将喉镜的着力点，使中放在喉镜片的顶端，并采在用上提的手法，严禁将上门齿做支点，和用"撬"的手法，否则极易碰落门齿。

4．导管插入声门必须轻柔，避免使用暴力，如阻挡，可能为声门下狭窄或导管过粗所致，应更换较细的导管，切忌避免硬插。

5．插管完成后，同时判断是否有误插入食管的可能，如果病人有呼吸可观察导管的气流。判断导管插入深度，听两肺呼吸音，左、右、上是否一致，防止导管进入一侧总支气管。

（高　凌）

实训十　大型灾难现场的应急处理

【实训目的】

通过本次实训，使学生能体验大型灾难现场救护，并以团队完成相应的应急处理，能够处理救护过程中出现的异常情况。

【实训准备】

1．护士准备　着装符合要求，服装整洁。

2．用物准备　纱布、绷带、三角巾、小夹板、棉垫、手电筒、担架、止血带、碘伏、棉签、胶布，输液器、液体、注射器、听诊器、血压计，便携式心电监护仪、便携式除颤仪、心肺复苏模型人。

3．环境准备   调试电脑及多媒体音响，模拟大型灾难现场。

【操作过程】

以大型交通事故现场为例。

项目	操作要点	备注
操作前准备	（1）准备足够的纱布、绷带、三角巾、止血带用于现场伤员的止血包扎 （2）准备不同型号的小夹板、棉垫、便携式骨折固定器用于现场伤员的骨折固定 （3）准备手电筒用于观察瞳孔变化，准备足够的输液器、液体、消毒用品，用于伤员建立静脉通路和消毒 （4）预备便携式心电监护仪、便携式除颤仪、心肺复苏模型人，以及听诊器、血压计等急救设备，用于伤员的复苏和生命体征监测 （5）预备担架等转运伤员器械	
操作步骤	（1）团队到达救援现场，向现场总指挥报到，领取救援任务 （2）仔细观察周围环境，排除潜在的危险 （3）对现场伤员按病情进行分类处理。即以需要同类医疗救护和医疗转送措施为标准，将伤员分为相应的组别。分类工作一般由记录员、护士、医生等人员组成，组成 1 个小组，其核心力量是分类医生。除了进行分类外，还同时给予简单的院前急救处理。通过分类处理（红色、黄色、绿色、黑色），有计划地在短时间内很快地让伤员得到救治，并可以迅速、及时地疏散大量伤员 （4）来到伤员身边时询问病史和体格检查都必须简单、迅速、敏捷，不能因为询问病史或体格检查而耽误抢救，可通过"一问、二看、三感觉"三个步骤迅速判断伤员的一般状况 （5）进一步按照头、颈、胸、腹、骨盆、脊柱、四肢顺序迅速对伤员进行查体，刺激、按压、了解有无疼痛、对疼痛的反应以及有无反常运动（是否有骨折）。结合病员的症状、生命体征，医生可大致判断病员一般情况及病情危重程度。对每个伤员的评估和分类所花的时间一般应少于 15 秒钟 （6）判断伤员有无不明显的致命伤或内出血 （7）救护中再次对周围环境的安全性进行评估。对各伤员进行院前救护，去除压迫在伤员身上的重物、燃烧的火焰等；解除立即致死的情况，如口腔异物、气道梗阻、窒息、浅表活动性大出血等；进行合理的包扎、止血、固定，防止病情进一步发展；避免二次损伤 （8）经过现场救治后，开始搬运病员。按照治疗分类及转运的优先原则顺序，按次序转运伤员。对不明确是否有脊柱损伤者，应按脊柱损伤原则搬运，要顺伤员躯干轴线，滚身移至硬担架或木版上，取平卧位	
综合评价	（1）应急处理秩序有条不紊，分类伤员准确、快速 （2）急救观念强，争分夺秒，全过程稳、准、轻、快，符合救援原则	
总分		

【注意事项】

1．在重大灾难和涉及大批量病员的灾难性事故中，拟定统筹治疗原则往往比实施具体治疗措施意义更大。负责分类的急救人员应立即对伤员做出分类和分级治疗的决定。如果分类得当，即使不是专科的治疗措施，却能挽救大批量伤员的生命，所以分类医生总是由具有丰富临床经验，并精通分类规则、创伤病情严重度分级的医生担任。

2. 大型灾难现场指挥处的位置应显而易见，可使用一面旗帜作为标志，也可身着特异、明亮的马甲或夹克，当其他应急救援人员到达事故现场时，能迅速知道。每一个应急救援单位（警察、消防、事故处理、医疗救护等）到达事故现场时，首先要向现场指挥报到，然后领取救援任务。

3. 在发生批量伤时，与平时抢救伤不一样，重伤员不再是无条件地比轻病员优先处理，这完全取决于充分发挥现有的人力和物力，抢救尽可能多的伤员为原则。

4. 在发生批量伤时，不主张使用繁琐的创伤评分方法，因为这样做花费时间太多。对每个伤员的评估和分类所花的时间一般应少于15秒钟。

5. 在处理伤口时，要注意锐器刺伤身体任何部位均不可将锐器拔出，将纱布绷带等将锐器四周固定后包扎好后送医院急救，颅脑损伤禁止冲洗和填塞脑脊液流出道。

6. 对有明显骨折需要固定时，要求先止血、包扎伤口，后固定，其目的是制动，不要试图整复，以免加重创伤，固定时要包括骨折部上下两个关节，四肢骨折先固定上端，后下端。没有夹板时可就地取材，用树枝等，也可与健侧肢体固定。要露指（趾），注意末梢循环，做好标记。

7. 颈部伤不能用绷带缠绕颈项。

8. 开放性气胸应将伤口封住使其不再漏气。

9. 肠或大网膜自伤口流出包扎时不可回纳。

10. 离断的肢体部分应收回，用无菌或清洁布包扎包裹，尽可能保存在低温（4～10℃）条件下送至手术室。保存时防避浸湿，更禁用液体浸泡。

（高 凌）

主要参考书目

1. 李延玲. 急救护理 [M]. 2 版. 北京：人民卫生出版社, 2014.

2. 马可玲. 急危重症护理学 [M]. 北京：科学技术文献出版社, 2016.

3. 文若兰. 急危重症护理学 [M]. 北京：中国协和医科大学出版社, 2012.

4. 张少羽. 基础护理技术 [M]. 2 版. 北京：人民卫生出版社, 2015.

5. 董红艳. 急危重症护理学 [M]. 郑州：河南科学技术出版社, 2013.

6. 王惠珍. 急危重症护理学 [M]. 3 版. 北京：人民卫生出版社, 2015.

7. 吴显和, 张松峰. 急危重症护理学 [M]. 3 版. 西安：第四军医大学出版社, 2014.

8. 成守珍. 急危重症护理学 [M]. 2 版. 北京：人民卫生出版社, 2013.

9. 吕静, 许瑞. 急救护理学 [M]. 长沙：湖南科学技术出版社, 2013.

10. 张松峰, 王群. 急危重症护理学 [M]. 南京：江苏凤凰科学技术出版社, 2014.

11. 狄树亭. 急救护理技术 [M]. 2 版. 武汉：华中科技大学出版社, 2014.

12. 张波, 桂莉. 急危重症护理学 [M]. 4 版. 北京：人民卫生出版社, 2017.

13. 王玉莉. 急救护理技术 [M]. 北京：北京科学技术出版社, 2016.

复习思考题答案要点和模拟试卷

《急救护理》教学大纲